D0715812

PREMIER SU...
LE GUIDE CO...PLET DE SECOURISME ET DE RCR

Quatrième Édition

Ambulance Saint-Jean

SAUVER DES VIES
au travail, à la maison et dans les loisirs

www.sja.ca

Quatrième édition — 2007

Catalogage avant publication de Bibliothèque et Archives Canada

Premier sur les lieux : guide complet de secourisme et de RCR. — 4e éd.
Traduction de: First on the scene : the complete guide to first aid and CPR.
Comprend un index.
ISBN 1-894070-55-0
1. Premiers soins—Guides, manuels, etc. 2. Réanimation cardiorespiratoire—
Guides, manuels, etc. I. Ambulance Saint-Jean

RC86.8.F5914 2006 616.02'52 C2006-902030-2

L'auto-injecteur EpiPen® est une marque déposée de EM Industries, Inc.
Tylénol® est une marque déposée de McNeil Consumer Products.
Tempra® est une marque déposée de Mead Johnson Canada.
Water-Jel® est une marque déposée de Water-Jel Technologies Inc.
Viagra® est une marque déposée de Pfizer Pharmaceuticals.

Ces ressources ont été développées conformément aux lignes directrices de la Fondation des maladies du coeur du Canada qui reposent sur le consensus scientifique du Comité de liaison internationale sur la réanimation (ILCOR). Les membres d'ILCOR incluent la American Heart Association (AHA), le European Resuscitation Council (ERC), la Fondation des maladies du coeur du Canada (FMCC), le Australian and New Zealand Committee on Resuscitation, les Resuscitation Coun cils of Southern Africa (RCSA) et la Inter American Heart Foundation (IAHF).

Copyright © 2006 Le Prieuré du Canada de l'Ordre très vénérable de l'Hôpital de Saint-Jean de Jérusalem. Tous droits réservés.

Ambulance Saint-Jean
400-1900 chemin City Park
Ottawa (Ontario) K1J 1A3
Canada
(613) 236-7461

Imprimé au Canada
N° de stock : 6505-06

L'Ambulance Saint-Jean

Depuis les croisades, l'Ambulance Saint-Jean est devenue un organisme de bienfaisance mondial, sans but lucratif, non confessionnel et multiculturel, qui se voue au service d'autrui. Aujourd'hui, l'Ambulance Saint-Jean est l'une des deux fondations de l'*Ordre très vénérable de l'Hôpital de Saint-Jean de Jérusalem*, l'autre étant l'*Hôpital ophtalmologique de Saint-Jean*, à Jérusalem, qui se spécialise dans l'étude et le traitement des maladies des yeux, et qui reçoit l'appui de l'Ambulance Saint-Jean au Canada.

Notre mission est d'aider les Canadiens à améliorer leur santé, leur sécurité et leur qualité de vie en dispensant de la formation et en assurant des services communautaires.

Au Canada, l'Ambulance Saint-Jean est un organisme bénévole national, fondé il y a plus de 125 ans, dont la mission est d'aider les Canadiens à améliorer leur santé, leur sécurité et leur qualité de vie en dispensant de la formation et en assurant des services communautaires. Deux groupes distincts mais interdépendants accomplissent l'œuvre de la fondation de l'Ambulance Saint-Jean au Canada :

◆ une organisation de bénévoles en uniforme qui veillent aux premiers soins à l'occasion de rassemblements publics et offrent des services de santé communautaire

◆ un réseau de professionnels de la santé, de spécialistes en élaboration de programmes et d'instructeurs qui donnent des cours de secourisme et de promotion de la santé aux Canadiens

Nous sommes :

◆ L'ASJ est établie au Canada depuis 1883

◆ Au service des collectivités canadiennes

◆ 25 000 bénévoles consacrent deux millions d'heures chaque année

◆ 6 000 instructeurs accrédités

◆ Forme plus de 550 000 Canadiens en premiers soins et en RCR chaque année

◆ l'Ordre de Saint-Jean, un ordre canadien ayant le Gouverneur général comme Prieur et la Reine comme Chef souverain

◆ Appuie les efforts humanitaires déployés au Canada et dans d'autres pays

Remerciements

Conception :   Geoff Valentine, Beth Haliburton
Rédaction :   Geoff Valentine
Illustrations :   Stanley Berneche – dessinateur
                          Marie-Hélène Baillot – adjointe

Équipe de perfectionnement, Siège national :
                          Paula Dutz, Valerie Blais, Roger Lépine,
                          Ileana Mavrodin, Josephine Hall

L'Ambulance Saint-Jean tient à remercier toutes les personnes qui ont pris le temps de répondre aux questions, de lire des pages de ce guide et de fournir des conseils.

L'Ambulance Saint-Jean désire remercier tout particulièrement :

◆ le Comité consultatif professionnel de l'Ambulance Saint-Jean.

◆ Peter Johns, M. D., Ross Purser M.D., et Brad Reid paramedic avancée qui a fait une révision franche de nombreuses parties de ce guide.

◆ Monsieur Leonel J. (Leo) Regimbal pour la révision de cette 4ième édition.

◆ les Conseils de l'Ambulance Saint-Jean du Manitoba, du District fédéral, du Nouveau- Brunswick, de Terre-Neuve et de l'Île-du-Prince Édouard.

Communiquez avec l'Ambulance Saint-Jean

Nous vous encourageons à nous faire part de vos commentaires et suggestions quant au présent manuel. Communiquez avec nous par la poste, par télécopieur ou par courrier électronique à l'adresse suivante :

Service à la clientèle
Siège national de l'Ambulance Saint-Jean
400-1900 chemin City Park
Ottawa (Ontario) K1J 1A3
Canada

Numéro de télécopieur : (613) 236-2425
Adresse électronique : clientservices@nhq.sja.ca

Visitez site internet de l'Ambulance Saint-Jean
à l'adresse : **http : / /www.sja.ca**

TABLE DES MATIÈRES

TABLE DES MATIÈRES

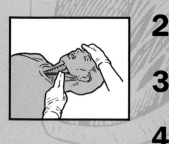
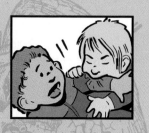

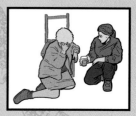

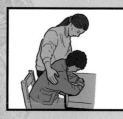

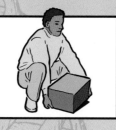

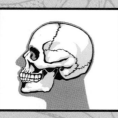

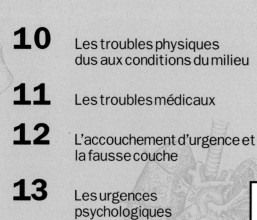

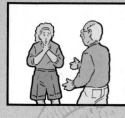

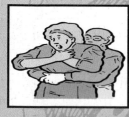

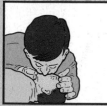

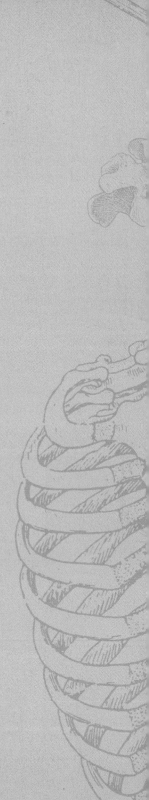

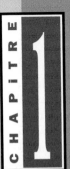

CHAPITRE 1

INTRODUCTION AU SECOURISME

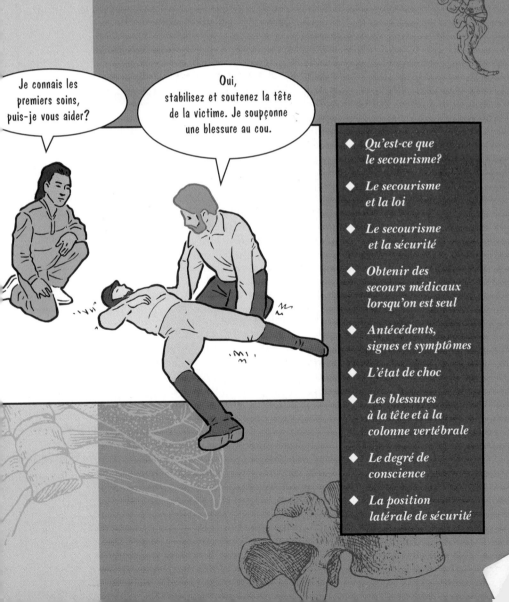

- ◆ *Qu'est-ce que le secourisme?*
- ◆ *Le secourisme et la loi*
- ◆ *Le secourisme et la sécurité*
- ◆ *Obtenir des secours médicaux lorsqu'on est seul*
- ◆ *Antécédents, signes et symptômes*
- ◆ *L'état de choc*
- ◆ *Les blessures à la tête et à la colonne vertébrale*
- ◆ *Le degré de conscience*
- ◆ *La position latérale de sécurité*

1

Ce chapitre d'introduction contient de l'information générale, des définitions et d'autres renseignements sur le secourisme. Il se termine par des renseignements sur les premiers soins de l'état de choc, les premiers soins des blessures à la tête et à la colonne vertébrale et le degré de conscience, tous des sujets que le secouriste doit bien connaître pour prendre en charge une situation d'urgence (voir la description dans le Chapitre 2). Les Chapitres 3 à 14 portent sur les premiers soins spécifiques. Le Chapitre 15 renferme de l'information sur les mesures de sécurité qui peuvent aider à prévenir les blessures. Le Chapitre 16 contient une description des parties du corps dans le contexte du secourisme. Le manuel se termine par un glossaire complet et un index.

Qu'est-ce que le secourisme?

Pratiquer le secourisme, c'est porter secours sur les lieux mêmes à un blessé ou à une personne tombée soudainement malade, en utilisant le matériel à sa disposition. Cela peut être simple, comme retirer une écharde du doigt d'un enfant et poser un pansement. Ou cela peut être complexe, comme donner des soins à plusieurs victimes d'un accident d'automobile et les confier aux secours médicaux. Mais quelle que soit la situation d'urgence, les objectifs du secourisme sont les mêmes. Le secourisme vise à :

*un **secouriste** est une personne qui prend en main une situation d'urgence et qui donne les premiers soins*

*une **victime** est une personne blessée ou malade*

◆ préserver la vie

◆ prévenir l'aggravation de la maladie ou de la blessure

◆ favoriser le rétablissement

Le secourisme comprend des connaissances théoriques et des connaissances pratiques. La plus grande partie des connaissances théoriques peuvent être acquises par l'étude. Il en va autrement des connaissances pratiques. La meilleure façon d'acquérir les connaissances pratiques du secourisme est de suivre un cours de secourisme reconnu donné par un instructeur compétent. Dans le cas d'une urgence où il y a plusieurs victimes, votre capacité d'agir calmement, d'évaluer la situation et de donner les premiers soins appropriés repose sur vos connaissances pratiques du secourisme. L'Ambulance Saint-Jean vous recommande fortement de suivre un cours de secourisme afin d'acquérir les connaissances pratiques du secourisme.

1

Qui peut être secouriste?

Tout le monde peut être secouriste. Souvent, le secouriste présent sur les lieux d'une urgence est quelqu'un qui passait par là et qui a offert son aide. Un parent peut jouer le rôle de secouriste auprès de son enfant, un pompier peut donner les premiers soins à un piéton blessé et un employé peut devenir secouriste dans son lieu de travail. Un secouriste est simplement une personne qui prend en charge une situation d'urgence et qui donne les premiers soins.

Le secouriste ne pose pas de *diagnostic* et ne *traite* pas les blessures et les maladies (sauf si elles sont très bénignes); ces fonctions sont réservées au médecin. Un secouriste *soupçonne* la présence de blessures et de maladies et il donne les *premiers soins.*

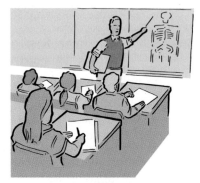

pour s'inscrire à un cours de secourisme, appeler le bureau de l'Ambulance Saint-Jean le plus près de chez soi; consulter l'annuaire téléphonique.

Que peut faire le secouriste?

Le secouriste donne les premiers soins, mais il peut faire beaucoup plus que cela. Dans une situation d'urgence, où il existe de la peur et de la confusion, un secouriste qui agit de manière calme et efficace peut rassurer les autres et rendre leur expérience moins traumatisante.

En plus de donner les premiers soins, le secouriste peut :

◆ protéger les biens personnels de la victime

◆ éloigner les curieux

◆ rassurer les parents ou les amis de la victime

◆ remettre les lieux en ordre et corriger les situations non sécuritaires qui ont pu causer la blessure

L'âge de la victime en secourisme et en RCR

En secourisme et en réanimation cardio-respiratoire (RCR), on considère qu'une victime :

◆ est un **bébé**, si elle est âgée de moins d'un an

◆ est un **enfant**, si elle est âgée de un à huit ans

◆ est un **adulte**, si elle est âgée de huit ans ou plus

Ces âges sont données à titre de seulement, la taille de la personne peut également re prise en considé-ration

D'où vient l'expression «premiers soins»?

Le terme *First Aid* (premiers soins, secourisme) a été adopté officiellement en Angleterre pour la première fois en 1879 par l'Association ambulancière Saint-Jean et l'expression *First Aid to the injured* (premiers soins aux blessés) figura dans son rapport annuel pour 1880.

Tiré de *Secourisme*, première édition canadienne, 1959, publication autorisée par le Prieuré du Canada de l'Ordre très vénérable de l'Hôpital de Saint-Jean de Jérusalem.

1

Les premiers soins et la loi

Un secouriste peut-il faire l'objet de poursuites judiciaires pour avoir donné les premiers soins? La crainte des poursuites est l'une des principales raisons qui empêchent les gens d'offrir leur aide au moment où les autres en ont le plus besoin. En tant que secouriste, vous pouvez vous trouver dans deux types de situations. La première est celle où vous donnez les premiers soins dans le cadre de votre travail, par exemple comme surveillant de piscine ou comme secouriste. La deuxième est celle où vous passez sur les lieux d'une urgence et vous souhaitez aider un blessé ou un malade.

L'Ambulance Saint-Jean ne donne pas ici de conseils juridiques. Le présent manuel ne vise pas à remplacer l'avis d'un homme de loi.

Donner les premiers soins dans le cadre de son travail

Si le secourisme fait partie de vos fonctions, vous êtes légalement tenu de répondre aux situations d'urgence à votre lieu de travail. Vous devez faire preuve d'une compétence et d'une prudence raisonnables, compte tenu de votre degré de formation. Votre intervention peut comprendre non seulement les premiers soins, mais aussi des opérations de sauvetage, la conduite d'un véhicule d'urgence, etc. Si vous êtes le secouriste désigné de votre lieu de travail, assurez-vous que votre certificat est valide. Si vous le pouvez, obtenez un degré de formation plus élevé que la norme minimale; vous aurez plus confiance et serez plus efficace.

Donner les premiers soins à titre de passant

Au Canada (sauf au Québec) et dans la plupart des états américains, la loi ne vous oblige pas à aider une personne en danger; si vous ne le faites pas, vous ne pouvez être tenu responsable. Toutefois, comme nos gouvernements veulent inciter les gens à s'entraider, ils reconnaissent les principes du «**bon Samaritain**», qui vous protègent si vous décidez d'aider une personne en danger. Dès que vous décidez de venir en aide à quelqu'un, vous êtes tenu de faire preuve d'une compétence et d'une prudence raisonnables, compte tenu de votre degré de formation.

Donner les premiers soins au Québec

La *Charte des droits et libertés de la personne* de la province de Québec stipule que tout être humain dont la vie est en péril a droit au secours. Cela signifie que vous devez porter secours à celui dont la vie est en péril, pourvu qu'il n'y ait pas de risque pour votre vie ou celle d'autrui.

Les principes du bon Samaritain

Vous êtes un bon Samaritain si vous aidez une personne lorsque vous n'avez aucune obligation légale de le faire. Le bon Samaritain offre son aide gratuitement et en toute bonne foi (c'est-à-dire qu'il agit pour le bien de la personne et non pour une autre raison). Quand vous portez secours à une personne qui se trouve dans une situation d'urgence, vous devez appliquer les principes suivants, lesquels sont examinés individuellement ci-après :

◆ s'identifier comme secouriste et obtenir la permission d'aider la personne blessée ou malade avant de la toucher ; c'est ce qu'on nomme le **consentement**

◆ agir de façon **raisonnable et prudente**, selon son degré de compétence

◆ ne pas faire preuve de **négligence**

◆ ne pas **abandonner** la personne

Le consentement. Selon la loi, toute personne a le droit de ne pas être touchée par autrui et comme secouriste, vous devez respecter ce droit. Identifiez-vous toujours comme secouriste auprès de la victime et demandez-lui la permission de l'aider avant de la toucher. À votre arrivée sur les lieux, dites à la victime que vous êtes secouriste. Précisez si vous êtes un policier, une infirmière, un secouriste, etc. et demandez à la victime si vous pouvez l'aider. Si elle répond oui, vous avez son consentement. Si elle ne répond pas, ou si elle ne s'oppose pas à ce que vous lui portiez secours, vous avez son **consentement tacite** et vous pouvez l'aider. Il existe toutefois des situations particulières :

◆ Si la victime ne réagit pas et si des parents sont présents sur les lieux, demandez le consentement du conjoint de la victime ou celui d'un membre de la famille immédiate.

Même s'il vous paraît insensé de vous identifier auprès d'une personne qui ne réagit pas et de lui demander la permission de l'aider, vous devez le faire. Obtenez toujours le consentement de la victime avant de la toucher. Si elle ne réagit pas, vous avez son consentement tacite et vous pouvez lui donner les premiers soins.

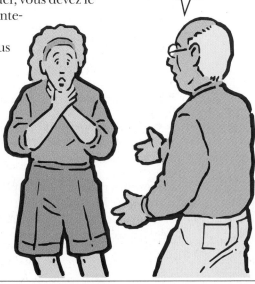

Je connais les premiers soins, puis-je vous aider?

◆ Si la victime est un bébé ou un jeune enfant, vous devez obtenir le consentement des parents ou du tuteur. En l'absence de parents ou de tuteur, la loi tient pour acquis que la victime donnerait son consentement si elle le pouvait ; vous avez donc son consentement tacite.

Toute personne a le droit de refuser l'aide qui lui est offerte et de ne pas donner son consentement. Si la victime est consciente, ne lui donnez pas les premiers soins contre sa volonté. Si vous n'obtenez pas la permission de toucher la personne et de lui donner les premiers soins, vous pouvez faire autre chose, tel que par exemple, assurer la sécurité des lieux, appeler des secours médicaux, etc.

Agir de façon raisonnable et prudente. À titre de bon Samaritain, vous devez donner les premiers soins de façon raisonnable et prudente, selon votre degré de compétence. Dans le cas où l'on contesterait la valeur des soins prodigués, ceux-ci seraient jugés par rapport à la conduite qu'aurait adoptée une personne raisonnable et ayant le même degré de compétence. Prenez soin de ne pas aggraver les blessures. Limitez-vous aux actes que vous pouvez poser et qui aident la victime.

La négligence. Selon les principes du bon Samaritain, si vous aidez une personne qui a besoin de secours médicaux urgents, vous ne pouvez généralement pas être accusé de négligence pour les actes que vous avez posés ou ceux que vous n'avez pas posés dans la mesure où vous faites preuve d'une compétence et d'une prudence raisonnables compte tenu de votre niveau de compétence. Lorsque vous donnez les premiers soins, faites preuve de bon sens et assurez-vous que les actes que vous posez sont dans l'intérêt de la victime. Autrement dit, donnez à la victime les soins que vous aimeriez recevoir dans les mêmes circonstances.

L'abandon. N'abandonnez jamais une victime dont vous prenez soin. Une fois qu'elle a accepté votre aide, ne la laissez pas seule. Restez à ses côtés jusqu'à ce que :

♦ les secours médicaux prennent la relève

♦ un autre secouriste prenne la relève

♦ elle ne désire plus recevoir votre aide; habituellement, lorsque la situation n'est plus urgente et que les soins ne sont plus nécessaires

En résumé, rien ne vous empêche de porter secours à une personne en danger. En suivant les lignes directrices exposées ci-dessus, vous réduirez au minimum le risque d'être accusé de négligence pour les actes que vous poserez.

Les premiers soins et la sécurité

La première règle du secourisme est de donner les premiers soins en toute sécurité. Les lieux d'un accident peuvent être dangereux et vous devez vous assurer que vos interventions ne menacent pas votre sécurité ni celle d'autrui. Prenez le temps de rechercher les dangers et d'évaluer les risques de vos actes. Évitez de devenir vous-même une victime.

Vous devez être conscient de trois types principaux de dangers :

◆ **la source d'énergie qui a causé la blessure initiale**: cette source est-elle encore active et peut-elle causer d'autres blessures? Par exemple, si la blessure a été causée par une machine, cette machine est-elle encore en marche?

◆ **les dangers découlant de facteurs secondaires ou externes**: existe-t-il d'autres dangers? Par exemple, lors d'un accident d'automobile, y a-t-il un risque d'explosion ou peut-être de blessures causées par d'autres véhicules.

◆ **les dangers du sauvetage ou des premiers soins**: le sauvetage et les premiers soins risquent-ils d'entraîner d'autres blessures? Par exemple, si vous devez déplacer une personne beaucoup plus grosse ou plus grande que vous, pouvez-vous la soulever sans risquer de vous blesser le dos?

1

La prévention de l'infection

Pendant l'administration des premiers soins, le secouriste et la victime entrent très étroitement en contact, ce qui peut permettre la transmission d'une infection d'une personne à l'autre. Le risque d'infection est un danger que le secouriste devrait toujours avoir présent à l'esprit.

l'infection se transmet dans les deux directions

Le risque de contracter une infection grave est plus élevé en cas de contact avec du sang ou des liquides organiques, puisque ces derniers peuvent contenir les virus du sida (syndrome d'immuno-déficience acquise), de l'hépatite B et d'autres maladies.

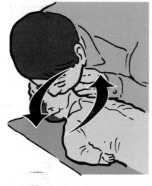

Lorsque vous ignorez si une personne est infectée ou non, vous devez appliquer des mesures de sécurité nommées **précautions universelles** pour réduire le risque de transmission.

Les précautions universelles sont utilisées par le personnel des soins de santé pour réduire le risque d'infection tant pour lui-même que pour la victime. Les précautions universelles qui s'appliquent au secouriste sont les suivantes : le lavage des mains, le port des gants, la réduction du contact bouche-à-bouche dans la pratique de la respiration artificielle et la manutention sécuritaire des objets tranchants.

Quel est le risque de contracter le sida?

Il est peu probable que vous contractiez le sida en pratiquant la RA ou la RCR sans masque sur une personne atteinte de cette maladie. Le risque est très faible et aucun cas n'a jamais été signalé.

Les gants. Les gants empêchent le contact direct entre le secouriste et la victime. Portez des gants si vous prévoyez toucher à du sang, à des liquides organiques, à des tissus ou à tout objet qui pourrait être entré en contact avec ces substances. Enfilez vos gants lorsque vous approchez des lieux de l'urgence. Les gants de vinyle ou de latex sont également efficaces, mais les gants de latex irritent la peau de certaines personnes. Gardez vos gants dans un endroit facilement accessible et ne les exposez pas à une température extrême (chaude ou froide). Il est bon de garder quelques paires de gants dans votre trousse de premiers soins. Voir à la page 1-10 la méthode correcte pour enlever les gants et les mettre au rebut.

Le lavage des mains. Le contact des mains est l'une des principales voies de transmission d'une infection d'une personne à une autre. Lavez-vous les mains à l'eau courante et au savon immédiatement après avoir touché une victime. De plus, il est bon de vous laver souvent les mains si vous côtoyez des personnes qui ont un rhume, une grippe, etc.

La réduction du contact bouche-à-bouche. Il existe un faible risque qu'une infection soit transmise d'une personne à une autre au cours de la respiration artificielle (RA). Pour pratiquer la RA, utilisez un masque facial ou un écran protecteur conçu pour prévenir la transmission des maladies. De nombreuses marques et modèles de masques sont offerts. Choisissez un modèle jetable ou un modèle muni d'une soupape unidirectionnelle jetable. Gardez-le dans un endroit facilement accessible et utilisez-le conformément au mode d'emploi du fabricant.

Les objets tranchants. Si vous vous coupez ou vous vous piquez avec un objet tranchant qui est entré en contact avec du sang infecté, vous pouvez contracter une infection. Bien que les secouristes n'utilisent pas normalement d'objets comme les bistouris et les aiguilles, ils peuvent avoir à se servir d'un couteau ou à ramasser des pièces de verre qui sont entrées en contact avec du sang. En pareil cas, portez des gants et manipulez ces objets avec grand soin pour éviter qu'ils transpercent les gants et la peau et causent une infection.

modèles de masque

Les précautions universelles sont des mesures de sécurité qui protègent à la fois le secouriste et la victime. Dans une situation d'urgence, le temps que vous prenez pour enfiler des gants ou mettre un masque n'est pas du temps perdu. La sécurité est le facteur le plus important dans l'administration des premiers soins. Appliquez les précautions universelles pour assurer la sécurité de tous ceux qui sont présents sur les lieux.

La sécurité et les situations de violence

Les situations de violence ne sont pas des événements rares. Elles entraînent souvent des blessures et peuvent nécessiter l'intervention d'un secouriste. Dans une situation d'urgence, soyez attentif à la violence. En présence de violence ou de risque de violence, **soyez prudent**. Vous devez d'abord assurer votre propre sécurité; ne prenez pas de risque. Vous êtes plus utile comme secouriste que comme victime.

Lorsque la violence cause des blessures, on a affaire à un crime. Si vous croyez qu'un crime a été commis, appelez les policiers.

On peut toujours faire quelque chose

Si vous ne voulez pas toucher à une victime en raison du risque d'infection, y a-t-il autre chose que vous pouvez faire? Oui; vous pouvez par exemple :

◆ prendre la situation en charge

◆ appeler des passants et demander de l'aide

◆ rendre les lieux sûrs

◆ envoyer chercher ou aller chercher des secours médicaux

◆ rassurer la victime

◆ donner des renseignements aux ambulanciers

Pour le secouriste, le risque de contracter une infection est extrêmement faible. Dans une situation où vous croyez que le risque est élevé, vous pouvez quand même poser des actes susceptibles de sauver une vie.

Comment enlever les gants

Les gants qui ont servi sont contaminés et peuvent propager l'infection. Enlevez-les en évitant d'en toucher l'extérieur. Procédez de la manière décrite ci-dessous.

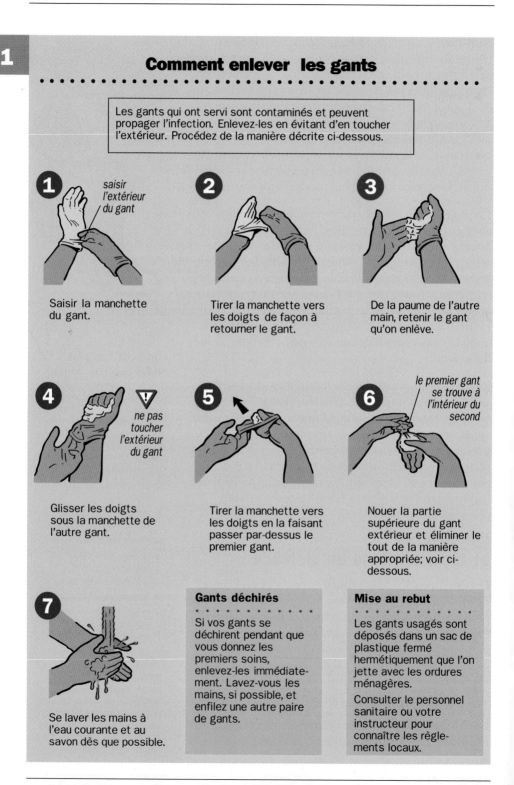

1 saisir l'extérieur du gant

Saisir la manchette du gant.

2

Tirer la manchette vers les doigts de façon à retourner le gant.

3

De la paume de l'autre main, retenir le gant qu'on enlève.

4 ⚠ ne pas toucher l'extérieur du gant

Glisser les doigts sous la manchette de l'autre gant.

5

Tirer la manchette vers les doigts en la faisant passer par-dessus le premier gant.

6 le premier gant se trouve à l'intérieur du second

Nouer la partie supérieure du gant extérieur et éliminer le tout de la manière appropriée; voir ci-dessous.

7

Se laver les mains à l'eau courante et au savon dès que possible.

Gants déchirés

Si vos gants se déchirent pendant que vous donnez les premiers soins, enlevez-les immédiate-ment. Lavez-vous les mains, si possible, et enfilez une autre paire de gants.

Mise au rebut

Les gants usagés sont déposés dans un sac de plastique fermé hermétiquement que l'on jette avec les ordures ménagères.

Consulter le personnel sanitaire ou votre instructeur pour connaître les règle-ments locaux.

En attendant les policiers :

◆ assurez votre sécurité et celle des autres, si possible

◆ donnez les premiers soins et soyez attentif à l'état émotif de la victime ; voir les premiers soins psychologiques en cas d'agression à la page 13-5

◆ dans la mesure du possible, éloignez les curieux ; faites tout ce que vous pouvez pour protéger l'intimité des victimes

◆ ne touchez à rien ; vous pourriez déplacer des indices utiles à l'enquête policière

À titre de secouriste, vous pouvez détenir de l'information additionnelle qui serait utile à l'enquête. Vous devez donc répondre aux questions des policiers.

Violence envers les enfants

Lorsque vous donnez les premiers soins à un enfant blessé, recherchez les signes de violence. Les blessures physiques, la privation affective, la négligence et l'agression sexuelle qui causent des lésions physiques ou psychologiques à l'enfant sont des manifestations de violence. Pour déceler les cas de violence envers un enfant, recherchez des signes comme :

◆ des blessures incompatibles avec les activités d'un enfant

◆ des meurtrissures ou des brûlures de forme inhabituelle

◆ la peur apparente d'un enfant à l'égard du parent ou du gardien

Si vous soupçonnez qu'un enfant est victime de violence, n'accusez personne. Insistez pour que l'enfant reçoive des soins médicaux pour ses blessures, ce qui lui assurera une évaluation médicale complète. Si vous croyez que l'enfant ne sera pas amené chez le médecin, appelez une ambulance et les policiers sur les lieux ; de cette manière, vous serez certain que l'enfant sera vu par un médecin.

Si le parent ou le gardien s'oppose à ce que l'enfant reçoive des soins médicaux et s'il est impossible d'appeler une ambulance ou les policiers, communiquez avec une agence de protection de l'enfance (habituellement la Société d'aide à l'enfance) et faites part de vos soupçons aux responsables. Dans ce genre d'appel, vous n'êtes pas obligé de vous nommer.

1

Obtenir de l'aide sur les lieux d'une urgence

La première chose que fait le secouriste lorsqu'il arrive sur les lieux d'une urgence est de prendre la situation en main. Il demeure responsable de la situation jusqu'à ce que des personnes plus compétentes que lui prennent la relève. Pendant qu'il est en charge, de nombreuses personnes peuvent lui offrir de l'aide.

Les autres secouristes

Si un autre secouriste arrive sur les lieux, il doit s'identifier comme secouriste auprès de la personne responsable et lui offrir son aide. Si quelqu'un arrive sur les lieux et se met au travail sans consulter personne, dites-lui que vous avez pris la situation en charge et demandez-lui de vous aider.

Si vous croyez que quelqu'un d'autre est plus compétent que vous, demandez-lui de vous remplacer. Le secouriste qui prend la situation en charge conserve cette responsabilité jusqu'à ce qu'il décide de la confier à quelqu'un d'autre.

Les passants

Un accident suscite énormément d'intérêt et plusieurs personnes peuvent s'attrouper sur les lieux pour voir ce qui se passe. Si on veut donner les meilleurs soins possible à la victime, il faut éloigner les curieux et ne garder que les personnes qui sont vraiment utiles.

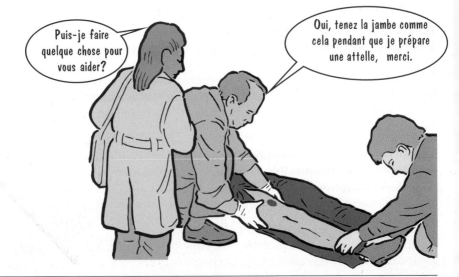

Ces personnes comprennent :

◆ les parents et les amis intimes de la victime

◆ les passants auxquels on a demandé de l'aide

Demandez à toutes les autres personnes de quitter les lieux. Au besoin, demandez à un passant de maîtriser la foule.

Les secouristes opérationnels : ambulanciers, policiers, pompiers

Les ambulanciers, les policiers et les pompiers sont des secouristes opérationnels, c'est-à-dire que leur travail consiste à répondre aux urgences. Ils sont hautement compétents et prennent la situation en charge dès leur arrivée. Attendez-vous qu'ils posent des questions précises sur l'accident, sur la victime et sur vos interventions. Dites-leur que vous êtes secouriste et informez-les des circonstances de l'accident et de l'état de la victime.

S'il y a lieu, vous pouvez immédiatement confier la victime aux secouristes opérationnels, particulièrement si ce sont des ambulanciers. Il se peut également que vous soyez la personne la plus compétente pour prendre soin de la victime. D'une manière ou de l'autre, agissez dans le meilleur intérêt de la victime.

Autres services: électricité, téléphone, services municipaux, etc.

D'autres services peuvent être appelés sur les lieux. Si des fils électriques sont tombés au sol, on appellera les services d'électricité. En pareil cas, le personnel appelé sur les lieux a une fonction bien définie, qui n'est pas nécessairement de donner des soins aux victimes. Vous devez vous identifier auprès de ce personnel, expliquer les circonstances de l'accident et vous assurer que la victime reçoit les soins nécessaires.

D'autres personnes en autorité peuvent se présenter sur les lieux sans avoir été appelées. Dans ce cas, faites le meilleur usage possible de ces personnes et

> **Dix choses qu'un passant peut faire pour vous aider**
>
> 1. Rendre les lieux sûrs.
> 2. Trouver toutes les victimes.
> 3. Trouver une trousse de premiers soins.
> 4. Maîtriser la foule.
> 5. Appeler des secours médicaux.
> 6. Vous aider à donner les premiers soins, selon vos directives.
> 7. Mettre les effets de la victime en lieu sûr.
> 8. Prendre des notes.
> 9. Rassurer la famille de la victime.
> 10. Diriger les ambulanciers sur les lieux de l'urgence.

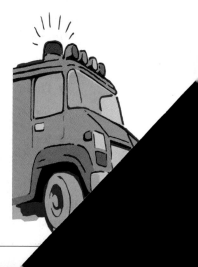

de leur équipement. Elles peuvent disposer d'un radio-téléphone ou d'un téléphone portable avec lequel on peut appeler des secours. Elles peuvent aussi aider à diriger la circulation, à maîtriser la foule ou à donner les premiers soins. Dans les véhicules commerciaux, vous trouverez souvent une trousse de premiers soins qui peut être utile si vous n'avez pas la vôtre.

Médecins, infirmières et autre professionnels de la santé qui ne sont pas en service

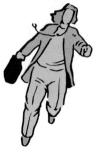

Les professionnels de la santé sont une ressource précieuse sur les lieux d'une urgence. Si quelqu'un s'identifie comme tel et offre son aide, dites-lui que vous êtes secouriste et que vous avez pris la situation en charge. Si cette personne possède la formation et l'expérience nécessaires pour traiter le type de blessure ou de maladie dont la victime est atteinte, demandez-lui des conseils (sans que la victime puisse vous entendre). Assurez-vous que les soins donnés correspondent à ce qui vous a été enseigné et soient dans le meilleur intérêt de la victime.

Passation des responsabilités

Lorsque vous prenez en main une situation d'urgence, vous devenez responsable du soin de la victime. À un moment donné, vous voudrez passer cette responsabilité à quelqu'un d'autre, par exemple à un autre secouriste, à du personnel médical ou à la victime elle-même. Si vous décidez de confier cette responsabilité à quelqu'un d'autre, assurez-vous que ce soit à l'avantage de la victime. Cette dernière peut assumer la responsabilité de la situation lorsque ses blessures sont minimes et qu'elle n'a plus besoin de vous.

Informez la personne qui vous remplace de toutes les circonstances de l'incident, y compris :

◆ votre nom

de votre arrivée

nements entourant la blessure ou la maladie

miers soins administrés.

difications de l'état de la victime depuis que vous avez situation en charge

galement à cette personne toutes les notes que vous avez

Les secours médicaux

1

Comme secouriste, vous ne pouvez pas déterminer la nature exacte ni l'étendue d'une blessure ou d'une maladie; seul le médecin est autorisé par la loi à poser un diagnostic. Généralement, vous devez vous assurer que la victime reçoit des soins médicaux une fois qu'elle a reçu les premiers soins. Seules les victimes de blessures très mineures peuvent se passer de soins médicaux. En secourisme, les soins médicaux sont nommés **secours médicaux**.

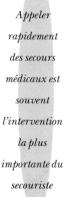

Les secours médicaux sont donnés par un médecin ou sous la supervision d'un médecin. Les ambulanciers et les adjoints médicaux dispensent des secours médicaux parce qu'ils travaillent sous la supervision d'un médecin. Ces secours sont dispensés dans les hôpitaux, mais ils peuvent aussi être donnés sur les lieux mêmes ou pendant le transport vers un centre médical, par exemple un hôpital.

Parfois, la victime doit recevoir des secours médicaux de toute urgence; il faut alors appeler immédiatement des secours pour lui sauver la vie. Par exemple, dans un accident d'automobile, un conducteur se heurte la poitrine contre le volant et fait une grave hémorragie thoracique. La seule manière de le sauver est de le transporter à l'hôpital où un chirurgien pourra arrêter l'hémorragie.

L'heure d'or

Dans les cas de blessures graves qui mettent la vie en danger, les médecins, ambulanciers et secouristes parlent de l'**heure d'or**, c'est-à-dire l'heure qui suit la survenue de la blessure. On la désigne ainsi parce que si la victime est amenée à la salle d'opération moins d'une heure après l'accident, ses chances de survie sont assez bonnes. Après ce temps, elles diminuent très rapidement.

Si vous pensez à tout ce qu'il faut faire avant que la victime arrive à la salle d'opération, vous verrez qu'il n'y a pas de temps à perdre. Par exemple, à la suite d'un accident d'automobile :

Appeler rapidement des secours médicaux est souvent l'intervention la plus importante du secouriste

◆ il faut que quelqu'un passe sur les lieux de l'accident

◆ le passant doit se rendre compte que des secours médicaux sont nécessaires

◆ il doit trouver un moyen d'appeler des secours ; par exemple utiliser un téléphone cellulaire, envoyer quelqu'un ou aller lui-même appeler des secours ou prendre un autre moyen

1

- ◆ l'ambulance doit être appelée et se rendre sur les lieux

- ◆ le blessé doit être dégagé du véhicule

- ◆ il doit être installé sur une civière et placé dans l'ambulance

- ◆ l'ambulance doit se rendre à l'hôpital et la civière doit être sortie de l'ambulance et conduite vers l'équipe médicale

- ◆ à l'arrivée à l'hôpital, l'équipe médicale doit prendre le temps d'évaluer soigneusement la victime, de prendre des radiographies, d'effectuer des analyses, de préparer la salle d'opération, etc.

En cas d'urgence, il n'y a pas de temps à perdre. Plus les secours médicaux sont appelés rapidement, meilleures sont les chances de survie de la victime.

Faut-il appeler une ambulance ou conduire soi-même la victime à l'hôpital?

Appelez toujours une ambulance s'il vous est possible de le faire. Ne transportez la victime vous-même que si c'est la seule façon de lui assurer des secours médicaux. D'abord, les ambulances et les véhicules de sauvetage sont bien équipés et dès leur arrivée, la victime peut recevoir des secours médicaux. Ensuite, les principes du bon Samaritain ne vous protègent que pendant l'administration des soins sur les lieux -mêmes ou pendant le transport de la victime, si ce transport est essentiel pour lui sauver la vie ou s'il est le seul moyen d'obtenir des secours médicaux. Si vous décidez de transporter vous-même la victime alors que vous auriez pu appeler une ambulance, vous risquez de ne pas être protégé par les principes du bon Samaritain.

L'hôpital ou le cabinet du médecin?

Si vous appelez une ambulance sur les lieux, les ambulanciers décideront à quel endroit conduire la victime. Par contre, si vous ou quelqu'un d'autre transportez la victime vers des secours médicaux, devez-vous vous diriger vers un hôpital ou vers un cabinet de médecin?

Si possible, il est préférable de se rendre au service d'urgence d'un hôpital. Ne vous rendez à un cabinet de médecin que si la situation n'est pas urgente ou s'il n'y a pas d'hôpital dans le voisinage. Généralement, le cabinet du médecin n'est pas équipé pour faire face aux urgences et souvent, la victime doit de toute façon être conduite à l'hôpital pour recevoir des soins spécialisés.

Comment obtenir des secours médicaux

Les secours médicaux sont organisés à l'échelle communautaire en un réseau de **secours médicaux d'urgence**. Ce réseau est formé de nombreux éléments dont les services d'ambulance, les services d'urgence des hôpitaux, les médecins, les ambulanciers, les travailleurs paramédicaux et les pompiers. À titre de secouriste, vous êtes un élément important du réseau de secours médicaux d'urgence de la communauté. Votre rôle est de reconnaître les situations d'urgence, de donner les premiers soins et d'appeler des secours. Sans l'aide des secouristes et des passants, les autres éléments du réseau ne pourraient pas répondre aussi rapidement aux situations urgentes.

Pour être efficace comme secouriste, vous devez savoir comment obtenir rapidement des secours médicaux. Assurez-vous de connaître le numéro de téléphone des secours d'urgence dans votre communauté (c'est souvent le 911). Si vous vous trouvez hors de votre communauté, consultez les premières pages de l'annuaire téléphonique pour trouver les numéros à appeler en cas d'urgence. Après avoir obtenu la communication, suivez les instructions du répartiteur. Ne raccrochez pas avant qu'on vous l'indique ou attendez que le répartiteur raccroche.

9-1-1

dans bon nombre de communautés, le 911 est le numéro à signaler en cas d'urgence

Envoyer un passant chercher des secours médicaux

● ● ● ● ● ● ● ● ● ● ● ● ● ● ● ● ● ●

Si un passant se trouve sur les lieux, il est préférable de l'envoyer chercher des secours médicaux plutôt que d'y aller vous-même. En restant sur place, vous pouvez donner les premiers soins.

Donnez au passant les informations suivantes :

◆ lui dire d'appeler une ambulance ; lui donner le numéro à composer

◆ lui expliquer brièvement l'état de la victime ;mettre la situation au pire pour s'assurer qu'elle recevra des soins d'urgence si elle en a besoin

◆ lui indiquer où vous êtes

◆ lui demander de revenir sur les lieux pour confirmer qu'il a appelé des secours

Si possible, envoyez quelqu'un à la rencontre de l'ambulance. Diriger les ambulanciers vers les lieux de l'urgence permet de gagner du temps.

Appelez une ambulance. Composez le 911 et dites qu'un bébé ne réagit pas. Nous sommes au 321 de la rue des Chênes. Raccrochez lorsqu'on vous le demandera et revenez ici.

1

Obtenir des secours médicaux lorsqu'on est seul

Une situation d'urgence se complique immédiatement si vous êtes seul avec la victime. Il faut que vous décidiez si vous devez rester auprès de la victime ou la quitter pour aller chercher des secours. Tout dépend de la situation. On présente ci-dessous des exemples courants.

La victime ne réagit pas

Si la victime ne réagit pas, elle a besoin de secours médicaux. Vous devez décider si vous devez la quitter pour aller chercher des secours et à quel moment vous devez le faire. Avant de prendre votre décision, déterminez si des secours sont disponibles à proximité des lieux.

Que signifie «à proximité»?

Des secours sont disponibles à proximité des lieux d'un accident si vous pouvez atteindre un téléphone (ou une personne), faire un appel et revenir en moins de trois minutes. Dans ce cas, quittez la victime pour aller appeler des secours. Le moment auquel vous pouvez laisser la victime seule dépend de son âge.

La victime est un adulte

Si la victime est un adulte, allez immédiatement appeler des secours. À votre retour, donnez-lui les premiers soins en commençant par l'examen primaire.*

La victime est un enfant ou un bébé

Vous pouvez peut-être vous diriger vers un téléphone en transportant l'enfant ou le bébé et lui donner les premiers soins en cours de route. Si c'est possible, faites-le, même si le téléphone est éloigné.

S'il n'y a pas de téléphone «à proximité»

Terminez l'examen primaire* et donnez les premiers soins essentiels au maintien de la vie. Posez-vous ensuite les questions suivantes afin de savoir si vous devez rester auprès de la victime ou aller chercher des secours médicaux :

◆ combien de temps faudra-t-il avant que quelqu'un nous trouve?

◆ combien de temps faut-il pour atteindre la personne ou le téléphone le plus rapproché et revenir sur les lieux?

◆ si je laisse la victime seule, survivra-t-elle jusqu'à mon retour?

◆ si je reste auprès de la victime, pendant combien de temps survivra-t-elle?

Ce sont là les principales questions qu'il faut se poser. Si vous estimez que la vie de la victime n'est pas en danger et qu'il y a de bonnes chances que quelqu'un vous trouve assez rapidement, vous devriez probablement rester sur les lieux. Si la victime a absolument besoin de soins médicaux pour survivre, si vous n'êtes pas trop éloigné des secours et si vous pensez que personne ne vous trouvera, vous devriez probablement aller chercher des secours.

Vous devez évaluer la situation, peser le pour et le contre et faire de votre mieux selon votre formation et votre expérience. Ne prenez pas de décision précipitée et en prenant votre décision, tenez compte de votre propre sécurité. Quoi que vous fassiez, ne courez pas de risque inutile. Par exemple, si vous n'êtes pas équipé pour vous déplacer en forêt pendant la nuit, ne le faites pas. La pire décision que vous pouvez prendre est celle qui fait de vous une victime.

---

* Les expressions *examen primaire et points ABC* sont expliquées dans le Chapitre 2.

1

Comment décider s'il faut laisser seule une victime adulte qui ne réagit pas pour aller appeler des secours

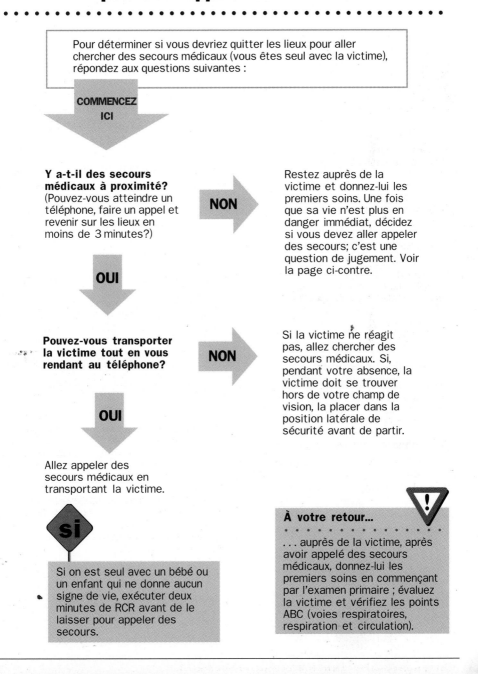

Pour déterminer si vous devriez quitter les lieux pour aller chercher des secours médicaux (vous êtes seul avec la victime), répondez aux questions suivantes :

COMMENCEZ ICI

Y a-t-il des secours médicaux à proximité? (Pouvez-vous atteindre un téléphone, faire un appel et revenir sur les lieux en moins de 3 minutes?)

NON

Restez auprès de la victime et donnez-lui les premiers soins. Une fois que sa vie n'est plus en danger immédiat, décidez si vous devez aller appeler des secours; c'est une question de jugement. Voir la page ci-contre.

OUI

Pouvez-vous transporter la victime tout en vous rendant au téléphone?

NON

Si la victime ne réagit pas, allez chercher des secours médicaux. Si, pendant votre absence, la victime doit se trouver hors de votre champ de vision, la placer dans la position latérale de sécurité avant de partir.

OUI

Allez appeler des secours médicaux en transportant la victime.

si

Si on est seul avec un bébé ou un enfant qui ne donne aucun signe de vie, exécuter deux minutes de RCR avant de le laisser pour appeler des secours.

À votre retour...

... auprès de la victime, après avoir appelé des secours médicaux, donnez-lui les premiers soins en commençant par l'examen primaire ; évaluez la victime et vérifiez les points ABC (voies respiratoires, respiration et circulation).

Données de base
sur les blessures

Une blessure est une lésion faite aux tissus vivants par une cause extérieure. La gravité d'une blessure dépend des facteurs suivants :

◆ le type de tissu touché ; une blessure touchant un organe, un tissu ou un système vital comme le système nerveux est une blessure grave

◆ la complexité de la blessure ; par exemple, la fracture d'un os en deux fragments n'est pas aussi grave que la fracture en plusieurs fragments

◆ la superficie touchée ; une brûlure à la main peut être plus grave qu'une brûlure au doigt

Plus une blessure est proche d'un organe vital, plus elle est grave. Une fracture de côte peut être plus grave qu'une fracture du bras, parce qu'une côte fracturée peut causer des lésions aux poumons et nuire à la respiration.

Les blessures et l'énergie

Les blessures résultent de l'application d'une quantité excessive d'énergie sur le corps humain. Ainsi :

◆ la brûlure thermique est causée par un excès d'énergie thermique

◆ une brûlure par un acide est causée par un excès d'énergie chimique

◆ la cécité des neiges est causée par un excès d'énergie lumineuse

◆ une fracture est causée par un excès d'énergie mécanique

◆ un arrêt cardiaque dû à un choc électrique est causé par un excès d'énergie électrique

Le corps peut absorber une certaine quantité d'énergie avant qu'une blessure apparaisse. Cependant, tout excès d'énergie entraîne une blessure. Trois facteurs déterminent l'apparition d'une blessure. Ce sont :

◆ l'intensité de l'énergie

◆ le temps pendant lequel elle est appliquée

◆ la partie du corps qui la reçoit

La plupart des blessures sont attribuables à l'énergie mécanique, soit qu'un objet heurte le corps ou que le corps heurte un objet. Le déplacement d'un objet crée de l'énergie mécanique. La quantité d'énergie mécanique que possède l'objet dépend de son poids et de sa vitesse de déplacement.

À poids égal, un déplacement lent comme la marche crée moins d'énergie mécanique qu'un déplacement rapide comme la descente d'une pente de ski. En outre, plus l'objet est lourd, plus il crée d'énergie en se déplaçant à une certaine vitesse. C'est pourquoi il est plus douloureux d'être heurté par une balle de base-ball que par une petite roche ; la balle est plus lourde et possède plus d'énergie ; donc, elle cause plus de douleur.

Le mécanisme de blessure

Chaque blessure a une cause précise. Par exemple, dans un accident d'automobile, ce n'est pas le fait que le conducteur s'endort ou que le véhicule quitte la chaussée qui cause la blessure; c'est plutôt le fait que la tête de la victime heurte le volant. En arrivant sur les lieux d'un accident, recherchez les causes des blessures. Essayez de répondre aux questions suivantes:

◆ qu'est-il arrivé au corps pour que la victime soit blessée?

◆ quelle est la quantité de force en cause?

◆ quelles sont les parties du corps qui sont touchées?

Les réponses à ces questions permettent de déterminer le **mécanisme de blessure**, qui est une des informations les plus utiles au secouriste. Dans une situation d'urgence, si vous comprenez le mécanisme de blessure, vous pouvez prévoir les blessures possibles et déterminer lesquelles sont peu probables. Si vous voyez qu'une grande quantité de force ou d'énergie s'est exercée, vous savez immédiatement qu'il faut appeler une ambulance. Les médecins disposent d'une liste de mécanismes de blessure qui nécessitent des secours médicaux de toute urgence (voir l'encadré). Mémorisez cette liste et lorsque vous reconnaissez un de ces mécanismes de blessure, appelez immédiatement une ambulance, car la victime a besoin de soins médicaux urgents.

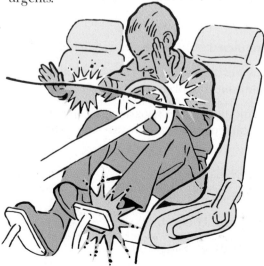

Les mécanismes de blessure pour lesquels il faut appeler immédiatement une ambulance

◆ une chute libre de plus de 6,5 mètres (20 pieds)

◆ un accident d'automobile dans lequel il existe des signes d'impact important (dommages considérables au véhicule)

◆ des dommages graves à l'intérieur du véhicule qui semblent avoir été causés par un impact avec la victime, par exemple volant plié ou pare-brise fracassé

◆ l'éjection de la victime hors du véhicule

◆ la présence d'au moins un mort

◆ le véhicule a fait un tonneau

◆ une victime a été heurtée par un véhicule se déplaçant à 30 km à l'heure ou plus

◆ des blessures graves par écrasement

En présence de l'un ou l'autre de ces mécanismes de blessure, appelez une ambulance dès que possible; vous n'avez pas besoin d'avoir plus d'information avant de décider d'appeler une ambulance.

1

Données de base sur les maladies

Souvent, nous pensons aux premiers soins uniquement dans le contexte des blessures. Pourtant, lorsque quelqu'un est très malade et qu'il y a urgence médicale, les premiers soins peuvent sauver la vie.

Certaines maladies surviennent soudainement; c'est le cas de la crise cardiaque et de l'accident cérébro-vasculaire. La personne semble en bonne santé et, subitement, elle devient gravement malade et vous vous trouvez devant une urgence médicale. D'autres maladies apparaissent plus lentement. Vous savez que la personne est malade et que son état s'aggrave, mais vous pouvez difficilement déterminer le moment précis où elle a besoin de soins médicaux. Les points suivants vous aideront à décider à quel moment appeler des secours.

Obtenez des secours médicaux dans les cas suivants:

◆ douleur intense et soudaine dans une partie du corps

◆ changements soudains de la vision, maux de tête ou étourdissements

◆ diarrhée ou vomissements graves ou persistants

◆ température élevée persistante

◆ changement du degré de conscience

◆ éruption cutanée d'origine inconnue

◆ évanouissements répétés

◆ dépression évidente, menaces ou tentatives de suicide

◆ chaque fois que vous êtes très préoccupé par votre état ou par celui d'une personne dont vous prenez soin

Si la victime est un bébé (moins d'un an), vous devez également appeler des secours médicaux dans les cas suivants (en plus des cas énumérés ci-dessus):

◆ le bébé fait des convulsions

◆ sa coloration est bleutée ou très pâle

◆ vous estimez qu'il respire difficilement

◆ il pleure beaucoup ou il pleure sans arrêt

Les antécédents, les signes et les symptômes

Avant de donner les premiers soins, vous devez évaluer l'état de la victime pour savoir ce dont elle est atteinte. Les premiers soins que vous donnez sont fondés sur votre évaluation. Pour obtenir des renseignements sur la victime, vous disposez de trois moyens : les antécédents, les signes et les symptômes.

Les antécédents

Les antécédents sont les renseignements concernant la situation d'urgence et l'état de la victime. Vous obtenez ces renseignements en examinant les lieux de l'incident et en parlant aux témoins et à la victime. Les antécédents vous révèlent ce qui est arrivé. La page 2-12 comporte de l'information complémentaire sur l'établissement des antécédents.

Les signes

Les signes sont des indices qu'on peut observer, palper et sentir, c'est-à-dire détecter par la vue, le toucher et l'odorat. Vous pouvez voir immédiatement les signes de blessure ou de maladie ou encore les déceler en examinant la victime.

Les symptômes

Les symptômes sont des sensations que la victime éprouve et qu'elle peut être en mesure de décrire. Il vous est impossible de découvrir vous-même les symptômes; la victime doit vous les communiquer.

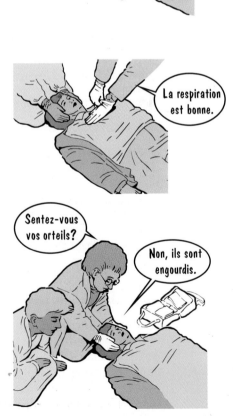

1

Comment utiliser les antécédents, les signes et les symptômes

Dès votre arrivée sur les lieux d'un accident, recherchez les signes et symptômes et recueillez des renseignements sur les circonstances de l'incident. On présente dans le tableau suivant des exemples de ce que vous pouvez relever sur les lieux d'une urgence et qui peut vous aider à évaluer l'état de la victime.

Dans le Chapitre 2, vous apprendrez comment rechercher les signes et les symptômes et établir les antécédents de manière ordonnée en procédant à l'**examen des lieux**, à l'**examen primaire** et à l'**examen secondaire**. C'est à partir de vos connaissances en secourisme, des signes et symptômes et des antécédents que vous déciderez de la nature de vos interventions.

Exemples d'antécédents, de signes et de symptômes	
éléments pouvant faire partie des **antécédents**	état du véhicule, témoignages des passants, description de l'incident par la victime, présence d'objets et de substances sur les lieux, heure du jour
signes qu'on peut **voir**	sang, déformation, meurtrissures, inégalité des pupilles, expression de douleur sur le visage, transpiration, plaies, mouvement inhabituel du thorax, coloration de la peau, enflure, corps étrangers, vomissures, incontinence.
signes qu'on peut **entendre**	respiration bruyante ou détresse respiratoire, gémissements, plaie aspirante (du thorax), frottement de fragments osseux, nature de l'élocution
signes qu'on peut **palper**	moiteur, température de la peau, enflure, déformation
signes qu'on peut **sentir**	haleine (odeur fruitée ou alcoolisée), vomissures, incontinence, émanations de gaz, odeurs de brûlé, de solvant ou de colle
symptômes que la victime peut **exprimer verbalement**	douleur, crainte, chaleur, froid, perte du mouvement normal, perte de sensation, sensations anormales, soif, nausées, picotements, sensation d'évanouissement, raideur, sensation de faiblesse, faiblesse, perte de mémoire, étourdissements, sensation de fracture

Les signes vitaux

La température, le pouls, la respiration et le degré de conscience de la victime constituent ses signes vitaux. Ils donnent une indication de l'état de la victime; s'ils sont normaux, elle est en assez bon état. Si l'un ou l'autre des signes vitaux est anormal, vous devriez essayer d'en découvrir la raison. Les signes vitaux sont vus de manière plus détaillée au Chapitre 2, à partir de la page 2-13.

L'état de choc

Une maladie ou une blessure peut toujours s'accompagner d'un état de choc. L'état de choc est un problème de circulation dans lequel les tissus ne reçoivent pas suffisamment de sang. On parle ici du choc de nature médicale, qu'il ne faut pas confondre avec le choc électrique ou avec le choc dans le sens de collision. L'état de choc de nature médicale met la vie en danger parce qu'il empêche le fonctionnement normal du cerveau et d'autres organes. S'il est suffisamment grave, il peut conduire à la perte de conscience et même à la mort. Parce que l'état de choc est souvent présent dans les situations d'urgence et parce qu'il peut évoluer très rapidement, recherchez-en toujours les signes et déterminez s'il est suffisamment grave pour être traité comme une urgence médicale. Tout comme la sécurité, l'état de choc doit toujours être présent à votre esprit.

Causes courantes de l'état de choc	
Cause de l'état de choc	**Effet sur la circulation**
hémorragie grave - interne ou externe (y compris les fractures graves)	volume de sang insuffisant pour remplir les vaisseaux
brûlures graves	fuite de plasma (liquide) dans les tissus (volume de sang insuffisant pour remplir les vaisseaux)
blessures par écrasement	fuite de sang et de plasma dans les tissus (volume de sang insuffisant pour remplir les vaisseaux)
crise cardiaque	cœur trop faible pour pomper correctement le sang
blessures des nerfs et de la moelle épinière	incapacité du cerveau de régler le diamètre des vaisseaux, ce qui nuit au transport du sang vers les tissus
réactions allergiques graves	atteinte possible de nombreuses fonctions comme la respiration, la fonction cardiaque, etc.

On a présenté dans le tableau précédent certaines des causes de l'état de choc. Il en existe d'autres. Des urgences médicales comme le diabète, l'épilepsie, l'infection, l'intoxication ou la surdose de médicaments peuvent aussi entraîner un état de choc grave. La douleur, l'anxiété et la crainte ne provoquent pas l'état de choc, mais elles peuvent l'aggraver ou l'accélérer. C'est pourquoi il est si important de rassurer la victime et de lui offrir tout le confort possible.

Les signes et symptômes de l'état de choc

Signes

pâleur initiale, puis coloration bleu grisâtre de la peau

coloration bleuâtre ou violacée des lèvres, de la langue, du lobe de l'oreille et des ongles

peau froide et moite

respiration superficielle et irrégulière parfois rapide ou haletante

modification du degré de conscience

pouls faible et rapide; le pouls radial peut être absent

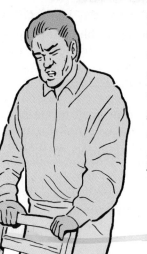

Symptômes

agitation

anxiété

désorientation

confusion

peur

étourdissement

*soif ou **très grande** soif*

Comment réduire l'état de choc

Les interventions suivantes permettent de réduire l'état de choc :

1 Donner les premiers soins spécifiques de la blessure ou de la maladie qui est à l'origine de l'état de choc.

2 Rassurer fréquemment la victime.

3 Éviter d'accroître la douleur en manipulant la victime avec délicatesse.

4 Desserrer les vêtements trop ajustés au cou, à la poitrine et à la taille.

5 Garder la victime au chaud, mais sans la surchauffer (utiliser des vestes, des manteaux ou des couvertures si on en a).

6 Humecter les lèvres de la victime si elle a soif (ne rien lui donner à boire ni à manger. Si on ne peut obtenir de secours médicaux avant plusieurs heures, lui faire boire de l'eau ou des liquides clairs, noter l'heure et la quantité absorbée).

7 Installer la victime dans la position la plus confortable dans les circonstances (voir les différentes positions à la page suivante).

8 Continuer à donner les soins nécessaires jusqu'à la prise en charge de la victime par une autre personne.

Les premiers soins énumérés ci-dessus contribuent également à limiter l'état de choc. Chaque fois que vous le pouvez, ajoutez-les aux premiers soins usuels.

La mise en position d'une victime en état de choc

La position appropriée peut ralentir la progression du choc et accroître le confort de la victime. Le choix de la position dépend de l'état de la victime. La position dans laquelle vous placez la victime doit lui assurer tout le confort possible.

élever les pieds et les jambes d'environ 30 cm (12 po) et les appuyer sur un objet

Victime pleinement consciente chez qui on ne soupçonne aucune blessure à la tête ou à la colonne vertébrale

Étendre la victime sur le dos, les pieds et les jambes élevés; cette position est souvent nommée **position de choc**. Une fois la victime en position, la couvrir pour conserver sa chaleur, mais éviter de la surchauffer.

Victime partiellement consciente chez qui on ne soupçonne aucune blessure à la tête ou à la colonne vertébrale

Placer la victime dans la position latérale de sécurité (voir les pages 1-32 et 1-33). Si le degré de conscience est diminué, les voies respiratoires et la respiration deviennent des priorités (la position latérale de sécurité maintient les voies respiratoires ouvertes).

Blessure possible à la tête ou à la colonne vertébrale

Si on soupçonne une blessure à la tête ou à la colonne vertébrale, stabiliser et soutenir la tête de la victime dans la position où elle se trouve et surveiller étroitement les voies respiratoires, la respiration et la circulation (points ABC). De cette manière, on prévient d'autres blessures à la tête et à la colonne vertébrale.

la position latérale de sécurité (vérifier souvent les points ABC)

Si les blessures le permettent

La nature des blessures peut vous empêcher de placer la victime dans la position la plus appropriée.
Ainsi, on ne peut soulever les jambes d'une personne qui a subi une fracture du bassin sans augmenter la douleur et aggraver la blessure. En pareil cas, garder la victime étendue sur le dos. Si possible, l'installer sur une civière ou sur une planche dorsale et élever le pied de la civière. En choisissant une position, toujours garder à l'esprit le confort de la victime.

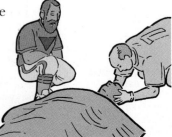

Les blessures à la tête et à la colonne vertébrale

Ces blessures sont graves (plus particulièrement celles qui touchent le cou), car elles peuvent mettre la vie en danger et provoquer une invalidité chronique. Chaque fois que vous soupçonnez une blessure à la tête, soupçonnez également une blessure au cou et chaque fois que vous soupçonnez une blessure au cou, soupçonnez également une blessure à la tête. La tête et le cou étant proches l'un de l'autre, il arrive souvent qu'ils aient tous deux subi des blessures.

Dans une situation d'urgence, vous devez toujours envisager la possibilité d'une blessure à la tête ou au cou. Tentez de déterminer :

◆ le mécanisme de blessure

◆ la position de la victime

◆ les circonstances de l'incident, y compris :

❖ ce que l'on vous dit

❖ ce que l'examen des lieux vous permet de déduire

On doit soupçonner une blessure à la tête ou à la colonne vertébrale si une personne :

◆ est tombée de haut ou a fait une chute dans les escaliers

◆ a été victime d'un accident d'automobile

◆ a reçu un coup à la tête, à la colonne vertébrale ou au bassin

◆ a du sang ou du liquide de couleur paille qui s'écoule de la bouche, du nez ou des oreilles

◆ est trouvée inconsciente et si les circonstances de l'incident ne sont pas connues

Il est parfois facile de soupçonner une blessure à la tête, au cou ou à la colonne vertébrale; toutefois, il faut envisager cette possibilité dans toutes les situations d'urgence

Si vous soupçonnez une blessure à la tête ou à la colonne vertébrale, votre tâche est de prévenir d'autres blessures en empêchant tout mouvement inutile de la tête et de la colonne vertébrale

Le degré de conscience

1

Le degré de conscience d'une personne qualifie sa connaissance d'elle-même et de son entourage. Il peut varier de pleinement conscient à complètement inconscient en passant par toutes les étapes intermédiaires. Bon nombre de blessures et de maladies peuvent modifier le degré de conscience. En voici quelques exemples :

- urgence respiratoire
- crise cardiaque
- blessure à la tête
- intoxication
- état de choc
- abus d'alcool ou de drogues
- maladie (épilepsie, diabète, etc.)

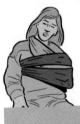

complètement éveillé
discours cohérent
maîtrise de l'activité musculaire
réaction à la voix ou à la douleur
pleine conscience de l'entourage

Diminution du degré de conscience

complètement conscient

semi-conscient

complètement inconscient

La perte de conscience peut constituer une urgence respiratoire

Un état de semi-conscience ou d'inconscience constitue une urgence respiratoire, car la langue peut tomber dans l'arrière-gorge et obstruer les voies respiratoires. De plus, de la salive et d'autres liquides peuvent s'accumuler à l'arrière de la gorge. Comme le sujet inconscient a perdu son réflexe de toux, il est incapable d'expulser les liquides accumulés dans la gorge, ce qui obstrue les voies respiratoires et conduit à l'étouffement.

Une perte de conscience progressive indique une aggravation de l'état de la victime. Toujours surveiller l'état de conscience et en noter les modifications.

Les voies respiratoires d'un sujet inconscient allongé sur le dos peuvent être obstruées par la langue ou par des liquides

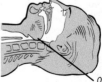

obstruction par la langue

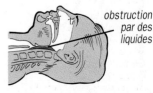

obstruction par des liquides

1

Jusqu'au 1.35

L'évaluation du degré de conscience

Le secouriste a recours à l'**échelle de Glasgow modifiée** pour évaluer et décrire le degré de conscience de la victime. Cette échelle est basée sur la capacité du sujet :

♦ d'ouvrir les yeux; c'est la réaction d'**ouverture des yeux**

♦ de parler; c'est la **réaction verbale**

♦ de bouger ses muscles; c'est la **réaction motrice**

Utilisez l'information suivante pour déterminer si la victime est consciente, semi-consciente ou inconsciente.

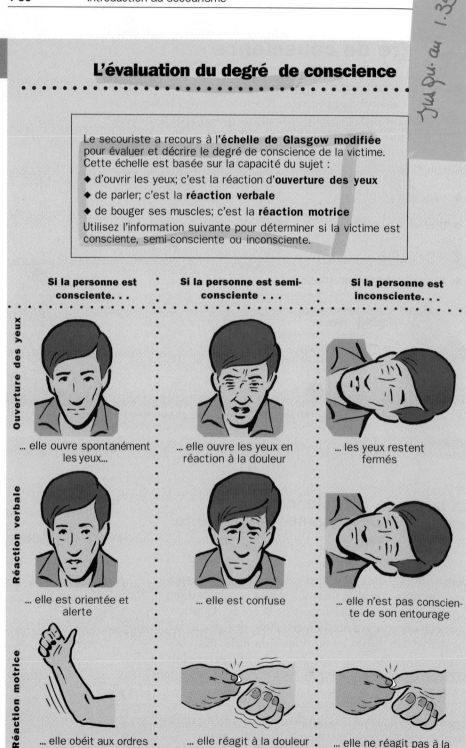

	Si la personne est consciente. . .	**Si la personne est semi-consciente . . .**	**Si la personne est inconsciente. . .**
Ouverture des yeux	... elle ouvre spontanément les yeux...	... elle ouvre les yeux en réaction à la douleur	... les yeux restent fermés
Réaction verbale	... elle est orientée et alerte	... elle est confuse	... elle n'est pas consciente de son entourage
Réaction motrice	... elle obéit aux ordres	... elle réagit à la douleur	... elle ne réagit pas à la douleur

Les premiers soins de la victime semi-consciente ou inconsciente

1 Appliquer les principes de la PCSU; effectuer un examen des lieux (voir la page 2-3). Demander à un passant d'appeler des secours médicaux dès que l'on constate l'absence de réaction. Voir à la page 1-19 comment procéder si on est seul.

2 Pratiquer un examen primaire et donner les premiers soins essentiels au maintien de la vie (voir la page 2-5).

3 Pratiquer un examen secondaire au besoin et donner les premiers soins (voir la page 2-11).

4 Placer la victime dans la position latérale de sécurité si ses blessures le permettent. Si, en raison de la nature des blessures, la victime est plus confortable allongée sur le dos, surveiller constamment sa respiration. Au besoin, maintenir les voies respiratoires ouvertes par la méthode du déplacement de la mâchoire vers l'avant sans renversement de la tête (voir l'étape 3 de la page 4-22).

position latérale de sécurité

5 Desserrer les vêtements trop ajustés au cou, à la poitrine et à la taille et continuer à donner les soins nécessaires jusqu'à ce que quelqu'un d'autre prenne la relève. Noter les changements du degré de conscience et l'heure à laquelle ils sont survenus.

S'assurer de garder les voies respiratoires ouvertes. Si les blessures le permettent, placer la victime dans la position latérale de sécurité. Sinon, surveiller étroitement sa respiration. Il peut arriver qu'il soit impossible de surveiller la respiration, par exemple :

◆ si on doit aller chercher des secours médicaux

◆ si on doit donner les premiers soins à d'autres victimes

Dans ce cas, placer la victime en position latérale de sécurité (voir les pages 1-32 et 1-33) en prenant toutes les précautions nécessaires. Même si la mise en position risque de causer d'autres blessures, il est essentiel et prioritaire de garder les voies respiratoires ouvertes.

Le besoin de secours médicaux urgents

La diminution du degré de conscience est toujours une situation d'urgence. La perte de conscience peut survenir très rapidement et devenir une urgence respiratoire. Dès que vous constatez une diminution du degré de conscience, obtenez des secours médicaux le plus rapidement possible.

Installer une victime dans la position latérale de sécurité: première méthode

· ·

La position latérale de sécurité permet de garder ouvertes les voies respiratoires d'une victime inconsciente. S'il est impossible de surveiller constamment la respiration d'une victime semi-consciente ou inconsciente, toujours la placer dans la position latérale de sécurité. Utiliser de préférence la méthode démontreé ci-bas.

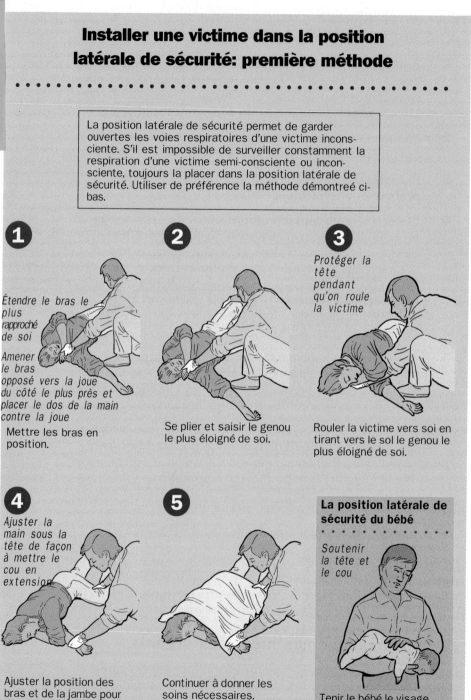

1

Étendre le bras le plus rapproché de soi

Amener le bras opposé vers la joue du côté le plus près et placer le dos de la main contre la joue

Mettre les bras en position.

2

Se plier et saisir le genou le plus éloigné de soi.

3

Protéger la tête pendant qu'on roule la victime

Rouler la victime vers soi en tirant vers le sol le genou le plus éloigné de soi.

4

Ajuster la main sous la tête de façon à mettre le cou en extension

Ajuster la position des bras et de la jambe pour stabiliser le corps.

5

Continuer à donner les soins nécessaires.

La position latérale de sécurité du bébé
· · · · · · · · · · · ·

Soutenir la tête et le cou

Tenir le bébé le visage vers le bas, la bouche et le nez dégagés.

1

Installer une victime dans la position latérale de sécurité : deuxième méthode

Utiliser cette méthode si la victime est beaucoup plus grosse que vous et si son poids vous empêche de la tourner comme dans la première méthode.

1

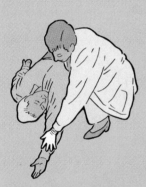

Mettre en position le bras le plus rapproché de soi.

2

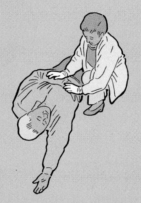

Mettre en position le bras le plus éloigné de soi.

3

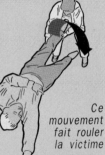

Ce mouvement fait rouler la victime

Saisir la jambe la plus éloignée de soi et la passer par-dessus l'autre jambe.

4

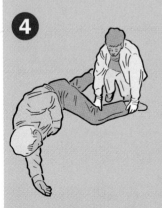

Fléchir le genou de cette jambe.

5

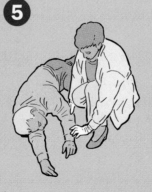

Positionner les bras de façon à garder le cou en extension.

6

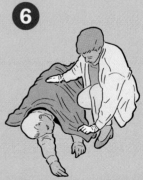

Continuer à donner les soins nécessaires.

1

Installer une victime dans la position latérale de sécurité : troisième méthode

Utiliser la méthode HAINES si vous soupçonnez une blessure à la colonne vertébrale. Cette méthode réduit la torsion et la flexion de la colonne vertébrale lorsque la victime est roulée.

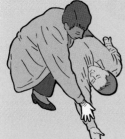

Mettre en position le bras le plus rapproché de soi.

Placer le bras le plus loin de soi sur le torse de la victime et fléchir le genou le plus éloigné.

Passer une main derrière l'épaule de la victime et la faire rouler vers soi en tirant sur le genou le plus éloigné.

Placer le bras le plus loin de soi à 90 degrés par rapport à la victime, paume vers le bas. Placer ensuite un coussin ou autre derrière la victime afin de l'empêcher de rouler sur le dos.

Ajuster la position des bras et des jambes de façon que la victime soit stable.

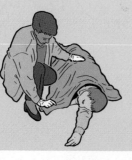

Continuer à donner les soins nécessaires.

L'évanouissement

L'évanouissement est une perte de conscience très brève qui ne dure que quelques minutes. Il est causé par une insuffisance temporaire de sang oxygéné dans le cerveau. Voici certaines des causes courantes de l'évanouissement :

- ◆ peur ou anxiété
- ◆ manque d'air frais
- ◆ douleur intense, blessure ou maladie
- ◆ vue du sang
- ◆ maladie sous-jacente
- ◆ fatigue ou faim
- ◆ période prolongée passée en position debout ou assise

Une perte de conscience est toujours une urgence médicale grave. Ne présumez pas qu'il s'agit d'un simple évanouissement avant que la personne soit complètement rétablie et que la cause de l'évanouissement soit connue. Si vous croyez que la cause de la sensation d'évanouissement ou de l'évanouissement est grave, obtenez des secours médicaux.

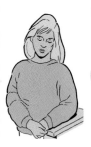

La sensation d'évanouissement et l'évanouissement imminent

Chez une personne qui est sur le point de s'évanouir, on peut observer des signes précurseurs. La personne :

- ◆ est pâle
- ◆ est en sueur
- ◆ se sent mal, a des nausées, est étourdie et a une démarche instable

Lorsque quelqu'un est au bord de l'évanouissement, il faut intervenir rapidement.

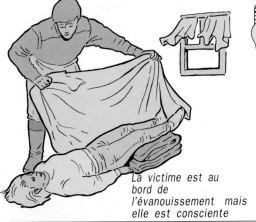

La victime est au bord de l'évanouissement mais elle est consciente

Les premiers soins de l'évanouissement imminent

1 Allonger la victime et lui élever les pieds d'environ 30 cm (12 po).

2 Lui faire respirer de l'air frais; ouvrir portes et fenêtres.

3 Desserrer les vêtements trop ajustés au cou, à la poitrine et à la taille.

4   Rester auprès de la victime jusqu'à ce qu'elle soit
        complètement rétabli.

*Si vous ne pouvez
pas allonger la
victime, p. ex., dans
un avion ou un
autocar, faites-la
asseoir la tête
penchée plus bas que
les épaules*

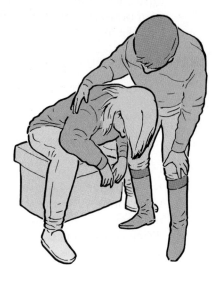

Les premiers soins de l'évanouissement

Une personne qui s'évanouit et perd conscience doit
recevoir les mêmes premiers soins qu'une victime
inconsciente.

1   Appliquer les principes de la PCSU; effectuer un examen
        des lieux (voir la page 2-3). Demander à un passant d'appe-
        ler des secours médicaux dès que l'on constate l'absence de
        réaction. Voir à la page 1-19 comment procéder si on est seul.

2   Vérifier les points ABC; s'assurer que les voies respiratoires
        sont dégagées, vérifier la respiration et le pouls et recher-
        cher les signes de l'état de choc.

3   Pratiquer un examen secondaire au besoin et donner les
        premiers soins (voir la page 2-11).

4   Placer la victime dans la position latérale de sécurité si ses
        blessures le permettent (voir les pages 1-32 et 1-33).

1

5   Lui faire respirer de l'air frais et desserrer les vêtements trop
ajustés au cou, à la poitrine et à la taille. Continuer à donner
les soins nécessaires jusqu'à ce que quelqu'un d'autre prenne
la relève.

6   Lorsque la victime reprend conscience, l'installer confortablement et la garder allongée de 10 à 15 minutes.

La victime d'un évanouissement devrait se rétablir rapidement et
complètement. Dans le cas contraire, restez auprès d'elle jusqu'à la
prise en charge par les secours médicaux.

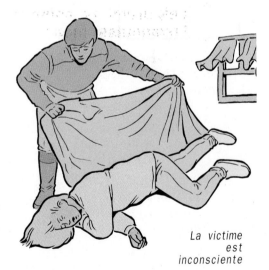

*La victime
est
inconsciente*

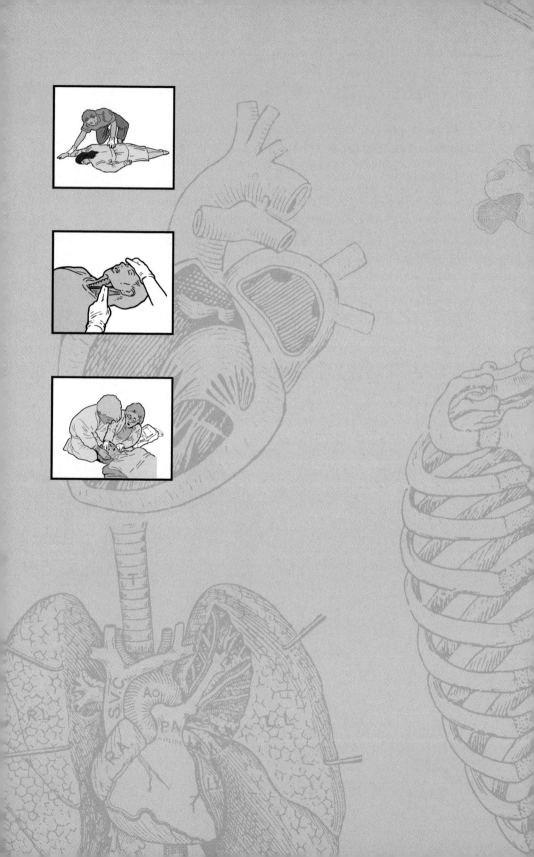

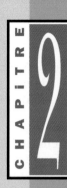

LA PRISE EN CHARGE D'UNE SITUATION D'URGENCE

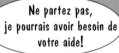

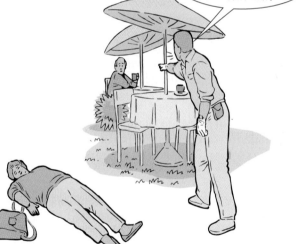

Ne partez pas, je pourrais avoir besoin de votre aide!

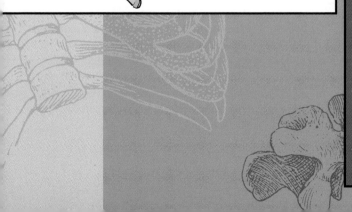

2

Introduction

Imaginez que vous êtes dans un restaurant très occupé à l'heure du dîner; les clients mangent vite et les serveurs travaillent le plus rapidement possible. Soudainement, tous sont en émoi et une femme est étendue sur le sol. Que faut-il faire?

La prise en charge d'une situation d'urgence désigne la séquence d'interventions que l'on doit suivre pour assurer l'administration des premiers soins appropriés en toute sécurité.

Les situations d'urgence comme celle-là causent énormément de confusion parce que tous se rendent compte qu'il s'agit d'une urgence et que personne ne sait quoi faire, qui devrait prendre la situation en charge ni comment aider la victime. C'est pourquoi le secouriste doit connaître la séquence d'interventions qui assure l'administration des premiers soins appropriés en toute sécurité pour la victime et pour les autres. À cette fin, les secouristes d'Ambulance Saint-Jean appliquent les principes de la **prise en charge d'une situation d'urgence**, que l'on abrège par PCSU.

La PCSU comporte quatre étapes:

◆ *l'examen des lieux*: prendre la situation en main, tenter de découvrir ce qui est arrivé et ce qui se passe actuellement et organiser les secours

◆ *l'examen primaire*: évaluer chaque victime afin de déceler les blessures ou les maladies qui mettent la vie en danger et donner les premiers soins appropriés

◆ *l'examen secondaire*: évaluer chaque victime afin de déceler les blessures ou les maladies qui ne mettent pas la vie en danger et donner les premiers soins appropriés; cette étape n'est pas toujours nécessaire

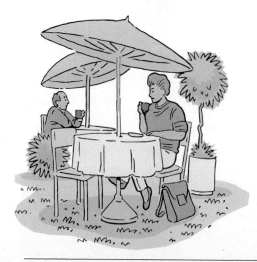

◆ *les soins continus*: rester auprès de la victime jusqu'à la prise en charge par les secours médicaux

Ces étapes sont toujours exécutées dans l'ordre précédent, bien que l'examen secondaire ne soit pas toujours nécessaire. La PCSU est décrite de manière détaillée dans les pages qui suivent et un résumé de quatre pages est présenté en fin de chapitre (pages 2-30 à 2-33).

L'examen des lieux

Chaque situation d'urgence étant différente, l'ordre dans lequel on
effectue l'examen des lieux peut varier. Dans la mesure du possible, on doit essayer de procéder dans l'ordre suivant.

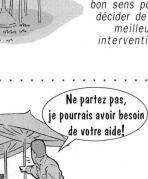

1 Prendre la situation en main

Si vous êtes le premier secouriste à
arriver sur les lieux, prenez la situation
en main. Si quelqu'un d'autre l'a déjà
fait, offrez-lui votre aide. S'il existe
une possibilité de blessure à la
tête ou à la colonne vertébrale,
dites à la victime de ne pas
bouger.

*Pas de blessure à la
tête ni à la colonne vertébrale.*

Rester calme

*Réfléchir et
décider
d'intervenir*

*Faire preuve de
bon sens pour
décider de la
meilleure
intervention*

2 Appeler à l'aide pour attirer l'attention des passants

On a toujours besoin d'aide dans une situation
d'urgence; appelez à l'aide pour attirer
l'attention des passants. Faites-le chaque fois
que vous avez besoin de secours additionnels.
Voir à la page 1-13 les dix choses qu'un passant
peut faire pour aider le secouriste.

*Ne partez pas,
je pourrais avoir besoin
de votre aide!*

3 Évaluer les dangers et rendre les lieux sûrs

Les lieux d'une urgence peuvent être dangereux. Rechercher les
dangers qui pourraient menacer la victime, les passants et les
secouristes. Faire tout son possible pour rendre les lieux sûrs. Pour
cela, obtenir l'aide des passants. D'autres renseignements sur les
dangers présents sur les lieux d'une urgence sont présentés à la
page 1-7.

2

Si vous soupçonnez une blessure à la tête ou à la colonne vertébrale, vous devez empêcher la victime de bouger. Voir aux pages 2-6 et 2-7 les modifications apportées à la PCSU en cas de blessure possible à la tête ou au cou.

S'il y a plus d'une victime, il faut décider laquelle évaluer en premier. Voir la page 2-26 pour de plus amples renseignements.

4   Déterminer les circonstances de l'incident, le nombre de victimes et les mécanismes de blessure

Examiner les lieux et essayer de déterminer ce qui a pu causer la situation d'urgence. Essayer de trouver et de compter toutes les victimes. Pour chaque victime, noter le mécanisme de blessure et évaluer la possibilité d'une blessure à la tête ou à la colonne vertébrale. Voir à la page 1-21 des renseignements additionnels sur les mécanismes de blessure.

5   S'identifier comme secouriste et offrir son aide

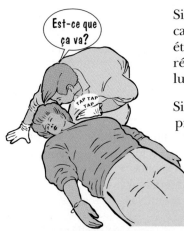

Je connais les premiers soins, puis-je vous aider?

Ne pas toucher la victime sans son consentement

Vous ne pouvez toucher quelqu'un que si vous avez obtenu son consentement. Avant de toucher à la victime, demandez-lui si vous pouvez l'aider. Si elle ne répond pas, vous avez son consentement tacite. Voir la page 1-5 pour plus d'information sur le consentement.

6   Évaluer la faculté de réponse

Est-ce que ça va?

TAP TAP TAP TAP

Si la victime est consciente, vous savez qu'elle est capable de réagir. Si vous n'êtes pas certain de son état de conscience, vous devez évaluer sa faculté de réponse. Demandez-lui : «Est-ce que ça va?» et tapez-lui légèrement les épaules.

Si vous obtenez une réaction, continuez l'examen primaire.

En l'absence de réaction, envoyez quelqu'un ou allez vous-même chercher des secours médicaux; voir l'étape 7.

7 Envoyer quelqu'un ou aller soi-même chercher des secours médicaux

Envoyer quelqu'un ou aller soi-même chercher des secours médicaux dès qu'on se rend compte qu'ils sont nécessaires. Dans le cas présenté ici, la victime adulte ne réagit pas et a donc besoin de secours médicaux.

2

> **Appelez une ambulance et dites qu'une femme ne réagit pas. Indiquez où nous sommes et revenez ensuite me faire part de la conversation. M'avez-vous bien compris?**

> **si**

Si vous êtes seul, il est peut-être préférable que vous alliez chercher des secours médicaux; voir la page 1-19.

> Oui, j'ai compris.

Entreprendre ensuite l'examen primaire

À la fin de l'examen des lieux, vous avez pris la situation en main, vous avez obtenu la permission de donner les premiers soins et vous savez si la victime réagit ou non. C'est maintenant le temps de vous concentrer sur la victime et d'entreprendre l'examen primaire.

L'examen primaire

Les points ABC sont les voies respiratoires, la respiration et la circulation.

Au cours de l'examen primaire, le secouriste détermine si la victime a subi des blessures qui mettent sa vie en danger et il lui administre les premiers soins appropriés. L'examen primaire est axé sur les points ABC; voies respiratoires, respiration et circulation. La technique utilisée dépend de l'état de la victime. À titre d'exemple, si la victime est consciente et si elle parle, il est clair que ses voies respiratoires sont ouvertes et que sa respiration est bonne. Si on soupçonne une blessure au cou, il faut utiliser une technique particulière pour ouvrir les voies respiratoires sans déplacer la tête et le cou.

suite à la page 2-9

2

Les modifications de la PCSU
en cas de blessure possible à la tête
ou à la colonne vertébrale

• •

Si on soupçonne une blessure à la tête ou à la colonne vertébrale, il faut empêcher tout déplacement de la tête et du cou qui pourrait entraîner une invalidité chronique ou même la mort de la victime. Adapter les premiers soins de la manière décrite ci-dessous.

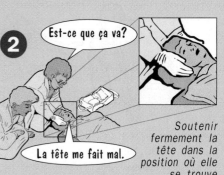

1 *Ne bougez pas!*

Je connais les premiers soins, est-ce que je peux vous aider?

Dès qu'on soupçonne une blessure à la tête ou à la colonne vertébrale, dire à la victime de ne pas bouger.

2 *Est-ce que ça va?*

La tête me fait mal.

Soutenir fermement la tête dans la position où elle se trouve

Une fois qu'on a obtenu la permission de donner les premiers soins, stabiliser et soutenir la tête et le cou. Ensuite, évaluer la faculté de réponse.

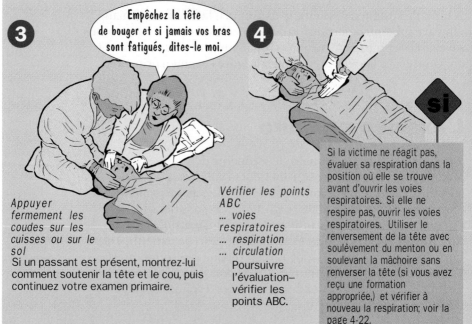

3 *Empêchez la tête de bouger et si jamais vos bras sont fatigués, dites-le moi.*

Appuyer fermement les coudes sur les cuisses ou sur le sol
Si un passant est présent, montrez-lui comment soutenir la tête et le cou, puis continuez votre examen primaire.

Vérifier les points ABC
... voies respiratoires
... respiration
... circulation
Poursuivre l'évaluation– vérifier les points ABC.

4

si

Si la victime ne réagit pas, évaluer sa respiration dans la position où elle se trouve avant d'ouvrir les voies respiratoires. Si elle ne respire pas, ouvrir les voies respiratoires. Utiliser le renversement de la tête avec soulèvement du menton ou en soulevant la mâchoire sans renverser la tête (si vous avez reçu une formation appropriée,) et vérifier à nouveau la respiration; voir la page 4-22.

5

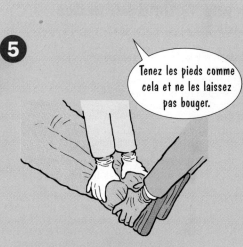

Tenez les pieds comme cela et ne les laissez pas bouger.

Si un deuxième passant est présent, lui montrer comment stabiliser et tenir les pieds pour les empêcher de bouger.

Si les secours médicaux sont retardés, ou si vous devez transporter la victime, mettez-lui un collet cervical. Pour plus d'information voir l'étape 7 de la page 7-15.

6

... le mécanisme de blessure laisse supposer une blessure à la tête ou à la colonne vertébrale...

Soutenir la tête et le cou (et les pieds, si possible) pendant l'administration des premiers soins, jusqu'à la prise en charge par les secours médicaux ou jusqu'à l'immobilisation de la victime sur une planche dorsale longue; voir les pages 7-14 à 7-19.

Déplacer la victime

Dans la mesure du possible, déplacer en un seul bloc toute victime chez qui on soupçonne une blessure à la tête ou à la colonne vertébrale.
Cela signifie tourner ensemble la tête, le tronc et les membres ou soulever tout le corps d'un seul mouvement.
Faire tout son possible pour éviter le mouvement, y compris la torsion de la colonne vertébrale.

2

Comment retourner une victime sur le dos

Autant que possible, il faut donner les premiers soins dans la position où se trouve la victime. Cependant, on doit parfois la retourner pour déterminer si elle a subi des blessures qui mettent sa vie en danger et lui donner les premiers soins. On présente ici deux méthodes pour retourner une victime sur le dos.

Retourner une victime en l'absence de blessure à la tête ou à la colonne vertébrale

1 Étendre le bras le plus proche de soi au-dessus de la tête

2 Placer le bras le plus loin de soi contre le corps

3 Ramener le pied le plus loin par-dessus le pied le plus proche

4 Soutenir la tête et le cou

Saisir fermement les vêtements à la taille

Faire rouler la victime sur le dos

5 Mettre la victime en position de recevoir les premiers soins

Retourner une victime en cas de blessure possible à la tête ou à la colonne vertébrale

Si on soupçonne une blessure à la tête ou à la colonne vertébrale, il faut tourner la victime en un seul bloc, de sorte que la tête et la colonne restent dans la même position l'une par rapport à l'autre.

1 Le premier sauveteur soutient la tête; il pose sa main droite du côté droit de la tête de la victime et sa main gauche du côté gauche

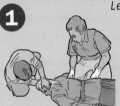

2 Le deuxième sauveteur saisit le bras plus proche de lui et l'étend au-dessus de la tête de la victime; ensuite, il la saisit fermement par l'épaule et la taille

Au même moment, les deux sauveteurs roulent la victime vers le deuxième sauveteur.

3 Si une troisième personne se trouve sur les lieux, lui demander de soutenir les jambes de manière à prévenir la torsion du cou et de la colonne vertébrale. Si une quatrième personne est disponible, placer un sauveteur aux épaules et un autre à la taille.

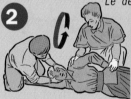

Trois sauveteurs

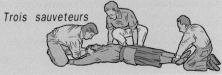

suite de la page 2-5

L'examen primaire commence au point où l'examen des lieux se termine.

2

1 Vérifier les voies respiratoires

Si la victime réagit, lui poser une question pour évaluer la qualité de sa réponse et ainsi vérifier l'état de ses voies respiratoires. Si elle ne réagit pas, il se peut que ses voies respiratoires soient obstruées. Si on ne soupçonne aucune blessure à la tête ou au cou, ouvrir les voies respiratoires par la méthode du renversement de la tête avec soulèvement du menton.

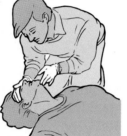

Une main sur le front

Les doigts sous l'os de la mâchoire

Pousser le front vers l'arrière tout en soulevant la mâchoire

Si la victime ne réagit pas, et que vous soupçonnez une blessure à la colonne, évaluer sa respiration dans la position où elle se trouve avant d'ouvrir les voies respiratoires. Si elle ne respire pas, ouvrir les voies respiratoires. Utiliser le renversement de la tête avec soulèvement du menton ou en soulevant la mâchoire sans renverser la tête (si vous avez reçu une formation appropriée,) et vérifier à nouveau la respiration; voir la page 4-22.

2 Vérifier la respiration

Garder les voies respiratoires ouvertes et prendre jusqu'à 10 secondes pour vérifier la respiration.

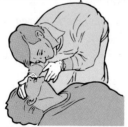

Maintenir la tête renversée

Vérifier la respiration en plaçant l'oreille contre la bouche et le nez de la victime

Regarder... s'il y a mouvement de la poitrine

écouter... s'il y a échange respiratoire

Sentir... contre la joue s'il y a expiration

Si la victime ne réagit pas ou si elle semble avoir de la difficulté à respirer, déterminer si sa respiration est **efficace** ou **inefficace**.

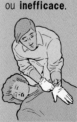

Poser une main sur sa poitrine et évaluer la fréquence, le rythme et l'amplitude respiratoires

Si la victime ne respire pas, lui donner 2 insufflations et vérifier si la personne donne signe de vie : respiration, mouvement, toux en réponse aux deux souffles, etc. S'il n'y a pas de signes de vie, commencer la RCR. (Remarque : si vous avez reçu une formation appropriée, évaluez le pouls carotidien après deux souffles. S'il y a un pouls, commencer la respiration artificielle; voir l'étape 8 de la page 4-24. S'il n'y a pas de pouls ou que vous êtes incertain, commencer la RCR; voir l'étape 8 de la page 5-13.

Si la respiration est inefficace, donner les premiers soins en vue de faciliter la respiration et envoyer chercher des secours médicaux. Pratiquer la respiration assistée; voir la page 4-33.

Si la respiration est efficace, passer à l'étape 3 à la page suivante.

Les signes d'une respiration inefficace :

♦ trop lente* et trop superficielle

♦ trop rapide* et trop superficielle

♦ halètement

♦ coloration bleutée de la peau

* voir *Fréquence respiratoire* à la page 2-15

2

3   Vérifier la circulation

Vous pouvez avoir à retirer un gant pour vérifier la température de la peau

Premièrement, maîtriser les hémorragies graves ; voir les premiers soins appropriés à la page 6-15. On est en présence d'une hémorragie grave si du sang jaillit d'une plaie ou s'en écoule librement. Deuxièmement, vérifier si la victime est en état de choc en évaluant la température et l'état de la peau. Si on reconnaît des signes de choc, appeler immédiatement des secours médicaux.

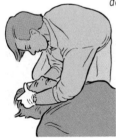

Évaluer la température de la peau en posant le dos de la main sur le front, la joue ou le cou

Vérifier la coloration de la peau (pâle ou bleutée)

Vérifier si la victime transpire

Troisièmement, si on soupçonne la présence d'autres blessures, effectuer un **examen rapide du corps** pour déceler une hémorragie externe grave ou les signes d'une hémorragie interne grave. Passer rapidement les mains sur le corps pour découvrir du sang non visible au premier coup d'œil et des déformations indicatrices de blessures graves. Exposer les régions douloureuses pour découvrir des signes d'hémorragie interne. L'examen rapide du corps prend moins de 30 secondes.

Observer le visage de la victime pour découvrir des signes de douleur

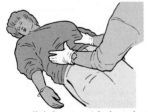
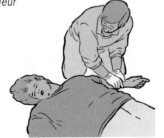
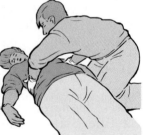

Vérifier la tête et le cou... ... les épaules, les bras et les mains... ... la poitrine et le haut du dos...

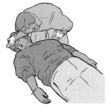
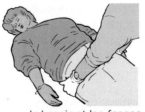
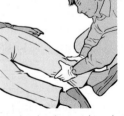

... l'abdomen et le bas du dos...   ... le bassin et les fesses...   ... les jambes et les pieds

Si on trouve du sang, exposer la plaie et maîtriser l'hémorragie si elle est grave. Envoyer chercher des secours médicaux. Si un membre est déformé, le soutenir avec ses mains.

Évaluer la situation et décider s'il faut procéder à un examen secondaire

L'évaluation de la situation permet de décider s'il faut ou non effectuer un examen secondaire. Procédez à un examen secondaire dans les cas suivants :

◆ la victime a subi plus d'une blessure

◆ plus de 20 minutes s'écouleront avant l'arrivée des secours médicaux

◆ les secours médicaux ne se rendent pas sur les lieux et il faut transporter la victime

Si on n'effectue pas d'examen secondaire, stabiliser les blessures et donner les soins continus; voir à la page 2-24.

2

- -

L'examen secondaire

L'examen secondaire est effectué après l'examen primaire et l'administration des premiers soins essentiels au maintien de la vie. Il comprend une cueillette de renseignements par étapes qui permet de brosser un tableau complet de l'état de la victime. Le secouriste tente de découvrir des blessures ou des maladies qui n'ont pas été décelées lors de l'examen primaire mais qui peuvent nécessiter des premiers soins. Ne procéder à l'examen secondaire que dans les cas suivants : la victime a subi plus d'une blessure, plus de 20 minutes s'écouleront avant l'arrivée des secours médicaux, la victime doit être transportée vers les secours médicaux.

Effectuer un examen secondaire si la victime a subi plus d'une blessure, si les secours médicaux sont retardés ou s'il faut transporter la victime.

L'examen secondaire comporte quatre étapes :

1. l'histoire médicale de la victime

2. les signes vitaux

3. l'examen de la tête aux pieds

4. les premiers soins des blessures et des maladies décelées

Ne pas rechercher de blessures qui sont peu probables. Par exemple, si une victime s'est coupée à la main avec un couteau en préparant des aliments, il n'est pas nécessaire de lui examiner les jambes. Utiliser les antécédents, les signes et les symptômes pour déterminer si un examen complet de la tête aux pieds est nécessaire. S'il est évident qu'une seule partie du corps est blessée, et si la victime ne se plaint de rien d'autre, il n'est pas nécessaire de l'examiner complètement de la tête aux pieds.

2

L'histoire médicale de la victime

En établissant l'histoire médicale, on cherche à recueillir tous les renseignements importants concernant la victime et l'incident. Ces renseignements aident le secouriste à donner les meilleurs soins possible et seront utiles aux autres personnes qui prendront soin de la victime.

Si celle-ci est pleinement consciente, lui poser des questions directes. Si elle est semi-consciente ou inconsciente, interroger ses amis, ses parents ou les passants.

Une bonne façon d'établir une anamnèse complète est d'utiliser l'acronyme **SAMMDE** comme aide-mémoire. Chacune des lettres de l'acronyme représente une partie de l'anamnèse :

S = *symptômes.* Les symptômes sont des sensations ressenties par la victime, comme la douleur, les nausées, etc.
Si elle est consciente, lui demander comment elle se sent. Si elle est inconsciente, demander aux passants si elle s'est plaint de quelque chose avant de perdre conscience.

A = *allergies.* Si elle est consciente, lui demander si elle souffre d'allergies. Les allergies aux médicaments sont particulièrement importantes.

M = *médicaments.* Lui demander si elle a pris des médicaments au cours des 24 dernières heures.

M = *maladies antérieures.* L'interroger sur ses maladies antérieures et lui demander si elles pourraient être liées à la blessure ou à la maladie actuelle. Rechercher un pendentif ou un bracelet d'alerte médicale.

D = *dernier repas.* Déterminer à quelle heure elle a pris son dernier repas. Cette information peut être utile au personnel médical.

E = *événements précédant l'incident.* Demander à quelqu'un ce qui est arrivé. Tenter d'obtenir des renseignements précis sur la manière dont le corps a été touché; cela vous aidera à trouver toutes les blessures.

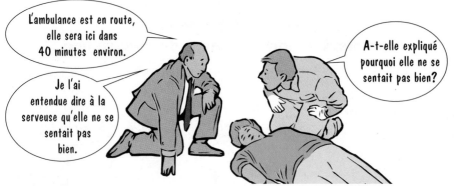

Les signes vitaux

Les **signes vitaux** nous indiquent l'état de la victime. Les quatre signes vitaux sont :

- ◆ le degré de conscience
- ◆ la respiration
- ◆ le pouls
- ◆ l'état et la température de la peau

Toute modification des signes vitaux peut indiquer une modification grave de l'état de la victime. Après avoir pris les signes vitaux, continuer de les vérifier attentivement à des intervalles de quelques minutes ou chaque fois que l'on croit que l'état de la victime s'est modifié.

Prendre les signes vitaux

1 Évaluer le degré de conscience. **2** Évaluer la respiration.

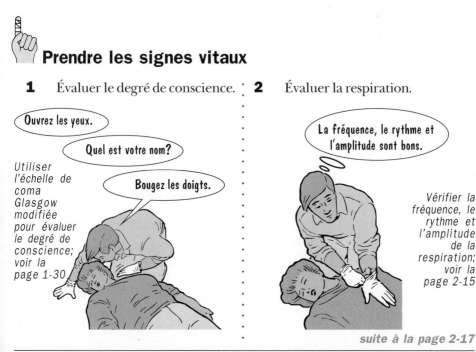

Utiliser l'échelle de coma Glasgow modifiée pour évaluer le degré de conscience; voir la page 1-30

Vérifier la fréquence, le rythme et l'amplitude de la respiration; voir la page 2-15

suite à la page 2-17

2

Les signes vitaux
Comment évaluer le degré de conscience

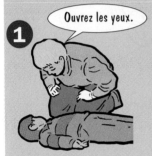

1 « Ouvrez les yeux. »

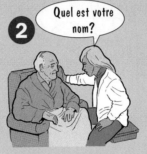

2 « Quel est votre nom? »

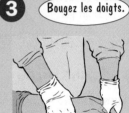

3 « Bougez les doigts. »

Vérifier la réaction d'ouverture des yeux. Si la victime a les yeux fermés, lui dire : «Ouvrez les yeux.» Si elle n'ouvre toujours pas les yeux, lui pincer la peau de l'avant-bras pour voir si une légère douleur lui fait ouvrir les yeux.

Vérifier la réaction verbale. Lui poser des questions et écouter la manière dont elle s'exprime; est-elle :
- orientée et alerte?
- confuse et insensée?
- incapable de parler?

Vérifier la réaction motrice. Dans quelle mesure peut-elle bouger? Lui demander de bouger une partie du corps. Si elle ne réagit pas, lui presser un ongle de manière à causer une légère douleur et à provoquer un mouvement.

Noter le degré de conscience

1. Réaction d'ouverture des yeux
   - ☐ s'ouvrent spontanément
   - ☑ s'ouvrent en réaction à la voix ou à la douleur
   - ☐ ne s'ouvrent pas

2. Réaction verbale
   - ☐ orientée et alerte
   - ☐ confuse et insensée
   - ☑ ne parle pas

3. Réaction motrice
   - ☑ obéit aux ordres
   - ☐ réagit à la douleur
   - ☐ ne bouge pas

Dans ce cas, le degré de conscience doit être décrit comme suit : «ouvre les yeux en réaction à la voix, pas de réaction verbale, bouge les doigts à la demande».

Cette méthode d'évaluation du degré de conscience est nommée **échelle de coma Glasgow modifiée**.

Provoquer de la douleur

Vous pourriez provoquer de la douleur chez une victime inconsciente au cours des examens primaire et secondaire lorsque vous trouvez et exposez des blessures. Notez les réactions à la douleur et utilisez-les pour évaluer le degré de conscience.

Obstacles à la capacité de réaction

Certaines blessures peuvent modifier la réaction. Par exemple,
- une blessure ou une enflure des yeux peut modifier la réaction d'ouverture des yeux
- une blessure à la gorge, un trouble d'élocution ou la barrière linguistique peut modifier la réaction verbale
- la paralysie peut modifier la réaction motrice ; si on soupçonne une paralysie, vérifier la réaction motrice en demandant à la victime de cligner des yeux

Les signes vitaux
Comment évaluer la respiration

• •

Premièrement, vérifier si la victime respire. Si elle respire, déterminer si sa respiration est **efficace** ou **inefficace**.

Au cours de l'examen secondaire, évaluer la fréquence, le rythme et l'amplitude respiratoires. Ce sont là des indices révélateurs de l'état de santé du sujet. Ils sont également des signes précurseurs de changements physiques et d'urgences vitales.

◆ **la fréquence respiratoire** désigne le nombre de respirations prises en une minute.

◆ **le rythme respiratoire** se rapporte à l'intervalle qui sépare les inspirations. On définit le rythme comme étant "régulier" ou "irrégulier".

◆ **l'amplitude respiratoire** se rapporte à la profondeur de la respiration. On parle de respiration "superficielle", "normale" ou "profonde". Pour plus de renseignements sur la fréquence, le rythme et l'amplitude respiratoires, voir la page 4-3.

Si la victime est consciente

Regarder la poitrine et l'abdomen de la victime et lui demander si elle respire bien. Écouter la réponse de la victime et la manière dont elle s'exprime. Si elle a de la difficulté à répondre ou si elle en est incapable, placer une main sur sa poitrine et évaluer la fréquence, le rythme et l'amplitude respiratoires.

Si la victime est inconsciente

Poser une main sur sa poitrine et vérifier la fréquence, le rythme et l'amplitude respiratoires. Rechercher les signes de troubles respiratoires graves - voir la page 4-5.

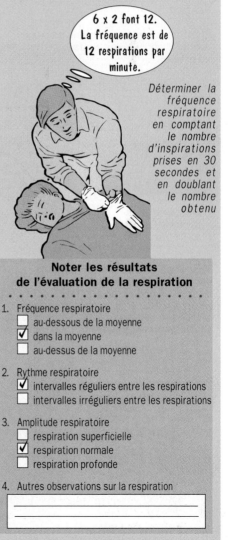

6 x 2 font 12. La fréquence est de 12 respirations par minute.

Déterminer la fréquence respiratoire en comptant le nombre d'inspirations prises en 30 secondes et en doublant le nombre obtenu

Noter les résultats de l'évaluation de la respiration

• •

1. Fréquence respiratoire
   ☐ au-dessous de la moyenne
   ☑ dans la moyenne
   ☐ au-dessus de la moyenne

2. Rythme respiratoire
   ☑ intervalles réguliers entre les respirations
   ☐ intervalles irréguliers entre les respirations

3. Amplitude respiratoire
   ☐ respiration superficielle
   ☑ respiration normale
   ☐ respiration profonde

4. Autres observations sur la respiration
   _____
   _____

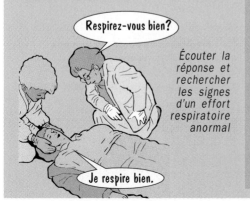

Respirez-vous bien?

Écouter la réponse et rechercher les signes d'un effort respiratoire anormal

Je respire bien.

2

Les signes vitaux
Comment prendre le pouls

Chez l'adulte et chez l'enfant, palper le pouls au poignet ou au cou. Chez le bébé, le palper au bras.

Prendre le pouls de l'adulte et de l'enfant

Chez l'adulte et chez l'enfant, on prend normalement le **pouls radial**, que l'on palpe au poignet.

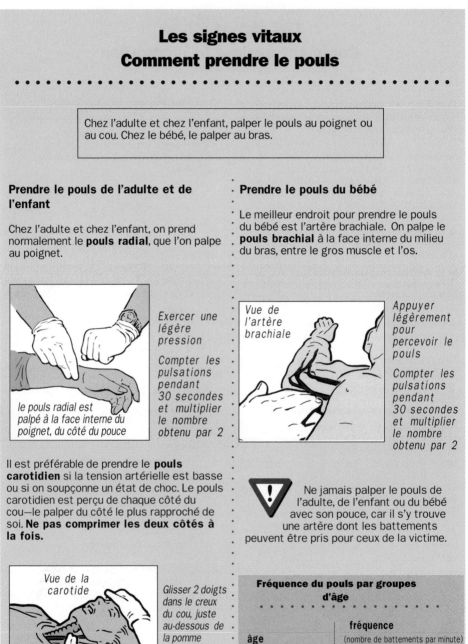

le pouls radial est palpé à la face interne du poignet, du côté du pouce

Exercer une légère pression

Compter les pulsations pendant 30 secondes et multiplier le nombre obtenu par 2

Il est préférable de prendre le **pouls carotidien** si la tension artérielle est basse ou si on soupçonne un état de choc. Le pouls carotidien est perçu de chaque côté du cou—le palper du côté le plus rapproché de soi. **Ne pas comprimer les deux côtés à la fois.**

Vue de la carotide

Glisser 2 doigts dans le creux du cou, juste au-dessous de la pomme d'Adam

Garder la tête renversé evers l'arrière

Appuyer légèrement pour percevoir le pouls

Prendre le pouls du bébé

Le meilleur endroit pour prendre le pouls du bébé est l'artère brachiale. On palpe le **pouls brachial** à la face interne du milieu du bras, entre le gros muscle et l'os.

Vue de l'artère brachiale

Appuyer légèrement pour percevoir le pouls

Compter les pulsations pendant 30 secondes et multiplier le nombre obtenu par 2

Ne jamais palper le pouls de l'adulte, de l'enfant ou du bébé avec son pouce, car il s'y trouve une artère dont les battements peuvent être pris pour ceux de la victime.

Fréquence du pouls par groupes d'âge

âge	fréquence (nombre de battements par minute)
adulte	60-80
enfant	80-150
bébé	120-150

Les signes vitaux
Comment évaluer l'état et la température de la peau

L'état de choc modifie l'état et la température de la peau. En évaluant la peau, on peut donc déterminer si la victime est en état de choc. Les signes et symptômes de l'état de choc sont présentés à la page 1-26.

Pour évaluer l'état de la peau, vérifier :
◆ sa coloration
 – la peau est-elle pâle, rougeâtre ou bleutée?
◆ la présence de sueur
 – la peau est-elle mouillée ou moite?

Pour en évaluer la température, poser le dos de la main contre la peau de la victime.

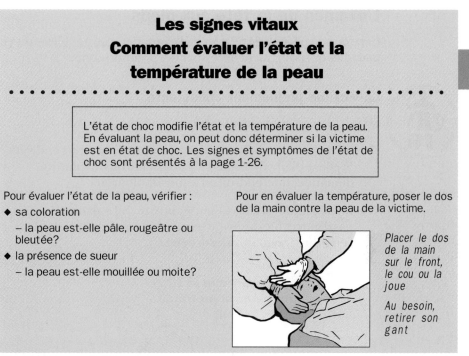

Placer le dos de la main sur le front, le cou ou la joue

Au besoin, retirer son gant

suite de la page 2-13

3 Évaluer le pouls.

Le pouls est un peu trop rapide et il semble faible.

51 x 2 font 102. La fréquence est de 102 battements par minute.

Évaluer la fréquence, le rythme et la force du pouls; voir la page 2-16

4 Évaluer l'état et la température de la peau.

La peau est fraîche et un peu moite.

Évaluer la coloration de la peau et déterminer si elle est sèche ou mouillée, chaude ou fraîche; voir ci-dessus

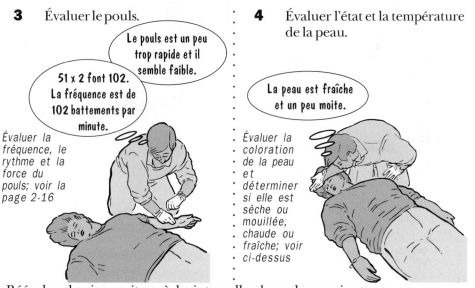

Réévaluer les signes vitaux à des intervalles de quelques minutes ou chaque fois que l'état de la victime peut -être modifié. Les noter sur un formulaire dans le genre de celui qui se trouve à la page 2-29, si on en a un à sa disposition. Après avoir pris les signes vitaux, procéder à un examen de la tête aux pieds.

L'examen de la tête aux pieds

Cet examen permet de déceler et d'examiner d'autres blessures et maladies qui pourraient nécessiter des premiers soins.

La victime pleinement consciente

Si la victime est pleinement consciente :

◆ lui demander où elle a mal et examiner d'abord cet endroit. Si elle se plaint de douleurs à deux endroits ou plus, lui demander quel endroit est le plus douloureux

◆ lui demander si elle ressent d'autre mal et s'assurer qu'elle n'a pas d'autres blessures qui seraient masquées par la douleur, l'engourdissement ou les drogues

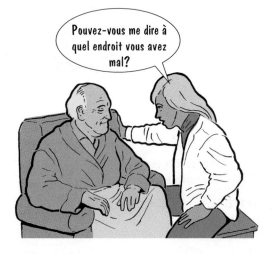

Directives générales

Pendant l'examen de la tête aux pieds, prenez soin :

◆ de ne pas déplacer la victime, sauf si elle est en danger

◆ de vous protéger ; si vous avez des gants, portez-les

◆ de rester d'un côté de la victime. Si vous devez vous déplacer de l'autre côté, contournez le corps ; ne l'enjambez jamais

◆ d'exercer une pression légère mais ferme et :

❖ si possible, comparer la partie examinée avec la partie opposée du corps. Observer les différences entre les deux

2

- ❖ s'examiner souvent les mains pour voir si elles sont entrées en contact avec du sang ou des liquides organiques

- ❖ vérifier chaque partie du corps pour déceler les déformations, l'enflure, les meurtrissures et tout autre signe de blessure

- ❖ observer le visage de la victime, même si elle est inconsciente, pour déceler des signes de douleur

- ❖ écouter les paroles ou les sons par lesquels la victime peut manifester de la douleur ou d'autres symptômes

- ◆ l'examen de la tête aux pieds peut être effectué dans n'importe quel ordre, pourvu que toutes les parties du corps soient examinées

Parlez à la victime en faisant l'examen, même si elle est inconsciente. Elle est peut-être incapable de vous répondre, mais elle pourrait vous entendre. En lui disant ce que vous faites, vous la rassurez, qu'elle soit pleinement consciente ou tout juste capable de vous entendre. Si elle est consciente, demandez-lui son nom et utilisez-le lorsque vous lui parlez.

Ne faites pas de commentaires sur la gravité ni sur la nature de la blessure ; seul un médecin peut diagnostiquer une blessure ou une maladie. Dites plutôt à la victime ce que vous allez faire, ce que vous faites et pourquoi vous le faites. Si elle vous pose des questions précises, dites-lui ce que vous observez et expliquez-lui qu'il revient au médecin de déterminer l'étendue de la blessure ou de la maladie.

Si vous devez vous placer de l'autre côté, contournez le corps de la victime; ne l'enjambez jamais.

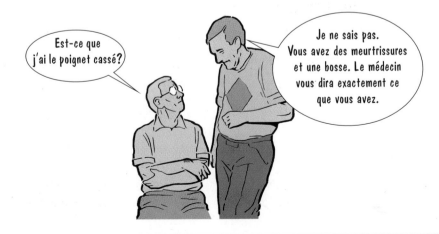

2

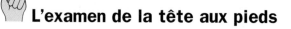

L'examen de la tête aux pieds

1 Examiner la tête.

> Je vous examine la tête pour voir si vous êtes blessée.

> Les deux pupilles sont de la même taille.

Vérifier le crâne et le cuir chevelu...
... rechercher la présence de meurtrissures, de sang et d'enflure
... rechercher les bosses, les renfoncements et les anomalies

Vérifier le visage...
... comparer les deux côtés

Vérifier les yeux ... rechercher les meurtrissures

Ouvrir délicatement les deux yeux et comparer les pupilles ... sont-elles de la même taille?

Vérifier les lèvres et la bouche...
... les lèvres sont-elles brûlées, ensanglantées ou décolorées?
... l'haleine dégage-t-elle une odeur particulière?

Ouvrir la bouche et regarder...
... si un objet comme un bonbon, de la gomme à mâcher, des prothèses dentaires ou des dents branlantes pourrait provoquer l'étouffement. Retirer tout objet libre

Vérifier les oreilles pour déceler du sang ou un liquide clair pouvant indiquer une blessure à la tête

Vérifier le nez pour déceler la présence d'enflure, de sang ou de liquides clairs

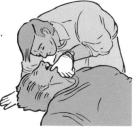

- -

2 Vérifier le cou.

3 Vérifier simultanément les deux clavicules.

Examiner le cou et le palper délicatement pour déceler les déformations

Vérifier si la victime porte un pendentif d'alerte médicale

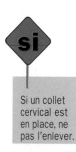

si

Si un collet cervical est en place, ne pas l'enlever.

Glisser délicatement les doigts le long des clavicules pour palper les déformations

Rechercher les signes de blessure

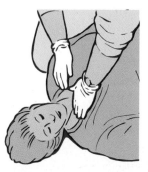

4 Vérifier les épaules, les bras et les mains. Examiner un côté et ensuite l'autre côté. Si on ne peut atteindre l'autre côté en toute sécurité, se déplacer en contournant le corps.

2

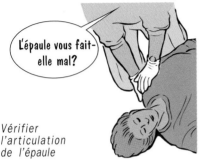

L'épaule vous fait-elle mal?

Vérifier l'articulation de l'épaule

Et l'omoplate?

Vérifier la plus grande partie possible de l'omoplate sans déplacer la victime

Examiner le bras sur toute sa longueur

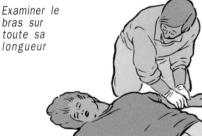

Serrer la main et vérifier chacun des doigts

Vérifier la coloration des ongles–sont-ils bleutés?

Demander à la victime consciente si elle sent son bras, sa main et ses doigts et si elle peut les bouger

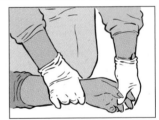

Renseignements d'alerte médicale

● ●

Les personnes atteintes d'un trouble médical chronique pouvant nécessiter un traitement particulier portent souvent un bracelet, un pendentif ou une carte d'information médicale. Parfois, cette information se trouve dans un contenant étiqueté que la personne garde sur la tablette supérieure du réfrigérateur.

Sur ces bracelets, pendentifs ou cartes, on précise la nature du trouble médical et parfois le traitement indiqué. On peut aussi y trouver un numéro de téléphone à composer pour obtenir d'autres renseignements.

En examinant une victime inconsciente, rechercher les dispositifs d'alerte médicale; ils facilitent l'évaluation et mettent en garde contre les allergies et les troubles médicaux qui pourraient rendre certains traitements dangereux. Communiquer les renseignements d'alerte médicale à la personne qui prend la relève.

Pendentif d'alerte médicale

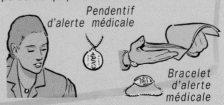

Bracelet d'alerte médicale

2

5   Vérifier la poitrine et le haut du dos (sans déplacer la victime).

Observer et palper la poitrine pour savoir si elle bouge–les deux côtés se dilatent-ils aisément et également?

Palper la poitrine et le haut du dos pour déceler les plaies et autres blessures

Demander à la victime consciente de respirer profondément pour déterminer si cela cause de la douleur

6   Vérifier l'abdomen et le bas du dos.

Exercer une légère pression sur l'abdomen– cela cause-t-il de la douleur? L'abdomen est-il tendu? Est-il rigide?

Demander à la victime consciente de rentrer et de sortir l'abdomen pour déterminer si cela cause de la douleur

Vérifier la plus grande partie possible du dos sans déplacer la victime

Est-ce que ça fait mal si j'appuie ici?

7   Vérifier le bassin et les fesses.

Localiser la partie supérieure des os de la hanche

Pousser les os l'un vers l'autre pour déterminer si cela cause de la douleur

8   Vérifier les jambes, les chevilles et les pieds.

Examiner les jambes–y a-t-il des déformations évidentes? Le pied est-il tourné vers l'intérieur ou vers l'extérieur ou est-il dans une position anormale? Une jambe est-elle plus courte que l'autre?

Palper les jambes à tour de rôle pour déceler les blessures. En pressant fermement, examiner la cuisse, tout le genou, l'avant et l'arrière de la jambe de même que toute la cheville

Cette partie de votre jambe fait-elle mal?

Serrer le pied et chacun des orteils

Demander à la victime consciente si elle sent sa jambe, son pied et ses orteils et si elle peut les bouger

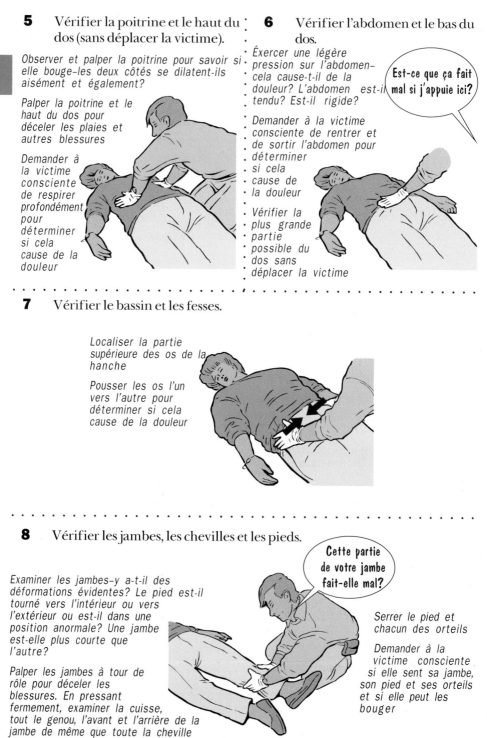

2

Blessures décelées
au cours de l'examen de la tête aux pieds

Si la victime vous indique à quel endroit elle est blessée ou si vous trouvez vous-même une blessure, n'interrompez pas l'examen. Examinez plutôt la blessure assez longtemps pour en déterminer la nature et la gravité, puis terminez l'examen de la tête aux pieds. En vous attardant à une blessure, vous pouvez oublier d'examiner le reste du corps.

Donner les premiers soins
appropriés à la blessure ou à la maladie

Pour donner les premiers soins appropriés, il faut examiner soigneusement chaque blessure. Prendre le temps nécessaire pour déterminer la nature et la gravité des blessures. La partie la plus importante de l'examen est l'exposition de la blessure. Si des vêtements couvrent la blessure, il est préférable de les couper plutôt que d'essayer de les enlever et risquer de déplacer la partie blessée. Si des vêtements adhèrent à la blessure, ne pas les décoller; cela pourrait aggraver la blessure. Toujours dire à la victime quel vêtement on lui enlève et pourquoi on le fait. Respecter sa pudeur et ne pas la dénuder inutilement.

La partie la plus importante de l'examen est l'exposition de la blessure.

Après avoir examiné la victime de la tête aux pieds, lui donner les premiers soins que nécessite sa blessure ou sa maladie. Si on a décelé plus d'une blessure ou plus d'une maladie, utiliser les priorités établies pour les cas de victimes multiples (voir la page 2-27) afin de décider quelle blessure traiter en premier.

Les premiers soins administrés varient selon que les secours médicaux se rendent ou non sur les lieux, le temps nécessaire pour se rendre sur les lieux et les premiers soins dont la victime a besoin. Par exemple, si les secours médicaux peuvent se rendre sur les lieux en 30 minutes et s'il faut 35 minutes pour immobiliser la victime sur une planche dorsale, il est peut-être préférable de la soutenir dans la position où elle se trouve jusqu'à l'arrivée des secours. Dans chaque cas, il faut décider de la meilleure solution à adopter.

Il n'y a pas de blessure évidente ; le bracelet d'alerte médicale me donnera peut-être une indication. Il vaut mieux donner les soins continus jusqu'à la prise en charge par les secours médicaux.

2

Les soins continus

Une fois que la victime a reçu les soins d'urgence et que sa vie n'est plus en danger, trois choses peuvent arriver :

◆ la victime elle-même ou une autre personne prend la situation en main et vous n'assumez plus aucune responsabilité. Pour de plus amples renseignements à ce sujet, voir la page 1-14, ou

◆ vous restez responsable de la situation et attendez que les secours médicaux prennent la relève, ou

◆ vous restez responsable de la situation et transportez la victime vers les secours médicaux (voir à la page 1-16 "quand transporter soi-même la victime").

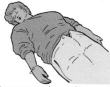

Desserrer les vêtements
trop ajustés

Si vous restez responsable de la situation, vous devez continuer à donner les premiers soins pour maintenir la victime dans le meilleur état possible. Ce type de premiers soins se nomme **soins continus.** Ils consistent à :

◆ montrer à un passant comment soutenir une blessure avec ses mains

◆ donner les premiers soins à une victime en état de choc, ce qui inclut :

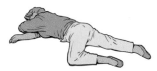

Linstaller dans la position
la plus confortable possible

❖ rassurer la victime

❖ desserrer les vêtements trop ajustés

❖ l'installer dans la position la plus confortable possible

❖ la couvrir pour conserver sa chaleur corporelle

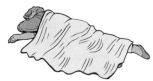

La garder au chaud

Voir la page 1-26 pour de plus amples renseignements sur la manière de réduire l'état de choc.

◆ surveiller l'état de la victime, particulièrement les points ABC

◆ ne rien lui donner par la bouche ; si elle a soif, lui humecter les lèvres avec un linge mouillé

◆ noter son état, les changements observés et les premiers soins administrés. Se servir d'un formulaire connue de celui qui se trouve à la page 2-29

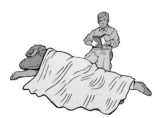

Noter son état

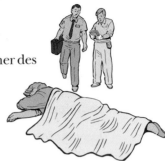

2

- ◆ mettre ses effets personnels en lieu sûr

- ◆ la confier aux secours médicaux et les informer des circonstances de l'incident, de l'état de la victime et des premiers soins administrés

Ne pas quitter la victime avant que quelqu'un d'autre ait pris la relève.

Donner un compte rendu de l'incident à la personne qui prend la relève

Après avoir confié la victime à quelqu'un d'autre

En secourisme, nous apprenons à prendre soin d'une personne blessée ou malade. Nous ne pensons pas souvent à ce qui arrive à la victime après qu'on l'a quittée. Une fois que les secours médicaux ou d'autres personnes ont pris la relève, le secouriste peut avoir plusieurs choses à faire, par exemple, nettoyer les lieux, corriger la situation dangereuse qui est à l'origine de la blessure ou, à son lieu de travail, préparer un rapport sur l'incident et sur son intervention.

Ces questions réglées, il s'attend à ce que tout revienne à la normale. Cependant, il est probable que l'incident et tous les événements qui l'ont entouré lui resteront à l'esprit—plus la blessure ou la maladie était grave, plus il y pensera. Après avoir vécu un événement stressant, bon nombre de personnes revoient les détails et essaient d'évaluer les actes qu'elles ont posés et ceux qu'elles auraient pu poser.

Les effets du stress causé par un incident critique peuvent se manifester des semaines, des mois ou des années après l'événement.

Cette revue des événements est tout à fait normale et vous pouvez vous y attendre. Toutefois, si elle persiste pendant plusieurs semaines, il est possible que vous éprouviez les effets négatifs du **stress causé par un incident critique**.

Le stress causé par un incident critique est fréquent chez les personnes qui vivent une situation d'urgence. Il peut affecter vos activités quotidiennes; votre travail, vos relations personnelles, votre tranquillité d'esprit. Si cela vous arrive, vous devez réagir et obtenir l'aide nécessaire, qui est facilement accessible. Commencez par en parler à votre médecin de famille ou rendez-vous dans une clinique pour consulter un médecin. Il comprendra ce que vous éprouvez et vous proposera des moyens d'en surmonter les effets.

2

Les victimes multiples (triage)

Vous voyagez seul et arrivez sur les lieux d'un accident qui a fait au moins quatre victimes. Vers quelle victime vous dirigez-vous en premier?

Lorsque les victimes sont plus nombreuses que les secouristes, il faut disposer d'un système permettant de leur donner les meilleurs premiers soins sans perdre de temps pour les choses inutiles. Ce système doit permettre de sauver le plus grand nombre de vies possible.

Le processus de prise de décision sur les lieux d'une urgence où se trouvent plusieurs blessés est appelé **triage**. Le triage est le procédé par lequel on examine rapidement les victimes et on les classe selon les priorités de soins et de transport. L'idée est de faire le plus grand bien au plus grand nombre de victimes.

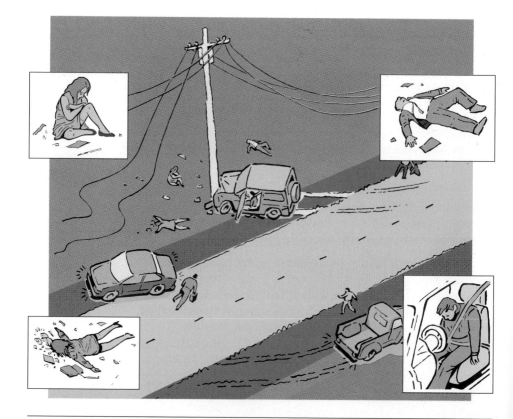

Les trois degrés de priorité

Le tableau ci-dessous indique les priorités en ce qui concerne diverses blessures et affections. Il y a trois degrés de priorité :

◆ **soins immédiats** ; les victimes qui doivent être soignées et transportées en premier vers des secours médicaux

◆ **soins d'urgence** ; les victimes qui peuvent probablement attendre une heure avant de recevoir des soins médicaux sans que leur vie ne soit en danger

◆ **soins courants** ; les victimes dont les soins et le transport peuvent se faire en dernier, ou celles qui présentent des signes manifestes de décès

	Priorité	Affection	Exemples
Les priorités de premiers soins des blessures			
soins immédiats	**1re – Voies respiratoires**	corps étranger obstruant les voies respiratoires	s'étouffer avec de la nourriture
		langue obstruant les voies respiratoires	sujet inconscient, allongé sur le dos
		œdème des voies respiratoires	réaction allergique, infection des voies respiratoires
	2e – Respiration	blessure à la poitrine ou aux poumons	blessure à la poitrine, côtes fracturées
		incapacité du cerveau à bien contrôler la fonction respiratoire	empoisonnement, surdose de drogues ou de médicaments, accident cérébro-vasculaire, choc électrique
		insuffisance d'oxygène dans le sang	pénurie d'oxygène dans l'air, empoisonnement à l'oxyde de carbone
	3e – Circulation	hémorragie grave	hémorragie externe ou interne
		état de choc grave	hémorragie, maladie grave, empoisonnement
soins d'urgence	**Blessures qui peuvent influer sur les points ABC ou causer une invalidité chronique**	fractures pouvant affecter la respiration	côtes ou omoplate fracturées
		fractures—ouvertes, graves ou multiples	fracture de la partie supérieure de la jambe ou du bassin, écrasement du bras
		blessures à la tête ou à la colonne vertébrale	chute d'une échelle de six pieds
		brûlures graves	brûlures du 3e degré aux mains
soins courants	**Blessures bénignes ou victimes qui présentent des signes manifestes de décès**	fractures mineures	fracture de la partie inférieure de la jambe ou du bras, de la main, d'un doigt, etc.
		hémorragie mineure	sang qui ne jaillit pas ou qui ne s'écoule pas régulièrement
		brûlures mineures	brûlures du 2e degré aux avant-bras
		problèmes de comportement	douleur ou panique
		mort évidente	blessures massives évidentes, absence de pouls* ou autres signes de circulation

* à l'exception des blessures causées par la foudre—voir à la page 10-14

2

Les étapes du triage

Lorsqu'un incident fait plus d'une victime, le risque de confusion et de panique est généralement élevé. Le triage est un processus de prise de décision. Plus on est calme, plus il est facile de prendre la bonne décision. Le secouriste le plus expérimenté se charge du triage. Il doit rester calme, évaluer continuellement les dangers et ne pas courir de risque inutile.

1   Appliquer les principes de la PCSU ; commencer l'examen des lieux. Essayer de déterminer le nombre de victimes.

2   Se rendre auprès de la victime la plus proche si on peut le faire sans danger. Évaluer sa faculté de réponse et effectuer un examen primaire. Ne donner que les premiers soins essentiels au maintien de la vie. S'il est évident que la personne est décédée, ne pas perdre de temps.

3   Répéter l'étape 2. Répéter le processus jusqu'à ce que toutes les victimes aient été examinées.

4   Après avoir effectué un examen primaire de chaque victime, décider quelles victimes nécessitent des soins immédiats, des soins d'urgence ou des soins courants ; voir le tableau de la page 2-27.

5   Dans la mesure du possible, procéder au transport vers des secours médicaux des victimes qui requièrent des soins immédiats.

6   Faire un examen secondaire à chaque victime, en commençant par celles qui ont reçu la priorité la plus élevée. Donner les premiers soins appropriés dans chaque cas ; si les secours médicaux se trouvent à proximité, on peut simplement stabiliser la plupart des blessures.

7   Donner les soins continus à chacune des victimes.

Si des passants ou d'autres secouristes se trouvent sur les lieux, dites-leur que vous assumez la responsabilité de la situation et que vous procédez à une évaluation. Affectez ces personnes et le matériel disponible au soin des victimes ayant reçu la priorité la plus élevée.

Si l'incident a fait de nombreuses victimes, il faut sans cesse évaluer la situation et l'état des victimes et modifier les priorités en conséquence. À l'arrivée des secours médicaux, donner un compte-rendu de la situation de triage aux ambulanciers et répondre à leurs questions.

Modèle de formulaire de rapport de premiers soins

Rapport de premiers soins

Date _____

Endroit _____

. . . .

Secouriste

Nom _____

Adresse _____

Ville _____

Province _____ Code postal _____

N° de téléphone _____

Victime

Nom _____

Adresse _____

Ville _____

Province _____ Code postal _____

N° de téléphone _____

☐ Homme ☐ Femme Âge (approx.) _____

. . . .

Examen des lieux

Type d'incident _____

Nombre de victimes _____
(utiliser un formulaire pour chacune des victimes)

Faculté de réponse de la victime
☐ réagit ☐ ne réagit pas

. . . .

Examen primaire

Voies respiratoires
☐ dégagées
☐ partiellement obstruées
☐ complètement obstruées

Respiration
☐ oui.... ☐ efficace ☐ inefficace
☐ non

Circulation
Pouls   ☐ oui ☐ non
Hémorragie grave ☐ oui ☐ non
État de choc   ☐ oui ☐ non

Examen secondaire

Histoire médicale
Symptômes
_____

Allergies
_____

Médicaments
_____

Maladies antérieures et actuelles
_____

_____

Dernier repas
_____

Événements précédant l'incident
_____

_____

Signes vitaux
Heure de l'évaluation   _____ _____ _____
Degré de conscience   _____ _____ _____
Fréquence respiratoire   _____ _____ _____
Rythme respiratoire   _____ _____ _____
Amplitude respiratoire   _____ _____ _____
Fréquence des pulsations _____ _____ _____
Rythme des pulsations   _____ _____ _____
Force des pulsations   _____ _____ _____
État et température de la peau _____ _____
_____

Examen de la tête aux pieds
Tête
_____
Cou
_____
Clavicules
_____
Épaules/bras/mains
_____
Poitrine et haut du dos
_____
Abdomen et bas du dos
_____
Bassin et fesses
_____

2

Résumé de la prise en charge d'une situation d'urgence

• •

La prise en charge d'une situation d'urgence comporte plusieurs étapes et elle peut être assez complexe. Cependant, l'examen initial des lieux, l'examen primaire et les premiers soins essentiels au maintien de la vie sont entrepris très rapidement, habituellement en l'espace d'une ou deux minutes. On résume ici en quatre pages toutes les étapes de la PCSU dans l'ordre où elles doivent être exécutées.

L'examen des lieux

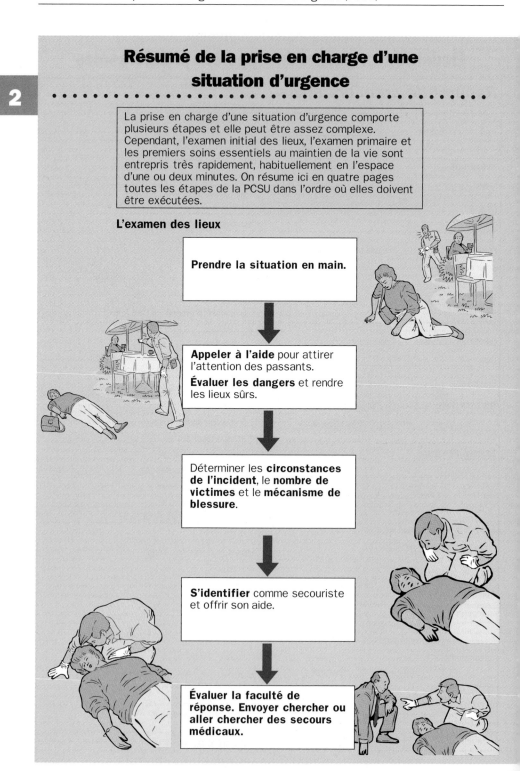

Prendre la situation en main.

⬇

Appeler à l'aide pour attirer l'attention des passants.
Évaluer les dangers et rendre les lieux sûrs.

⬇

Déterminer les **circonstances de l'incident**, le **nombre de victimes** et le **mécanisme de blessure**.

⬇

S'identifier comme secouriste et offrir son aide.

⬇

Évaluer la faculté de réponse. Envoyer chercher ou aller chercher des secours médicaux.

L'examen primaire

Ne pas déplacer la victime pour effectuer l'examen primaire sauf si c'est absolument nécessaire. Tout en vérifiant les points ABC, donner les premiers soins essentiels au maintien de la vie dans la position où se trouve la victime.

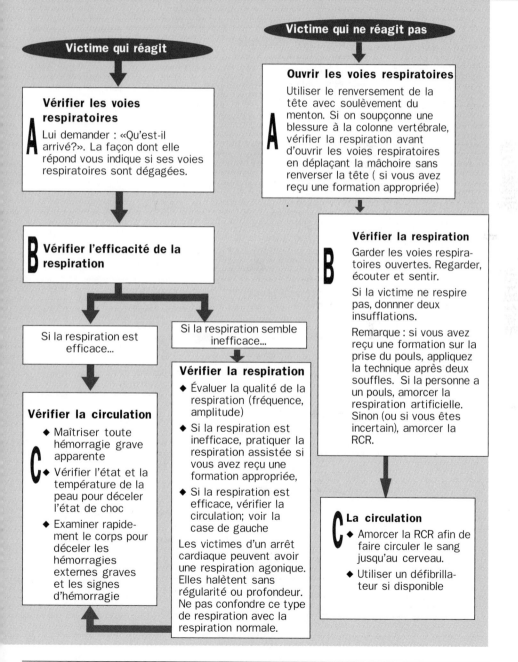

Victime qui réagit

Victime qui ne réagit pas

A Vérifier les voies respiratoires

Lui demander : «Qu'est-il arrivé?». La façon dont elle répond vous indique si ses voies respiratoires sont dégagées.

A Ouvrir les voies respiratoires

Utiliser le renversement de la tête avec soulèvement du menton. Si on soupçonne une blessure à la colonne vertébrale, vérifier la respiration avant d'ouvrir les voies respiratoires en déplaçant la mâchoire sans renverser la tête (si vous avez reçu une formation appropriée)

B Vérifier l'efficacité de la respiration

B Vérifier la respiration

Garder les voies respiratoires ouvertes. Regarder, écouter et sentir.

Si la victime ne respire pas, donnner deux insufflations.

Remarque : si vous avez reçu une formation sur la prise du pouls, appliquez la technique après deux souffles. Si la personne a un pouls, amorcer la respiration artificielle. Sinon (ou si vous êtes incertain), amorcer la RCR.

Si la respiration est efficace...

Si la respiration semble inefficace...

Vérifier la respiration

◆ Évaluer la qualité de la respiration (fréquence, amplitude)

◆ Si la respiration est inefficace, pratiquer la respiration assistée si vous avez reçu une formation appropriée,

◆ Si la respiration est efficace, vérifier la circulation; voir la case de gauche

Les victimes d'un arrêt cardiaque peuvent avoir une respiration agonique. Elles halètent sans régularité ou profondeur. Ne pas confondre ce type de respiration avec la respiration normale.

C Vérifier la circulation

◆ Maîtriser toute hémorragie grave apparente

◆ Vérifier l'état et la température de la peau pour déceler l'état de choc

◆ Examiner rapidement le corps pour déceler les hémorragies externes graves et les signes d'hémorragie

C La circulation

◆ Amorcer la RCR afin de faire circuler le sang jusqu'au cerveau.

◆ Utiliser un défibrillateur si disponible

2

L'examen secondaire

Après avoir donné les premiers soins essentiels au maintien de la vie, effectuer un examen secondaire si les secours médicaux sont retardés, s'il faut transporter la victime ou si elle a subi plus d'une blessure.

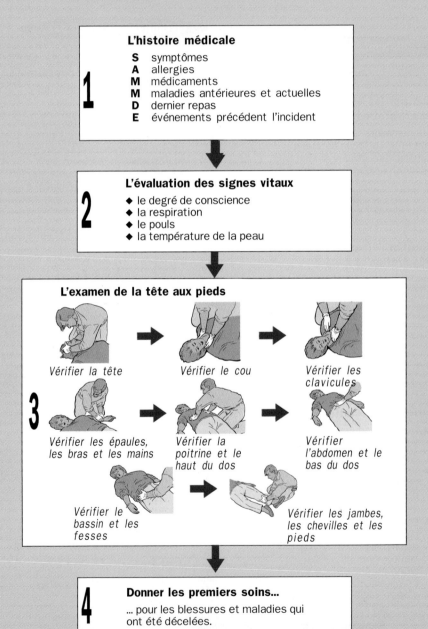

1

L'histoire médicale

S symptômes
A allergies
M médicaments
M maladies antérieures et actuelles
D dernier repas
E événements précédent l'incident

2

L'évaluation des signes vitaux

◆ le degré de conscience
◆ la respiration
◆ le pouls
◆ la température de la peau

3

L'examen de la tête aux pieds

Vérifier la tête

Vérifier le cou

Vérifier les clavicules

Vérifier les épaules, les bras et les mains

Vérifier la poitrine et le haut du dos

Vérifier l'abdomen et le bas du dos

Vérifier le bassin et les fesses

Vérifier les jambes, les chevilles et les pieds

4

Donner les premiers soins...

... pour les blessures et maladies qui ont été décelées.

Les soins continus

Si on soupçonne une blessure à la tête ou à la colonne vertébrale, demander à un passant de soutenir de ses mains la tête et
le cou de la victime.

Au besoin, continuer de soutenir et de maintenir immobiles les
membres blessés.

1 **Donner les premiers soins pour l'état de choc**
- ◆ Rassurer la victime
- ◆ Desserrer les vêtements trop ajustés
- ◆ Installer dans la position la plus appropriée
- ◆ Couvrir pour conserver sa chaleur corporelle

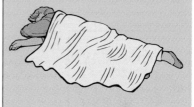

2 **Surveiller l'état de la victime**
- ◆ Vérifier souvent les points ABC
- ◆ Ne rien lui donner par la bouche

3 **Noter les circonstances de l'incident**
- ◆ Mettre en lieu sûr les effets personnels de la victime

4 **Donner un compte rendu des événements**
- ◆ Donner à celui qui prend la relève un compte-rendu des événements et des premiers soins administrés

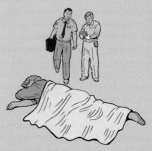

Ne pas quitter la victime avant de l'avoir confiée à quelqu'un d'autre.

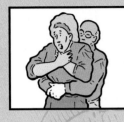

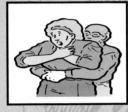

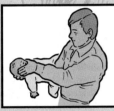

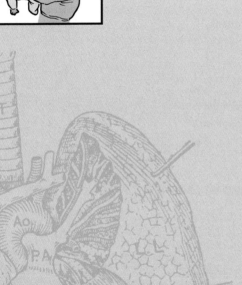

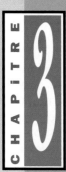

CHAPITRE 3

LES PREMIERS SOINS DE L'ÉTOUFFEMENT

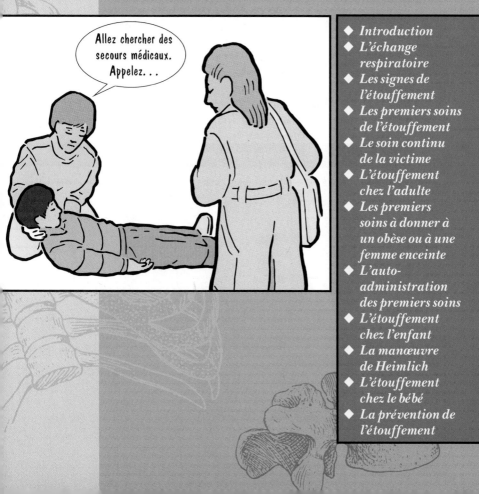

Allez chercher des secours médicaux. Appelez...

Introduction

Voies respiratoires dégagées

Voies respiratoires partiellement obstruées

obstruction partielle

Voies respiratoires complètement obstruées

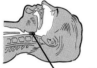

corps étranger

On dit qu'une personne est en train de s'étouffer lorsque ses voies respiratoires sont partiellement ou complètement obstruées et que l'apport d'air dans les poumons est réduit ou interrompu. La victime peut avoir de la difficulté à respirer ou ne pas respirer du tout. Elle peut mourir si elle ne reçoit pas immédiatement les premiers soins appropriés. Pour de plus amples renseignements sur les urgences respiratoires, voir la page 4-2.

L'échange respiratoire - est-il bon, médiocre ou nul?

L'obstruction des voies respiratoires peut être partielle ou complète. Si l'obstruction est partielle, l'**échange respiratoire** peut être **bon** ou **médiocre**. Si l'échange est bon, l'obstruction est légère et la victime est encore capable de tousser vigoureusement, de respirer et de parler. S'il est médiocre, l'obstruction est grave et la victime est incapable de tousser vigoureusement, elle respire difficilement et ne peut pas parler. Si l'obstruction est complète, l'échange respiratoire est nul ; la victime est incapable de tousser, de respirer et de parler.

Les causes de l'étouffement

Corps étrangers	Victime inconsciente	Blessure ou maladie
◆ chez le bébé et l'enfant: aliments, jouets, boutons, pièces de monnaie, etc.	◆ en position couchée, chute de la langue dans l'arrière-gorge	◆ blessure de la gorge qui entraîne une enflure des voies respiratoires
		◆ maladie qui cause de l'enflure, p. ex., réaction allergique, asthme, épiglottite, croup
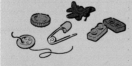		
◆ chez l'adulte ; boire la bouche pleine	◆ présence de salive, de sang ou de vomissures dans la gorge	
◆ chez la personne âgée; aliments, pilules		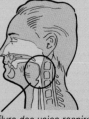
		enflure des voies respiratoires

Qu'arrive-t-il lorsqu'on s'étouffe?

L'étouffement est une urgence respiratoire qui met la vie en danger. Lorsque les poumons ne reçoivent plus d'air, le visage prend immédiatement une coloration rougeâtre. Peu après, lorsque la réserve d'oxygène est épuisée, le visage devient gris et les lèvres et les lobes des oreilles deviennent bleutés. Ce changement de coloration se nomme **cyanose**. Peu après, la victime perd conscience et son cœur cesse éventuellement de battre.

3

• •

Les signes de l'étouffement

La personne qui s'étouffe porte inévitablement les mains à la gorge. Les autres signes sont illustrés ci-dessous. Il est à noter que les signes diffèrent selon que l'obstruction est légère ou grave.

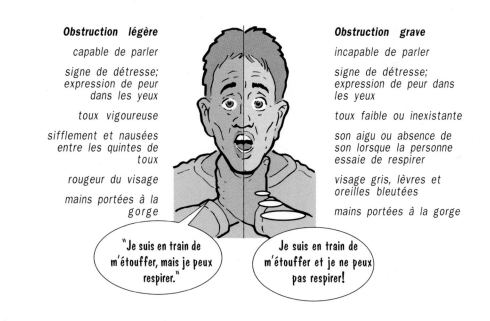

Obstruction légère

capable de parler

signe de détresse; expression de peur dans les yeux

toux vigoureuse

sifflement et nausées entre les quintes de toux

rougeur du visage

mains portées à la gorge

"Je suis en train de m'étouffer, mais je peux respirer."

Obstruction grave

incapable de parler

signe de détresse; expression de peur dans les yeux

toux faible ou inexistante

son aigu ou absence de son lorsque la personne essaie de respirer

visage gris, lèvres et oreilles bleutées

mains portées à la gorge

Je suis en train de m'étouffer et je ne peux pas respirer!

Le secouriste doit savoir comment distinguer une obstruction légère ou grave, car les premiers soins ne sont pas les mêmes dans les deux cas.

Les premiers soins de l'étouffement

Le secouriste peut rencontrer deux types de situation :

◆ le sujet étouffé qui perd conscience pendant l'administration des premiers soins

◆ le sujet trouvé inconscient et chez qui on constate une obstruction des voies respiratoires pendant l'administration des premiers soins.

La nature des premiers soins dépend de l'âge de la victime. Pour les fins du secourisme, l'adulte est une personne de huit ans et plus, l'enfant est âgé de un à huit ans et le bébé est âgé de moins d'un an. Ces âges sont donnés à titre indicatif seulement; la taille de la victime doit aussi être prise en ligne de compte. Des techniques différentes sont employées chez l'obèse, la femme enceinte et la personne en fauteuil roulant.

> Si l'étouffement est causé par une enflure résultant d'une infection, d'une blessure ou d'une réaction allergique, les poussées abdominales seront inefficaces; appeler immédiatement des secours médicaux.

L'étouffement chez l'adulte conscient qui devient inconscient

1 Appliquer les principes de la PCSU ; effectuer un examen des lieux (voir la page 2-3).

2 Si la victime peut tousser vigoureusement, parler ou respirer, ne pas la toucher. L'encourager à tousser pour expulser l'objet. Si une obstruction légère persiste plus de quelques minutes, appeler des secours médicaux.

Si l'échange respiratoire démontre une obstruction grave, demander à la victime si elle peut tousser. Si elle est incapable de tousser vigoureusement, de parler ou de respirer, appliquer des poussées abdominales pour tenter de dégager l'obstruction ; passer à l'étape 3.

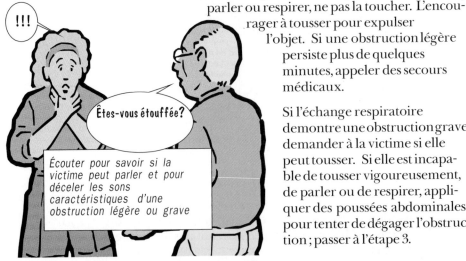

!!!

Êtes-vous étouffée?

Écouter pour savoir si la victime peut parler et pour déceler les sons caractéristiques d'une obstruction légère ou grave

3 Se tenir derrière la victime pour la soutenir si elle perd conscience. Se positionner correctement les mains et donner des poussées abdominales pour tenter de dégager l'obstruction.

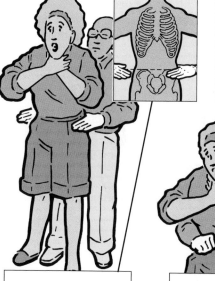

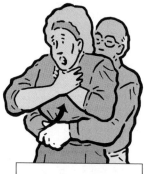

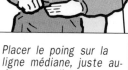

Si la victime est beaucoup plus grosse que le secouriste ou est en état de grossesse avancée, les poussées abdominales seront inefficaces (voir la page 3-12).

Repérer la crête des os de la hanche

Poser un pied entre les pieds de la victime pour plus de stabilité

Placer le poing sur la ligne médiane, juste au-dessus de l'autre main

Saisir son poing avec l'autre main et, d'un geste saccadé, exercer une forte pression vers le haut–c'est la poussée abdominale

Donner chaque poussée avec le but de déloger l'objet. N'utiliser que le poing. S'assurer de ne pas comprimer les côtes avec les avant-bras.

4 Poursuivre des poussées abdominales jusqu'à ce que l'objet soit délogé ou que la victime perde conscience. Si on parvient à dégager l'obstruction, donner les soins continus décrits à la page 3-8.

Ne pas s'affoler si la victime perd conscience. Poursuivre les premiers soins et passer à l'étape 5 de la page suivante.

Si la victime est assise, essayer de la faire lever. Si elle en est incapable, essayer de l'encercler de l'arrière de la chaise et d'appliquer les poussées abdominales. Voir à la page 3-14 la technique indiquée pour la victime en fauteuil roulant.

3

5   Lorsque la victime perd conscience, l'allonger sur le sol et envoyer quelqu'un chercher des secours médicaux et chercher un défibrillateur si disponible.

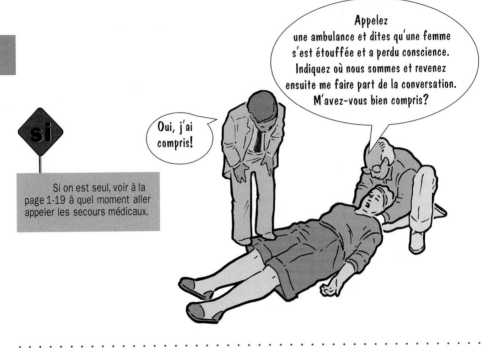

Appelez une ambulance et dites qu'une femme s'est étouffée et a perdu conscience. Indiquez où nous sommes et revenez ensuite me faire part de la conversation. M'avez-vous bien compris?

Oui, j'ai compris!

si

Si on est seul, voir à la page 1-19 à quel moment aller appeler les secours médicaux.

6   Ouvrir la bouche et regarder pour le corps étranger. Si vous voyez le corps étranger, utiliser un doigt pour le déloger. Ouvrir les voies respiratoires et vérifier la respiration en prenant au plus 10 secondes.

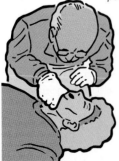

Tenir la bouche ouverte

Regarder dans la bouche pour le corps étranger

Saisir le corps étranger et le remonter le long de la joue ; attention, le corps étranger peut être tranchant ou glissant

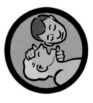

Ouvrir les voies respiratoires en renversant la tête

Avec l'oreille juste au-dessus de la bouche de la victime, regarder, écouter et sentir pour des signes de respiration

7   Essayer de souffler dans la bouche de la victime.

Appuyer sur le front et soulever la mâchoire

Couvrir la bouche de la victime avec sa bouche

Pincer les narines

Souffler; regarder si la poitrine se soulève

Si la poitrine ne se soulève pas, remettre la tête en position, vérifier si le nez et la bouche sont bien couverts et faire un autre essai

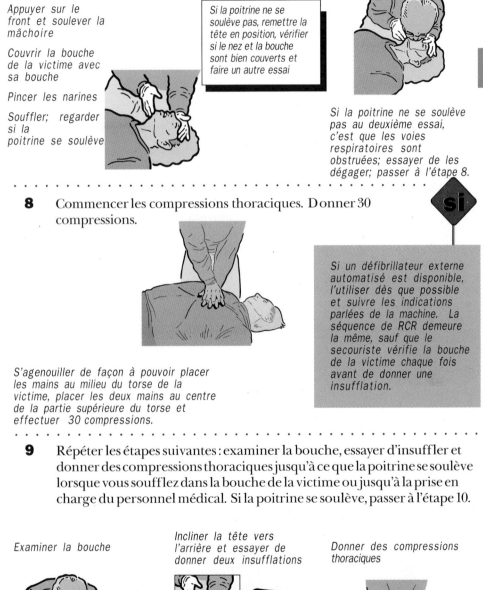

3

Si la poitrine ne se soulève pas au deuxième essai, c'est que les voies respiratoires sont obstruées; essayer de les dégager; passer à l'étape 8.

8   Commencer les compressions thoraciques. Donner 30 compressions.

si

Si un défibrillateur externe automatisé est disponible, l'utiliser dès que possible et suivre les indications parlées de la machine. La séquence de RCR demeure la même, sauf que le secouriste vérifie la bouche de la victime chaque fois avant de donner une insufflation.

S'agenouiller de façon à pouvoir placer les mains au milieu du torse de la victime, placer les deux mains au centre de la partie supérieure du torse et effectuer 30 compressions.

9   Répéter les étapes suivantes : examiner la bouche, essayer d'insuffler et donner des compressions thoraciques jusqu'à ce que la poitrine se soulève lorsque vous soufflez dans la bouche de la victime ou jusqu'à la prise en charge du personnel médical. Si la poitrine se soulève, passer à l'étape 10.

Examiner la bouche

Incliner la tête vers l'arrière et essayer de donner deux insufflations

Donner des compressions thoraciques

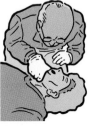

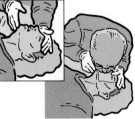

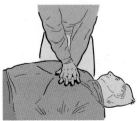

10   Si on parvient à dégager l'obstruction ou si la poitrine se soulève avec les insufflations, donner deux insufflations. Si la victime ne réagit pas (par ex., ne respire pas), poursuivez la séquence normale de RCR. Si la victime respire efficacement, lui donner les soins décrits ci-dessous.

3

Le soin continu de la victime

Une fois que les voies respiratoires sont dégagées, la tâche du secouriste n'est pas encore terminée. La victime peut être consciente, semi-consciente ou inconsciente. Il faut donc continuer à lui donner les premiers soins de la manière décrite ci-dessous.

Si la victime est consciente

♦ vérifier fréquemment sa respiration, car des troubles respiratoires peuvent survenir après un étouffement

♦ rester auprès d'elle jusqu'à ce qu'elle respire normalement

♦ l'inciter à consulter un médecin. La poussée abdominale peut causer des lésions internes

Si la victime est semi-consciente ou inconsciente

♦ appeler les secours médicaux si ce n'est déjà fait

♦ si elle respire, la placer dans la position latérale de sécurité et lui donner les premiers soins indiqués pour l'état de choc

♦ surveiller étroitement les voies respiratoires, la respiration et la circulation

♦ rester auprès d'elle jusqu'à ce que les secours médicaux prennent la relève

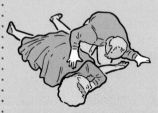

Position latérale de sécurité du bébé

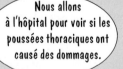

Nous allons à l'hôpital pour voir si les poussées thoraciques ont causé des dommages.

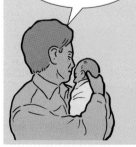

Placer la victime semi-consciente ou inconsciente dans la position latérale de sécurité

L'étouffement - sujet adulte trouvé inconscient

En arrivant sur les lieux, vous voyez une personne inconsciente étendue sur le sol...

1   Appliquer les principes de la PCSU ; commencer l'examen des lieux (voir la page 2-3).

3

2   Évaluer la faculté de réponse.

3   Faire appeler ou appeler soi-même des secours médicaux et chercher un défibrillateur si disponible. Voir à la page 1-19 comment procéder si on est seul.

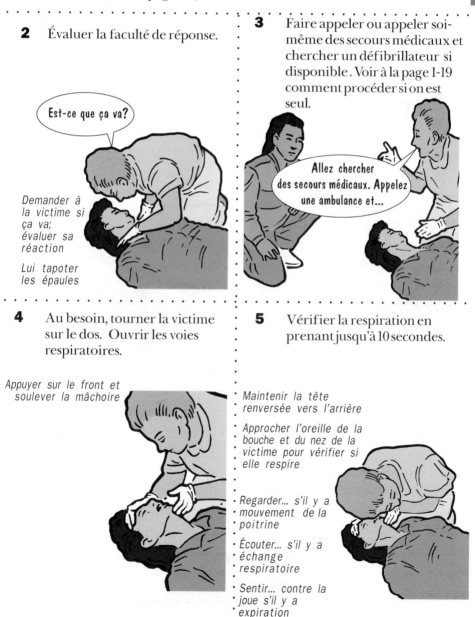

Est-ce que ça va?

Demander à la victime si ça va; évaluer sa réaction

Lui tapoter les épaules

Allez chercher des secours médicaux. Appelez une ambulance et...

4   Au besoin, tourner la victime sur le dos. Ouvrir les voies respiratoires.

5   Vérifier la respiration en prenant jusqu'à 10 secondes.

Appuyer sur le front et soulever la mâchoire

Maintenir la tête renversée vers l'arrière

Approcher l'oreille de la bouche et du nez de la victime pour vérifier si elle respire

Regarder... s'il y a mouvement de la poitrine

Écouter... s'il y a échange respiratoire

Sentir... contre la joue s'il y a expiration

6   Essayer de souffler dans la bouche de la victime.

Appuyer sur
le front et
soulever la
mâchoire

Couvrir la bouche
de la victime
avec sa bouche

Pincer les
narines

Souffler; regarder
si la poitrine se
soulève

Si la poitrine ne se
soulève pas, remettre
la tête en position,
vérifier si le nez et la
bouche sont bien
couverts et faire un
autre essai

Si la poitrine ne se
soulève pas au deuxième
essai, c'est que les voies
respiratoires sont
obstruées; essayer de les
dégager; passer à
l'étape 7

7   Commencer les compressions thoraciques. Donner 30
compressions.

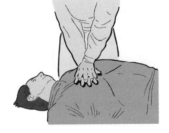

si

S'agenouiller de façon
à pouvoir placer les
mains au milieu du
torse de la victime,
placer les deux mains
au centre de la partie
supérieure du torse et
effectuer
30 compressions.

Si un défibrillateur externe
automatisé est disponible,
l'utiliser dès que possible
et suivre les indications
parlées de la machine. La
séquence de RCR demeure
la même, sauf que le
secouriste vérifie la bouche
de la victime chaque fois
avant de donner une
insufflation.

8   Ouvrir la bouche et regarder pour le corps étranger. Si
vous le voyez, utiliser un doigt pour le déloger.

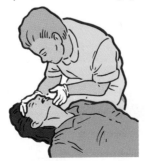

9 Souffler de nouveau dans la bouche de la victime. Les compressions thoraciques peuvent avoir dégagé suffisamment les voies respiratoires pour permettre le passage de l'air.

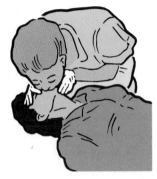

Si la poitrine ne se soulève pas, remettre la tête en position, vérifier si la bouche et le nez sont bien couverts et faire un autre essai

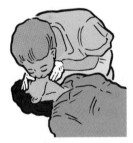

si la poitrine ne se soulève pas au deuxième essai, c'est que les voies respiratoires sont obstruées; continuer à donner les premiers soins

10 Répéter les étapes 7, 8 et 9 jusqu'à ce que la poitrine se soulève lorsqu'on souffle dans la bouche de la victime ou jusqu'à la prise en charge par le personnel médical. Si la poitrine se soulève, passer à l'étape 11.

Étape 7 : donner 30 compressions

Étape 8 : examiner la bouche

Étape 9 : incliner la tête vers l'arrière et essayer de donner deux insufflations

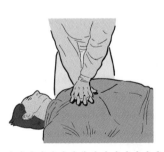

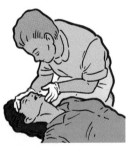

11 Si on parvient à dégager l'obstruction ou si la poitrine se soulève avec les insufflations, donner deux insufflations. Si la victime ne réagit pas (par ex., ne respire pas), poursuivez la séquence normale de RCR. Si la victime respire efficacement, donner les soins continus décrits à la page 3-8.

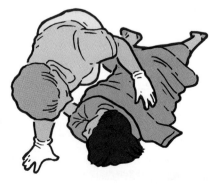

L'étouffement - premiers soins si la victime est beaucoup plus grosse que le secouriste, et de la femme en état de grossesse avancée

Si la victime est beaucoup plus grosse que le secouriste ou si la grossesse est avancée les poussées abdominales sont inefficaces. Au lieu des poussées abdominales, il faut alors donner des poussées thoraciques de la manière décrite ci-dessous.

Les poussées thoraciques chez le sujet conscient qui s'étouffe

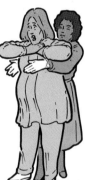

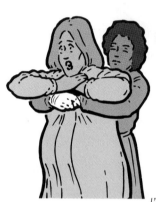

Se placer derrière la victime

Passer les bras autour de la poitrine

Garder les bras à l'horizontale et serrés sous les aisselles

Poser le poing contre la partie inférieure du sternum, le pouce vers l'intérieur

Saisir le poignet avec l'autre main

Tirer vers soi avec force

Poursuivre les poussées thoraciques jusqu'à ce que l'objet soit délogé ou que la victime perde conscience

donner chaque poussée avec le but de dégager l'obstruction

. . . .

Les poussées thoraciques chez le sujet inconscient qui s'étouffe

S'agenouiller de façon à pouvoir placer les mains au milieu du torse de la victime, placer les deux mains au centre de la partie supérieure du torse et effectuer 30 compressions.

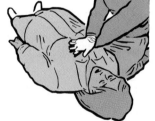

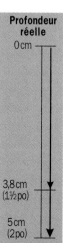

Profondeur réelle

0 cm

3,8 cm (1½ po)

5 cm (2 po)

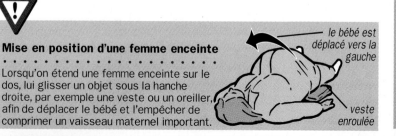

Mise en position d'une femme enceinte

. . . .

Lorsqu'on étend une femme enceinte sur le dos, lui glisser un objet sous la hanche droite, par exemple une veste ou un oreiller, afin de déplacer le bébé et l'empêcher de comprimer un vaisseau maternel important.

le bébé est déplacé vers la gauche

veste enroulée

L'étouffement - auto-administration des premiers soins

Que faire si vous vous étouffez avec un objet?

1 Ne vous affolez pas, malgré qu'il soit difficile de vous en empêcher. Si d'autres personnes sont présentes, attirez leur attention; portez les mains à la gorge pour leur indiquer que vous êtes étouffé; c'est le signe universel de l'étouffement. **Surtout, ne vous isolez pas des autres**.

2 Si vous pouvez tousser vigoureusement, essayez d'expulser l'objet. Ne laissez personne vous donner des tapes dans le dos, car cela pourrait repousser l'objet plus loin dans les voies respiratoires.

3 Si vous êtes incapable de tousser vigoureusement, de respirer ou de parler et si personne ne peut effectuer des poussées abdominales, pratiquez-la vous-même de la manière indiquée ci-dessous. Utilisez vos mains, un meuble ou tout autre objet qui peut être efficace.

Si vous vous étouffez pendant que vous êtes seul, vous devez rapidement appeler des secours ; vous perdrez conscience en quelques minutes.

Faites tout ce que vous pouvez pour attirer l'attention. Si rien ne fonctionne, composez le 911, si ce service existe dans votre région. Dans certains endroits, le téléphoniste peut voir sur son appareil l'adresse de l'abonné qui appelle. Si le service 911 reçoit votre appel, des secours seront dépêchés, même si vous êtes incapable d'expliquer votre problème.

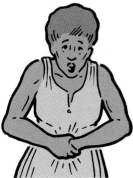

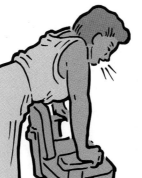

Si vous êtes très obèse ou dans un état de grossesse avancée, donnez-vous plutôt des poussées thoraciques. Posez le poing, le pouce vers le bas, au centre de la poitrine. La tête tournée sur le côté, plaquez-vous fortement contre un mur de façon à exercer une poussée thoracique.

Placez un poing, le pouce contre vous, au centre de l'abdomen, juste au-dessus des hanches

Tenez votre poing avec l'autre main et exercez une forte poussée vers le haut

Donnez-vous des poussées abdominales jusqu'à ce que vous puissiez tousser vigoureusement, respirer ou parler

Vous pouvez aussi vous servir d'un objet rigide comme le dossier d'une chaise, une table ou le rebord d'un comptoir

Placez-vous de façon que l'objet se trouve juste au-dessus de vos hanches; comprimez-vous vigoureusement l'abdomen afin d'exercer une poussée abdominale; répétez les poussées jusqu'à ce que vous puissiez tousser vigoureusement, respirer ou parler

L'étouffement - premiers soins de l'adulte en fauteuil roulant

En pareil cas, la méthode employée pour pratiquer la manœuvre de Heimlich dépend principalement du type de fauteuil roulant. S'il est possible de passer les bras autour du fauteuil, appliquer la méthode normalement utilisée chez une victime consciente du même âge. Sinon, utiliser la méthode décrite ci-dessous.

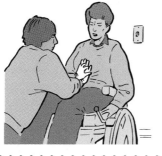

Appuyer le fauteuil roulant contre un mur

Appliquer le frein du fauteuil

Placer le talon d'une main au centre de l'abdomen, l'autre main par-dessus, bien au-dessous du point de jonction des côtes

Donner des poussées saccadées vers le haut jusqu'à ce que l'objet soit délogé ou que la victime perde conscience

• •

Si la victime perd conscience, l'extraire du fauteuil roulant.

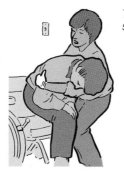

Tirer la victime vers l'avant en la soutenant du bras et de la jambe

La saisir par ses vêtements

S'abaisser vers le sol avec la victime en forçant des jambes et non pas du dos, dans la mesure du possible

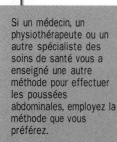

Si un médecin, un physiothérapeute ou un autre spécialiste des soins de santé vous a enseigné une autre méthode pour effectuer les poussées abdominales, employez la méthode que vous préférez.

Soutenir la victime, lui protéger la tête autant que possible et la rouler au sol, sur le dos

Une fois la victime étendue sur le dos, lui donner les premiers soins appropriés en cas d'étouffement; passer à l'étape 6 de la page 3-6

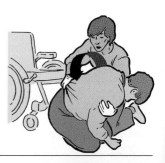

L'étouffement - premiers soins de l'enfant conscient qui perd conscience

si

1 Appliquer les principes de la PCSU ; effectuer un examen des lieux (voir la page 2-3). S'identifier comme un secouriste auprès du parent ou du tuteur et offrir son aide.

> Si l'étouffement est causé par une enflure résultant d'une infection, d'une blessure ou d'une réaction allergique, les poussées abdominales seront inefficace. Appeler immédiatement des secours médicaux.

3

2 Déterminer si l'enfant est réellement étouffé. Lui demander : « Es-tu étouffé ? »

S'il peut parler, respirer ou tousser, ne pas le toucher. L'encourager à tousser pour expulser l'objet. Si cette obstruction partielle se prolonge plus de quelques minutes, appeler des secours médicaux.

Si l'enfant est incapable de tousser, effectuer des poussées abdominales pour essayer de dégager l'obstruction. Passer à l'étape 3.

Pour les fins du secourisme, un enfant est âgé de 1 à 8 ans

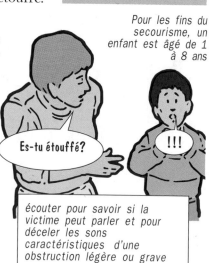

Es-tu étouffé?

!!!

> *écouter pour savoir si la victime peut parler et pour déceler les sons caractéristiques d'une obstruction légère ou grave*

Le principe de la poussée abdominale

Lorsque nous nous étouffons, notre corps a le réflexe de tousser pour dégager les voies respiratoires. Dans la poussée abdominale, on cherche à obtenir le même résultat en provoquant la toux. L'illustration montre comment une poussée abdominale provoque la toux.

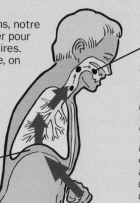

diaphragme

corps étranger

La poussée abdominale déplace très rapidement le diaphragme vers le haut en direction des poumons–l'air des poumons est forcé dans les voies respiratoires et peut propulser l'objet

Pour que la manœuvre soit efficace, le poing doit être placé au bon endroit, les avant-bras ne doivent pas toucher l'abdomen et chaque poussée doit être donnée avec force et rapidité

3   Se tenir debout ou s'agenouiller derrière la victime pour la soutenir si elle perd conscience. Se positionner correctement les mains et donner des poussées abdominales pour tenter de dégager l'obstruction.

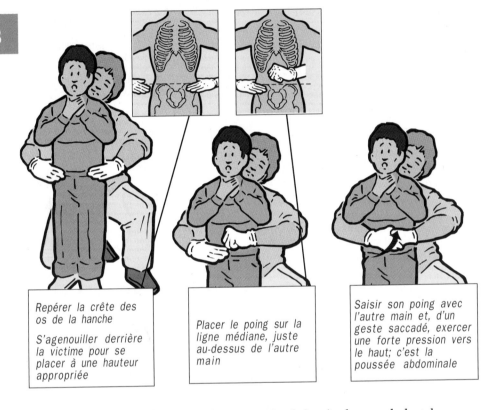

Repérer la crête des os de la hanche

S'agenouiller derrière la victime pour se placer à une hauteur appropriée

Placer le poing sur la ligne médiane, juste au-dessus de l'autre main

Saisir son poing avec l'autre main et, d'un geste saccadé, exercer une forte pression vers le haut; c'est la poussée abdominale

Donner chaque poussée abdominale avec le but de déloger l'objet. N'utiliser que le poing ; s'assurer de ne pas comprimer les côtes avec les avant-bras.

4   Poursuivre des poussées abdominales jusqu'à ce que les voies respiratoires soient dégagées ou que l'enfant perde conscience.

Si on parvient à déloger l'objet, donner les soins continus de l'étouffement qui sont décrits à la page 3-8.

Ne pas s'affoler si l'enfant perd conscience. Poursuivre les premiers soins et passer à l'étape 5 de la page suivante.

5   Lorsque l'enfant s'affaisse, l'allonger sur le sol et envoyer quelqu'un appeler des secours médicaux et chercher un défibrillateur si disponible.

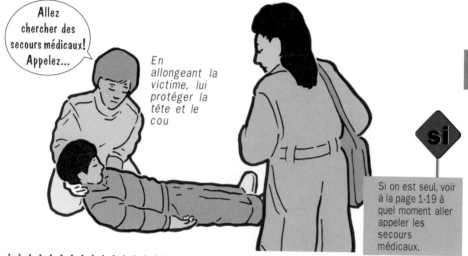

Allez chercher des secours médicaux! Appelez...

En allongeant la victime, lui protéger la tête et le cou

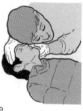

Si on est seul, voir à la page 1-19 à quel moment aller appeler les secours médicaux.

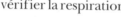

6   Ouvrir la bouche et rechercher la présence d'un corps étranger. Retirer tout objet visible avec un doigt. Ouvrir les voies respiratoires et prendre jusqu'à 10 secondes pour vérifier la respiration.

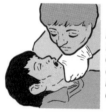

Rechercher la présence d'un corps étranger et retirer tout objet visible

Appuyer sur le front et soulever la mâchoire

Approcher l'oreille de la bouche et du nez de la victime et vérifier la respiration

Regarder... s'il y a mouvement de la poitrine

Écouter... s'il y a échange respiratoire

Sentir... contre la joue s'il y a expiration

7   Si la victime ne respire pas, essayer de lui souffler dans la bouche. Si la poitrine se soulève, passer à l'étape 10. Si elle ne se soulève pas, passer à l'étape 8.

Maintenir la tête renversée vers l'arrière

Couvrir la bouche de la victime avec sa bouche

Pincer les narines

Souffler ; regarder si la poitrine se soulève

Si la poitrine ne se soulève pas, remettre la tête en position, vérifier si le nez et la bouche sont bien couverts et faire un autre essai

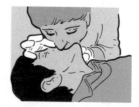

Si la poitrine ne se soulève pas au deuxième essai, c'est que les voies respiratoires sont obstruées; essayer de les dégager; passer à l'étape 8

8   Commencer les compressions thoraciques.
Donner trente compressions thoraciques.

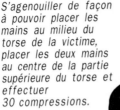

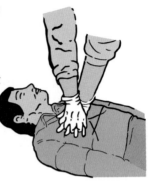

S'agenouiller de façon à pouvoir placer les mains au milieu du torse de la victime, placer les deux mains au centre de la partie supérieure du torse et effectuer 30 compressions.

Enfoncez le torse du tiers à la moitié de la profondeur du thorax

Si un défibrillateur externe automatisé est disponible, l'utiliser dès que possible et suivre les indications parlées de la machine. La séquence de RCR demeure la même, sauf que le secouriste vérifie la bouche de la victime chaque fois avant de donner une insufflation.

9   Répéter les étapes suivantes : examiner la bouche, essayer d'insuffler et donner des compressions thoraciques jusqu'à ce que la poitrine se soulève lorsque vous soufflez dans la bouche de la victime ou jusqu'à la prise en charge du personnel médical. Si la poitrine se soulève, passer à l'étape 10.

Ouvrir la bouche et retirer tout objet visible

Incliner la tête vers l'arrière et essayer de donner deux insufflations

Administrer 30 compressions thoraciques

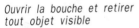
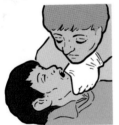
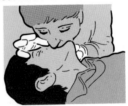
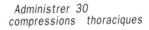
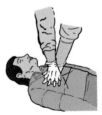

10   Si on parvient à dégager l'obstruction ou si la poitrine se soulève avec les insufflations, donner deux insufflations. Si la victime ne réagit pas (par ex., ne respire pas), poursuivez la séquence normale de RCR. Si la victime respire efficacement donner les soins continus décrits à la page 3-8.

L'étouffement - enfant trouvé inconscient

En arrivant sur les lieux, vous voyez un enfant étendu sur le sol...

1 Appliquer les principes de la PCSU ; commencer l'examen des lieux (voir la page 2-3). S'identifier comme un secouriste auprès du parent ou du tuteur et offrir son aide.

3

. . . .

2 Évaluer la faculté de réponse.

3 Faire appeler des secours médicaux et chercher un défibrillateur si disponible. Si on est seul, effectuer cinq cycles de ventilations et de compressions (environ 2 minutes) avant d'activer les secours d'urgence.

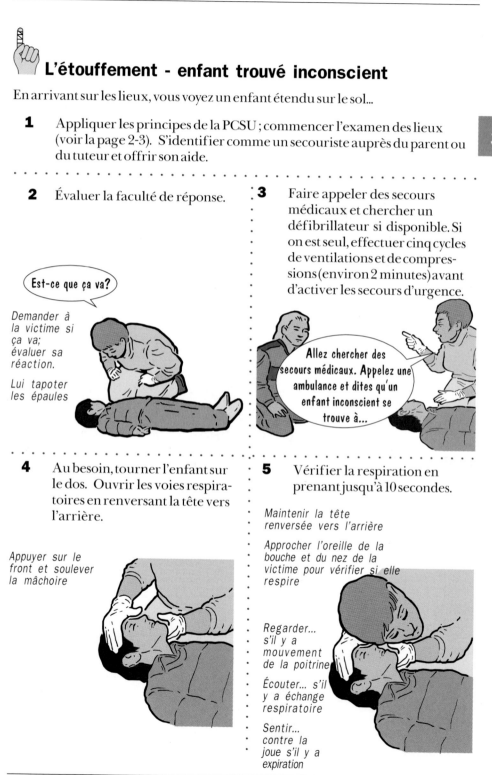

Est-ce que ça va?

Demander à la victime si ça va; évaluer sa réaction.

Lui tapoter les épaules

Allez chercher des secours médicaux. Appelez une ambulance et dites qu'un enfant inconscient se trouve à...

- -

4 Au besoin, tourner l'enfant sur le dos. Ouvrir les voies respiratoires en renversant la tête vers l'arrière.

5 Vérifier la respiration en prenant jusqu'à 10 secondes.

Appuyer sur le front et soulever la mâchoire

Maintenir la tête renversée vers l'arrière

Approcher l'oreille de la bouche et du nez de la victime pour vérifier si elle respire

Regarder... s'il y a mouvement de la poitrine

Écouter... s'il y a échange respiratoire

Sentir... contre la joue s'il y a expiration

6   Essayer de souffler dans la bouche de la victime.

Couvrir la bouche de la victime avec sa bouche

Pincer les narines

Souffler et regarder si la poitrine se soulève

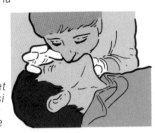

Si la poitrine ne se soulève pas, remettre la tête en position, vérifier si le nez et la bouche sont bien couverts et faire un autre essai

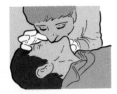

Si la poitrine ne se soulève pas au deuxième essai, c'est que les voies respiratoires sont obstruées; essayer de les dégager et passer à l'étape 7

. . . .

7   Commencer les compressions thoraciques. Donner trente compressions thoraciques.

S'agenouiller de façon à pouvoir placer les mains au milieu du torse de la victime, placer les deux mains au centre de la partie supérieure du torse et effectuer 30 compressions.

Enfoncez le torse du tiers à la moitié de la profondeur du thorax

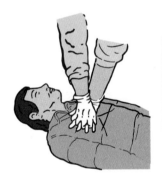

Si un défibrillateur externe automatisé est disponible, l'utiliser dès que possible et suivre les indications parlées de la machine. La séquence de RCR demeure la même, sauf que le secouriste vérifie la bouche de la victime chaque fois avant de donner une insufflation.

. . . .

8   Ouvrir la bouche et rechercher la présence d'un corps étranger.

Ne pas...
. . . .
... balayer la bouche d'un enfant avec le doigt à moins de voir l'objet et de pouvoir l'atteindre, sinon on risque de le repousser encore plus loin dans les voies respiratoires.

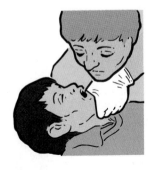

Utiliser un doigt pour retirer tout objet visible

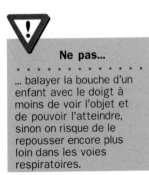

9 Souffler de nouveau dans la bouche de la victime. Les compressions thoraciques peuvent avoir dégagé suffisamment les voies respiratoires pour permettre le passage de l'air.

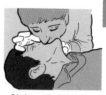

Appuyer sur le front et soulever la mâchoire

Couvrir la bouche de la victime avec sa bouche

Pincer les narines

Souffler ; regarder si la poitrine se soulève

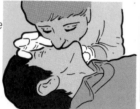

si la poitrine ne se soulève pas, remettre la tête en position, vérifier si la bouche et le nez sont bien couverts et faire un autre essai

Si la poitrine ne se soulève pas au deuxième essai, c'est que les voies respiratoires sont obstruées; continuer à donner les premiers soins

10 Continuer de donner des compressions thoraciques, d'examiner la bouche et essayer d'insuffler jusqu'à ce que la poitrine se soulève lorsque vous soufflez dans la bouche de la victime ou jusqu'à la prise en charge du personnel médical. Si la poitrine se soulève, passer à l'étape 11.

Donner 30 compressions thoraciques

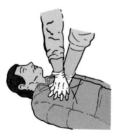

Ouvrir la bouche et retirer tout objet visible

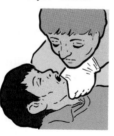

Incliner la tête vers l'arrière et essayer de donner deux insufflations

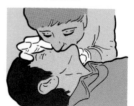

11 Si on parvient à dégager l'obstruction ou si la poitrine se soulève avec les insufflations, donner deux insufflations. Si la victime ne réagit pas (par ex., ne respire pas), poursuivez la séquence normale de RCR. Si la victime respire efficacement donner les soins continus décrits à la page 3-8.

Si on est seul, voir à la page 1-19 à quel moment aller appeler les secours médicaux.

L'étouffement chez le bébé

Il faut soupçonner qu'un bébé est étouffé s'il éprouve soudainement de la difficulté à respirer, même si personne ne l'a vu porter un objet à la bouche. La toux, des haut-le-cœur et une respiration sifflante sont tous des signes d'un trouble respiratoire. Si on croit qu'un bébé est étouffé, commencer immédiatement les premiers soins.

Si l'étouffement est causé par une enflure résultant d'une infection, d'une blessure ou d'une réaction allergique, ces manœuvres seront inefficaces; appeler immédiatement des secours médicaux.

L'étouffement - bébé conscient qui perd conscience

1 Appliquer les principes de la PCSU; effectuer un examen des lieux (voir la page 2-3). S'identifier comme secouriste auprès du parent ou du tuteur et offrir son aide.

2 Évaluer la respiration du bébé. S'il peut tousser vigoureusement ou respirer, attendre et ne rien faire; le laisser expulser l'objet. Si cette obstruction partielle se prolonge plus de quelques minutes, appeler des secours médicaux.

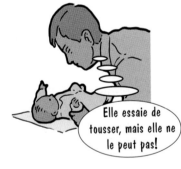

Elle essaie de tousser, mais elle ne le peut pas!

Si le bébé est incapable de tousser vigoureusement, s'il ne peut pas respirer, si sa respiration est sifflante ou s'il devient bleu, lui donner des tapes dans le dos et des poussées thoraciques pour essayer de dégager l'obstruction. Passer à l'étape 3.

3 Prendre le bébé et le retourner tout en lui soutenant la tête et le cou.

Placer sa main entre les jambes du bébé

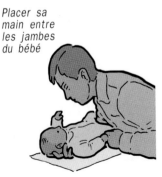

Lui tenir le corps en sandwich entre ses avant-bras et le tourner sur le ventre

Lui soutenir la tête et le cou

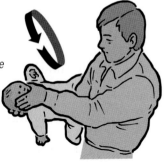

4   Lui donner cinq tapes dans le dos, entre les omoplates.

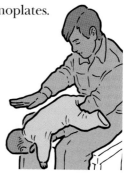

Tenir le bébé la tête plus basse que le tronc et, du talon de la main, lui donner cinq bonnes tapes dans le dos

5   Retourner le bébé sur le dos et l'approcher de soi.

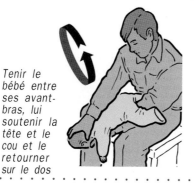

Tenir le bébé entre ses avant-bras, lui soutenir la tête et le cou et le retourner sur le dos

Approcher le bébé de soi en lui soutenant la tête et le cou avec les mains

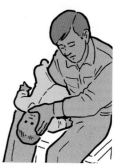

6   Donner des poussées thoraciques pour provoquer la toux. Donner cinq poussées thoraciques, chacune avec le but de déloger l'objet.

Appuyer sur la cuisse le bras qui retient le bébé

En plaçant deux doigts juste sous la ligne des mamelons, effectuez cinq poussées thoraciques distinctes.

Enfoncez le torse du tiers à la moitié de la profondeur du thorax

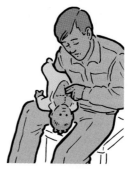

7   Répéter les tapes dans le dos et les poussées thoraciques jusqu'à ce que les voies respiratoires soient dégagées ou que le bébé perde conscience. Si on réussit à déloger l'objet, donner ensuite les soins continus de l'étouffement; voir la page 3-8. Si le bébé perd conscience, passer à l'étape 8 de la page suivante.

3

8 Si le bébé perd conscience, appeler des secours médicaux soi-même ou envoyer un passant s'il y en a un.

> Allez chercher des secours médicaux! Appelez une ambulance et revenez ici après avoir fait l'appel.

> Compris!

si

Si on est seul, effectuer cinq cycles de ventilations et de compressions (environ 2 minutes) avant d'activer les secours d'urgence.

!

Ne pas...

... balayer la bouche d'un bébé avec le doigt à moins de voir l'objet et de pouvoir l'atteindre, sinon on risque de le repousser encore plus loin dans les voies respiratoires.

9 Placer le bébé sur une surface plane et ferme. Ouvrir la bouche et chercher à repérer le corps étranger; retirer tout objet visible avec un doigt.

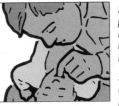

Si on voit un objet qu'on peut atteindre, glisser l'auriculaire au fond de la bouche, jusqu'à la base de la langue

Saisir l'objet avec le doigt et le remonter le long de la joue

10 Ouvrir les voies respiratoires en renversant la tête vers l'arrière.

Appuyer sur le front et soulever la mâchoire

Vérifier la respiration en prenant au plus 10 secondes.

Maintenir la tête renversée vers l'arrière

Approcher l'oreille de la bouche et du nez du bébé pour vérifier s'il respire

Regarder... s'il y a mouvement de la poitrine

Écouter... s'il y a échange respiratoire

Sentir... contre la joue s'il y a expiration

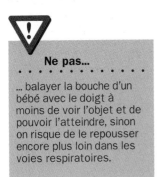

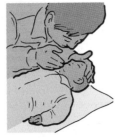

11 Essayer d'insuffler de l'air dans la bouche du bébé. Si la poitrine se soulève, donner une autre insufflation. Si elle ne se soulève pas, remettre la tête en position et essayer de nouveau. Si la poitrine ne se soulève toujours pas, c'est que les voies respiratoires sont obstruées; donner les premiers soins de l'étouffement.

Couvrir la bouche et le nez du bébé avec sa bouche

Insuffler; regarder si la poitrine se soulève

Si la poitrine ne se soulève pas, remettre la tête en position, vérifier si la bouche et le nez sont bien couverts et faire un autre essai

Si la poitrine ne se soulève pas au deuxième essai, c'est que les voies respiratoires sont obstruées; essayer de les dégager; passer à l'étape 12

12 Donner trente compressions thoraciques.

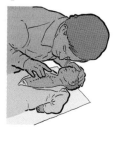

Poser deux doigts sur le sternum, juste sous la ligne des mamelons et donner des compressions thoraciques

Voir les pages 5-28 et 5-29…

… pour plus de détails sur les points de repères et les compressions thoraciques chez le bébé.

13 Ouvrir la bouche et regarder s'il y a un corps étranger. Ensuite, tenter une autre insufflation.

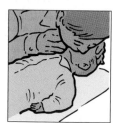

Couvrir la bouche et le nez du bébé avec sa bouche

Insuffler et regarder si la poitrine se soulève

Si la poitrine ne se soulève pas, remettre la tête en position, vérifier si la bouche et le nez sont bien couverts et faire un autre essai

Si la poitrine se soulève, donner une autre insufflation et passer à l'étape 7 de la page 4-32

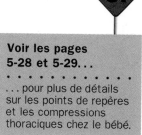

Si la poitrine ne se soulève pas au deuxième essai, c'est que les voies respiratoires sont obstruées ;essayer de les dégager;passer à l'étape 12

14 Répéter les étapes 12 et 13 jusqu'à ce que la poitrine se soulève avec les insufflations ou jusqu'à la prise en charge par le personnel médical.

Si on parvient à dégager l'obstruction ou si la poitrine se soulève avec les insufflations, donner deux insufflations. Si la victime ne réagit pas (par ex., ne respire pas), poursuivez la séquence normale de RCR. Si la victime respire efficacement donner les soins continus décrits à la page 3-8.

L'étouffement - bébé trouvé inconscient

Lorsqu'on trouve un bébé inconscient, on ignore ce qui a pu lui arriver. C'est en donnant les premiers soins dans l'ordre établi qu'on peut découvrir que le bébé est étouffé.

1   Appliquer les principes de la PCSU; commencer l'examen des lieux (voir la page 2-3). S'identifier comme un secouriste auprès du parent ou du tuteur et offrir son aide.

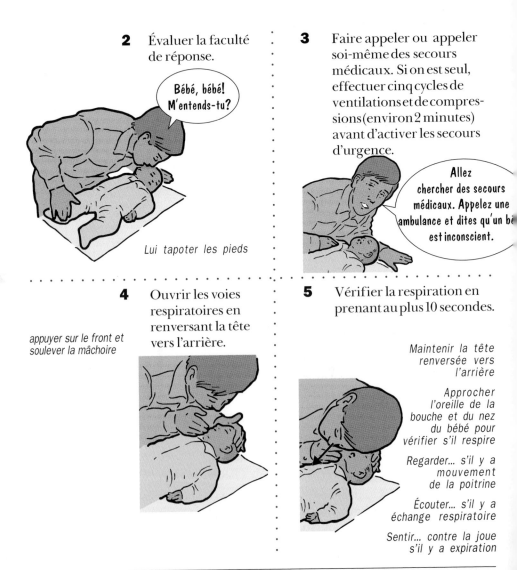

2   Évaluer la faculté de réponse.

Bébé, bébé! M'entends-tu?

Lui tapoter les pieds

3   Faire appeler ou appeler soi-même des secours médicaux. Si on est seul, effectuer cinq cycles de ventilations et de compressions (environ 2 minutes) avant d'activer les secours d'urgence.

Allez chercher des secours médicaux. Appelez une ambulance et dites qu'un bébé est inconscient.

4   Ouvrir les voies respiratoires en renversant la tête vers l'arrière.

appuyer sur le front et soulever la mâchoire

5   Vérifier la respiration en prenant au plus 10 secondes.

Maintenir la tête renversée vers l'arrière

Approcher l'oreille de la bouche et du nez du bébé pour vérifier s'il respire

Regarder... s'il y a mouvement de la poitrine

Écouter... s'il y a échange respiratoire

Sentir... contre la joue s'il y a expiration

6 Essayer d'insuffler de l'air dans la bouche du bébé. Si la poitrine se soulève, donner une autre insufflation. Si elle ne se soulève pas, remettre la tête en position et essayer de nouveau. Si la poitrine ne se soulève toujours pas, c'est que les voies respoiratoires sont obstruées; donner les premiers soins de l'étouffement.

Couvrir la bouche et le nez du bébé avec sa bouche

Insuffler ; regarder si la poitrine se soulève

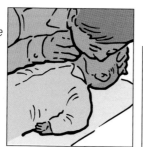

Si la poitrine ne se soulève pas, remettre la tête en position, vérifier si la bouche et le nez sont bien couverts et faire un autre essai

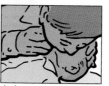

Si la poitrine ne se soulève pas au deuxième essai, c'est que les voies respiratoires sont obstruées; essayer de les dégager; passer à l'étape 7

7 Commencer les compressions thoraciques. Donner trente compressions thoraciques.

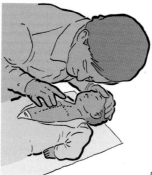

Poser deux doigts sur le sternum, juste sous la ligne des mamelons et donner des compressions thoraciques

8   Examiner l'intérieur de la bouche et tenter une autre insufflation.

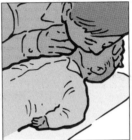

Ouvrir la bouche et retirer tout corps étranger visible

Couvrir la bouche et le nez du bébé avec sa bouche

Insuffler; regarder si la poitrine se soulève

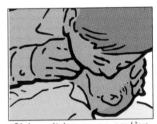

Si la poitrine ne se soulève pas, remettre la tête en position, vérifier si la bouche et le nez sont bien couverts et faire un autre essai

Si la poitrine ne se soulève pas au deuxième essai, c'est que les voies respiratoires sont obstruées; essayer de les dégager; passer à l'étape 7

9   Continuer de donner des compressions thoraciques, d'examiner la bouche et essayer d'insuffler jusqu'à ce que la poitrine se soulève lorsque vous soufflez dans la bouche du bébé ou jusqu'à la prise en charge du personnel médical.

Si on parvient à dégager l'obstruction ou si la poitrine se soulève avec les insufflations, donner deux insufflations. Si la victime ne réagit pas (par ex., ne respire pas), poursuivez la séquence normale de RCR. Si la victime respire efficacement donner les soins continus décrits à la page 3-8.

ACCENT SUR LA SÉCURITÉ

Comment prévenir l'étouffement

• •

Les conseils qui suivent sont fondés sur les causes les plus fréquentes d'étouffement. Mettez-les en pratique afin de réduire le risque d'étouffement.

La prévention de l'étouffement chez l'adulte

◆ Coupez votre nourriture en petits morceaux ou prenez des petites bouchées si vous mangez sans couteau ni fourchette.

◆ Évitez l'abus des boissons alcoolisées. Trop d'alcool fait perdre la coordination des muscles de la déglutition, ce qui augmente le risque d'étouffement.

◆ Évitez de parler, de rire ou de boire lorsque vous avez des aliments dans la bouche.

Prévention de l'étouffement chez l'enfant

◆ Surveillez les enfants pendant qu'ils mangent.

◆ Ne servez pas les aliments suivants aux enfants de moins de quatre ans :
  – noix   – maïs éclaté
  – bonbons ronds   – raisins
  – hot-dog   – tartines épaisses de beurre d'arachides

◆ Coupez les saucisses à hot-dog en deux sur le sens de la longueur pour les enfants plus âgés.

◆ Enseignez aux enfants à ne pas courir et à ne pas se déplacer avec de la nourriture dans la bouche.

◆ Les ballons sont une cause fréquente d'étouffement; surveillez toujours les enfants lorsqu'ils jouent avec des ballons.

◆ Inspectez régulièrement votre maison pour trouver des objets avec lesquels les enfants peuvent s'étouffer. Regardez sous les meubles et entre les coussins des sofas et des fauteuils; les pièces de monnaie sont souvent une cause d'étouffement.

La prévention de l'étouffement chez le bébé

◆ Examinez les jouets pour vous assurer qu'ils ne comportent pas de petites pièces qui pourraient se détacher; gardez ces jouets hors de la portée des bébés.

◆ Ne donnez à un bébé que des petites bouchées de nourriture, surtout s'il n'a que quelques dents ou s'il commence seulement à prendre des aliments solides.

◆ Ne laissez pas de jouets dans la couchette du bébé.

◆ Jetez immédiatement les sucettes qui comportent des pièces détachables ou dont la tétine est endommagée.

◆ Ne laissez pas un bébé jouer avec un ballon.

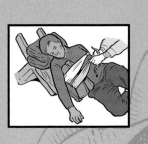

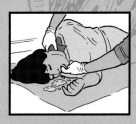

CHAPITRE 4

LES URGENCES RESPIRATOIRES ET LA RESPIRATION ARTIFICIELLE

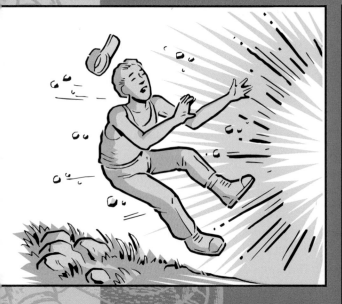

◆ **Les conditions essentielles à une respiration efficace**

◆ **La respiration inefficace**

◆ **Les urgences respiratoires causées par des blessures**

◆ **Les premiers soins d'une plaie pénétrante du thorax**

◆ **Les premiers soins d'un volet costal**

◆ **Les premiers soins d'une crise d'asthme grave**

◆ **La respiration artificielle**

◆ **La prévention des urgences respiratoires**

Les urgences respiratoires

Une respiration constante et efficace est indispensable à la vie. Lorsque la respiration est entravée par une blessure ou une maladie, la vie de la personne peut être en danger. Un secouriste doit être en mesure de reconnaître très rapidement les urgences respiratoires et il doit connaître les premiers soins appropriés. La vie de la victime en dépend peut-être.

L'hypoxie

Une urgence respiratoire entraîne un manque d'oxygène dans le sang. S'il n'est pas traité, ce manque d'oxygène, nommé **hypoxie**, peut endommager les tissus vitaux et même entraîner la mort. Les causes de l'hypoxie sont groupées en trois catégories :

◆ **le manque d'oxygène** ; par exemple :

❖ la faible concentration d'oxygène en haute altitude

❖ le déplacement de l'oxygène par d'autres gaz comme le monoxyde de carbone, le gaz des silos ou le sulfure d'hydrogène (H_2S) dans les industries

❖ l'épuisement de l'oxygène dans un espace limité— par exemple, un jeune enfant enfermé dans un vieux réfrigérateur utilise rapidement tout l'air disponible

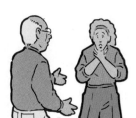

◆ **l'obstruction des voies respiratoires** ; par exemple :

❖ l'étouffement avec un corps étranger comme de la nourriture

❖ la chute de la langue dans l'arrière-gorge chez une victime inconsciente qui est couchée sur le dos

❖ l'enflure des voies respiratoires causée par une infection

◆ **la défaillance des fonctions cardiaque et pulmonaire** ; les poumons et le cœur ne fonctionnent pas normalement, en raison par exemple :

❖ d'une maladie, comme la broncho-pneumopathie chronique obstructive, la pneumonie ou l'insuffisance cardiaque congestive

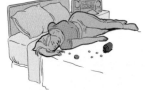

❖ d'une blessure à la tête, à la colonne vertébrale, au thorax, etc.

❖ d'une surdose de médicament ou de drogue ou d'une intoxication

Les conditions essentielles à la respiration efficace

Pour respirer efficacement, il faut au moins :

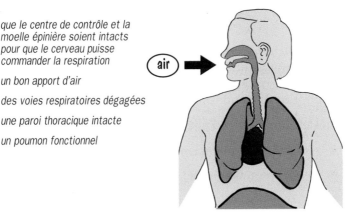

que le centre de contrôle et la moelle épinière soient intacts pour que le cerveau puisse commander la respiration

un bon apport d'air

des voies respiratoires dégagées

une paroi thoracique intacte

un poumon fonctionnel

air

4

Une description plus détaillée de la structure et du fonctionnement du système respiratoire est présentée à la page 16-12.

Les signes d'une respiration normale et efficace

La fréquence, le rythme et l'amplitude respiratoires sont les critères les plus importants utilisés par le secouriste pour évaluer la respiration.

La **fréquence** respiratoire désigne le nombre de respirations (inspirations et expirations) prises en une minute. La fréquence respiratoire normale diffère chez le bébé, l'enfant et l'adulte. Le tableau qui suit montre la gamme de fréquence des différents groupes d'âge. Il indique également les fréquences trop lentes et trop rapides pour chaque groupe d'âge. Une fréquence respiratoire trop lente ou trop rapide est un signe d'urgence respiratoire.

Fréquence respiratoire – en respirations par minute			
groupe d'âge	gamme normale de fréquences	trop lente	trop rapide
adulte (plus de 8 ans)	10 à 20	moins de 10	plus de 30
enfant (de 1 à 8 ans)	20 à 30	moins de 15	plus de 40
bébé (moins de 1 an)	30 à 50	moins de 25	plus de 60

Le **rythme** respiratoire se rapporte à l'intervalle qui sépare les respirations. Dans la respiration normale, les intervalles sont égaux et la personne respire sans effort; c'est ce que l'on nomme une respiration régulière. Si la respiration est irrégulière, les intervalles sont inégaux. Une respiration irrégulière est habituellement le signe d'un trouble ou d'une détresse respiratoire.

L'**amplitude** respiratoire se rapporte à la quantité d'air qui entre dans les poumons et qui en sort à chaque respiration. Le secouriste doit apprendre à distinguer la respiration d'amplitude normale de la respiration profonde ou de la respiration superficielle.

Parmi les autres signes d'une respiration normale figurent :

- ◆ une respiration silencieuse et sans effort
- ◆ des mouvements thoraciques égaux des deux côtés
- ◆ un sujet alerte et détendu
- ◆ une coloration normale de la peau
- ◆ la capacité de parler sans prendre une respiration après quelques mots

Les signes d'une respiration inefficace

Si une personne respire normalement, sa respiration est dite **efficace**. Cela signifie que l'organisme reçoit tout l'oxygène dont il a besoin pour fonctionner. Lorsque la respiration se détériore, il vient un moment où l'organisme a besoin de plus d'oxygène qu'il n'en reçoit. À ce moment, la respiration devient **inefficace**. L'inefficacité respiratoire comprend différents degrés, comme l'indique l'illustration qui suit. Le secouriste doit être capable de faire la différence entre une respiration « légèrement inefficace », qui ne met pas la vie en danger immédiat, et une respiration très inefficace, qui met la vie en danger immédiat. Si la respiration est très inefficace, la victime présente des **troubles respiratoires graves**.

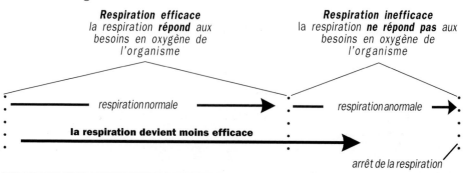

Respiration efficace
la respiration **répond** aux besoins en oxygène de l'organisme

Respiration inefficace
la respiration **ne répond pas** aux besoins en oxygène de l'organisme

respiration normale

respiration anormale

la respiration devient moins efficace

arrêt de la respiration

Les signes et symptômes des troubles respiratoires graves

Rechercher les signes et symptômes indiqués ci-dessous. Observer si l'état de la personne se détériore avec le temps. Par exemple, si un sujet pleinement conscient devient somnolent, c'est un signe de troubles respiratoires graves; il faut alors obtenir des secours médicaux de toute urgence.

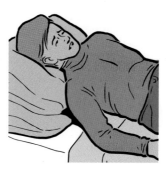

Le sujet peut éprouver de l'anxiété, de la peur, de la terreur, etc. à cause des troubles respiratoires (**dyspnée**)

La respiration est difficile- la victime est essoufflée ou elle halète

La fréquence respiratoire peut être trop lente ou trop rapide

Le rythme respiratoire peut être irrégulier

La respiration peut être trop superficielle ou trop profonde

La respiration peut être bruyante ou rauque

La victime peut dire que respirer la fatigue

La respiration demande tant d'effort à la victime qu'elle peut être en sueur

Liminution du degré de conscience

Les lèvres, les oreilles et la matrice des ongles semblent bleutées (cette coloration se nomme **cyanose**)

Le mouvement du thorax peut être anormal-le thorax s'enfonce et l'abdomen se gonfle durant l'inspiration

Le mouvement du thorax et l'effort respiratoire peuvent être faibles ou nuls

Le mouvement de l'air inspiré et expiré par le nez et la bouche peut être imperceptible

Les premiers soins de la respiration inefficace

La respiration inefficace est une urgence respiratoire qui met la vie en danger. Il faut donner les premiers soins dès qu'on reconnaît que la respiration est inefficace ou qu'elle pourrait le devenir. Les premiers soins de la respiration inefficace comprennent deux parties:

1 Les premiers soins liés à la cause de l'urgence respiratoire, comme:

◆ le scellement d'une plaie thoracique

◆ le soutien des côtes fracturées

◆ le positionnement de la victime en vue de lui faciliter la respiration

4

2 Si les interventions précédentes ne rétablissent pas une respiration efficace, il faut pratiquer la respiration assistée. La technique est expliquée à la page 4-33.

On énumère dans le tableau qui suit certaines causes des urgences respiratoires. Pour donner les premiers soins, on doit d'abord déterminer la cause de l'urgence respiratoire et ensuite décider du meilleur traitement à appliquer.

Les causes des urgences respiratoires		
les blessures pouvant causer une urgence respiratoire	**les maladies pouvant causer une urgence respiratoire**	**les intoxications pouvant causer une urgence respiratoire**
fracture de côtes	asthme	inhalation de toxiques— comme le monoxyde de carbone, le H_2S
quasi-noyade	accident cérébro-vasculaire	
plaie par couteau ou par balle	réaction allergique	ingestion de toxiques ; de médicaments comme les somnifères
	pneumonie	
brûlures du visage		
	insuffisance cardiaque congestive	
blessure à la tête		injection de toxiques ; comme une piqûre d'abeille
compression thoracique prévenant l'expansion du thorax	emphysème	

Les urgences respiratoires causées par des blessures

⚠ Les intoxications et les urgences respiratoires

Si l'urgence respiratoire est due à une intoxication, donner les premiers soins suivants :

♦ examiner les lieux, faire un examen primaire et donner les premiers soins (voies respiratoires, respiration, circulation)

♦ demander à quelqu'un d'appeler des secours médicaux dès qu'on reconnaît une urgence respiratoire

♦ voir les premiers soins de l'intoxication dans le chapitre 8

Si le trouble respiratoire est dû à une blessure, il faut savoir quelle partie du corps est blessée. Si c'est la tête, la bouche ou le nez, quelque chose peut obstruer les voies respiratoires. Regarder dans la bouche pour voir si des dents, une prothèse dentaire, du sang ou d'autres liquides causent une obstruction. Comme une blessure à la tête peut s'accompagner d'une blessure à la colonne vertébrale, il faut protéger la tête et le cou de la victime du mieux possible, pour les empêcher de bouger, en s'assurant cependant que les voies respiratoires sont bien dégagées.

Une blessure thoracique, soit ouverte soit fermée, peut être à l'origine du trouble respiratoire. Dans la **blessure ouverte**, il se peut qu'un objet ait perforé la peau ou qu'une côte fracturée ait transpercé la paroi thoracique. Dans la **blessure fermée**, la peau est intacte et il n'y a pas nécessairement de signes visibles; la victime peut toutefois avoir subi de graves blessures des côtes, du sternum, des poumons, du cœur ou des nerfs qui commandent la respiration. Cela est fréquent dans les accidents de la route où la victime est projetée contre le volant ou le tableau de bord.

Si le mécanisme de blessure laisse supposer une blessure thoracique, si la victime éprouve de la difficulté à respirer ou si elle se plaint de douleurs thoraciques, examiner soigneusement le thorax. Dénuder la poitrine et rechercher la présence d'une plaie ou les signes d'une fracture des côtes (ne pas dénuder inutilement les femmes). Rechercher la présence d'ecchymoses, de déformation, de saignement et de mouvement anormal du thorax au cours de la respiration. Deux des complications graves des blessures thoraciques sont le pneumothorax et le volet costal.

Le pneumothorax

Le **pneumothorax** survient lorsqu'une blessure laisse pénétrer de l'air dans la cavité thoracique ; voir une explication détaillée à la page 4-37. Le pneumothorax peut entraîner l'affaissement d'un ou des deux poumons et causer une urgence respiratoire qui met la vie en danger. Si de l'air pénètre dans la cavité thoracique par une plaie ouverte, la blessure est nommée **plaie pénétrante du thorax**. Des bulles teintées de sang peuvent apparaître autour de la plaie au moment de l'expiration ; elles sont formées par l'aspiration et l'expulsion d'air par la plaie (c'est pourquoi ces blessures sont aussi nommées **plaies aspirantes du thorax**). Il faut immédiatement donner les premiers soins.

on peut entendre le bruit d'aspiration de l'air dans le thorax

Les premiers soins de la plaie pénétrante du thorax

1 Appliquer les principes de la PCSU ; examiner les lieux et effectuer un examen primaire. Dès qu'on reconnaît une plaie aspirante du thorax, la couvrir avec la main de la victime, avec la main d'un passant ou avec sa propre main pour empêcher l'air d'être aspiré dans la cavité thoracique et d'en être expulsé.

Si les premiers soins aggravent l'état de la victime

. . . .

Sceller une plaie aspirante du thorax peut aggraver l'état de la victime. Voir à l'étape 5 de la page 4-9 ce qu'il faut faire en pareil cas.

4

Si on soupçonne une blessure à la tête ou à la colonne vertébrale, laisser la victime dans la position où elle se trouve tant qu'elle respire efficacement.

Si la respiration est inefficace, pratiquer la respiration assistée (voir la page 4-33). Si pour ce faire il faut déplacer la victime, lui soutenir la tête et le cou tout au long du déplacement.

2   Placer la victime dans la position où elle respire le mieux ; habituellement en position semi-assise et légèrement inclinée du côté blessé. Le côté sain se trouve alors placé vers le haut, ce qui facilite la respiration.

Utiliser la main opposée de la victime pour couvrir la plaie

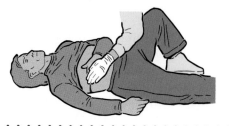

* *

On peut utiliser du matériel étanche pour couvrir une plaie aspirante du thorax

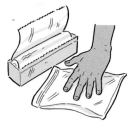

3   Sceller la plaie avec un pansement étanche fermé sur trois côtés. Le pansement devrait former une valve à flottement qui empêche l'air d'entrer dans la plaie, mais le laisse s'échapper de la cavité thoracique. Si un objet est logé dans la plaie, l'entourer de pansements et essayer de créer une valve à flottement.

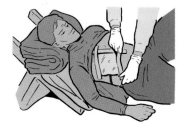

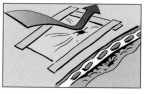

La valve à flottement empêche l'air de pénétrer dans la plaie, car elle se colle contre la plaie au moment de l'inspiration

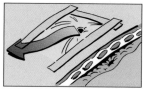

Au moment de l'expiration, la valve s'ouvre et laisse échapper l'air de la cavité thoracique

* *

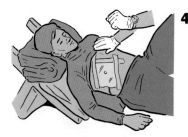

4   Évaluer la respiration. Si elle est toujours inefficace, pratiquer la ventilation assistée ; voir la page 4-33. Si la respiration se détériore, prendre les mesures indiquées en cas de pneumothorax suffocant qui sont décrites à l'étape 5 de la page suivante. Si la respiration est efficace, passer à l'étape 5.

5 Donner les soins continus et vérifier souvent la respiration. Si la victime respire plus difficilement, elle pourrait être atteinte d'un **pneumothorax suffocant**. En pareil cas, il faut d'abord ouvrir le pansement pendant quelques secondes ; de l'air peut s'en échapper. Ensuite, ajuster le pansement en s'assurant qu'il scelle la plaie au moment de l'inspiration et qu'il s'ouvre au moment de l'expiration. Vérifier souvent ce genre de pansement pour s'assurer de son bon fonctionnement.

Le pneumothorax n'est pas toujours accompagné d'une plaie ouverte. Il peut être causé par des côtes fracturées ou survenir sans raison apparente. Un pneumothorax peut toujours devenir une urgence respiratoire qui met la vie en danger et il nécessite des secours médicaux dans les plus brefs délais.

Le volet costal

Un volet costal se produit lorsque plusieurs côtes sont fracturées à plus d'un endroit dans la même région. Le segment blessé de la paroi thoracique se nomme **volet costal**. Ce segment est détaché de la cage thoracique et il cesse de se mouvoir normalement pendant la respiration. À l'inspiration, au lieu de prendre de l'expansion avec la cage thoracique, il s'enfonce dans le thorax. À l'expiration, au lieu de se rétracter, il est repoussé vers l'extérieur. Ce mouvement anormal du thorax est nommé **mouvement thoracique paradoxal**. La douleur et les lésions des tissus provoquées par cette blessure rendent la respiration très difficile.

Avertissement
. . . .
La force qui a causé les lésions au thorax peut également avoir causé une blessure à la tête ou à la colonne vertébrale; voir la page 2-6.

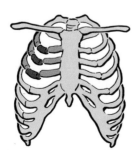

Un volet costal se produit lorsque plusieurs côtes sont fracturées à plus d'un endroit dans la même région et que la paroi thoracique a perdu sa rigidité

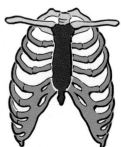

Si plusieurs des côtes se rattachant au sternum sont fracturées, le sternum peut se détacher—cela peut arriver si le thorax heurte le volant au cours d'un accident de la route

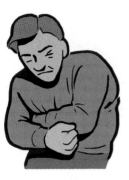

Les signes et symptômes du volet costal

◆ le mouvement thoracique paradoxal (voir la page 4-9); ce signe indique la présence d'un volet costal

◆ la respiration est très douloureuse et il est possible que la victime soutienne la région blessée

◆ la présence d'ecchymoses au siège de la blessure

Les premiers soins du volet costal

Ici, le but des premiers soins est de traiter les points ABC, d'immobiliser la victime et d'obtenir des secours médicaux.

1   Appliquer les principes de la PCSU ; effectuer un examen des lieux. Dès que l'on soupçonne des blessures graves, dire à la victime de ne pas bouger.

2   Stabiliser et soutenir la tête et le cou.

3   Entreprendre l'examen primaire ; vérifier les voies respiratoires et la respiration.

4   Si la victime éprouve de la difficulté à respirer et si elle se plaint de douleurs thoraciques, exposer la blessure et l'examiner.

5   Soutenir la région blessée avec sa propre main ; cela facilite la respiration.

6   Si la respiration est inefficace, donner les premiers soins appropriés ; voir la page 4-5.

7   Vérifier la circulation et, au besoin, donner les premiers soins appropriés.

8   Poursuivre les soins jusqu'à la prise en charge par les secours médicaux. Vérifier fréquemment les points ABC.

Avertissement

Ne pas placer du rembourrage sur la région blessée ni poser de bandes autour du thorax ; cela pourrait rendre la respiration plus difficile.

La blessure par explosion

La plupart des gens passent toute leur vie sans avoir aucun contact avec des explosifs. Cependant, un certain nombre de canadiens travaillent quotidiennement avec des explosifs, particulièrement dans la construction et l'industrie minière. Si on exclut l'effet direct qu'elle exerce sur ceux qui se trouvent tout près, l'explosion peut causer des blessures de trois manières :

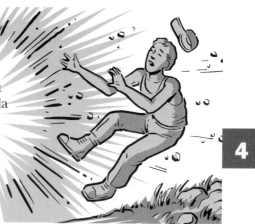

◆ par la projection d'objets

◆ par la projection de personnes

◆ par l'onde de choc, qui cause des blessures aux organes creux, y compris les poumons ; ces blessures peuvent entraîner une urgence respiratoire mettant la vie en danger

La violente onde de choc créée par l'explosion peut avoir provoqué des blessures aux poumons (et aussi à l'estomac et à l'intestin), même s'il n'existe aucun autre signe visible de blessure. La victime peut se plaindre de douleurs thoraciques et cracher du sang écumeux.

Les premiers soins d'une blessure par explosion qui nuit à la respiration

1 Appliquer les principes de la PCSU ; procéder à un examen des lieux (voir la page 2-3). Si la victime a été projetée par l'explosion, il faut supposer la présence d'une blessure à la tête ou à la colonne vertébrale et prévenir tout mouvement inutile.

2 Effectuer un examen primaire (voir la page 2-5). Si on ne soupçonne pas de blessure à la tête ou à la colonne vertébrale, placer la victime au repos en position semi-assise ; lui soulever et lui soutenir la tête et les épaules. Faire appeler des secours médicaux.

3 Surveiller étroitement la respiration. Si elle est inefficace, pratiquer la respiration assistée ; voir la page 4-33. Si la respiration cesse, pratiquer la RA.

4 Donner les premiers soins de l'état de choc.

5 Poursuivre les soins jusqu'à l'arrivée des secours médicaux.

4

Les blessures par inhalation

Ce type de blessure survient lorsqu'une personne inhale :

◆ de la vapeur ou de l'air chaud (surchauffé)

◆ de la fumée ou des produits chimiques toxiques

◆ du monoxyde de carbone (la blessure par inhalation la plus fréquente au cours des incendies)

Les blessures par inhalation sont la principale cause de décès dans l'incendie d'un immeuble ; supposer une blessure par inhalation si la victime s'est trouvée dans un incendie. Ce type de blessure est toujours considéré comme une urgence respiratoire mettant la vie en danger. Après l'inhalation d'air chaud ou de gaz toxiques, il peut s'écouler de nombreuses heures avant que la respiration soit gravement atteinte. C'est pourquoi la victime d'une blessure par inhalation doit être transportée vers un centre médical. Seul un médecin peut déterminer l'étendue de la blessure.

Les signes et symptômes de la blessure par inhalation

Signes d'hypoxie :

◆ étourdissements, agitation, confusion, perte de conscience

◆ pâleur ou cyanose

Signes de gêne respiratoire grave :

◆ respiration bruyante

◆ fréquence ou amplitude respiratoire anormale

◆ douleur à la respiration

Signes de contact avec la chaleur :

◆ brûlures du visage, particulièrement de la bouche et du nez

◆ roussissement des poils faciaux ou des cheveux

Signes de l'inhalation de fumée :

◆ haleine à odeur de suie ou de fumée

◆ maux de gorge, voix rauque, toux aboyante, difficulté à avaler

Les premiers soins d'une blessure par inhalation

1   Appliquer les principes de la PCSU ; effectuer un examen des lieux (voir la page 2-3). S'assurer que l'on peut donner les premiers soins en toute sécurité, sans mettre sa propre vie en danger.

2   Effectuer un examen primaire (voir la page 2-5). Donner les premiers soins (voies respiratoires, respiration et circulation). S'assurer que la victime respire de l'air frais.

3   Faciliter la respiration de la victime ; la placer en position semi-assise et desserrer les vêtements ajustés au cou, à la poitrine et à la taille.

4   Surveiller étroitement la respiration. Si elle est inefficace, pratiquer la respiration assistée. Si la respiration cesse, pratiquer la RA.

5   Donner les premiers soins de l'état de choc.

6   Poursuivre les soins jusqu'à la prise en charge par les secours médicaux.

Les urgences respiratoires causées par des maladies

Si la victime respire difficilement et si rien n'indique la présence d'une blessure ou d'un empoisonnement, la gêne respiratoire est probablement causée par une maladie. Parmi les maladies qui peuvent provoquer une gêne respiratoire grave, on compte l'asthme, les allergies, la broncho-pneumopathie chronique obstructive (p. ex., l'emphysème), l'insuffisance cardiaque congestive, la pneumonie, etc. Les premiers soins élémentaires sont les mêmes pour toutes ces urgences respiratoires.

4

Les premiers soins des urgences respiratoires causées par des maladies

1 Appliquer les principes de la PCSU; effectuer un examen des lieux (voir la page 2-3) et un examen primaire (voir la page 2-5).

2 Placer la victime dans la position qui lui donne le plus de confort; c'est souvent la position semi-assise. Envoyer chercher des secours médicaux.

3 Établir l'anamnèse au moyen de l'acronyme **SAMMDE** (voir la page 2-12). L'anamnèse peut permettre de trouver la cause exacte de la gêne respiratoire.

4 Demander à la victime si elle prend des médicaments pour traiter sa maladie. Voir à la page 4-36 comment aider quelqu'un à prendre des médicaments contre l'asthme et voir aux pages 4-34 et 4-35 des renseignements sur les médicaments prescrits en cas de réaction allergique grave.

5 Rester auprès de la victime. Poursuivre les soins jusqu'à l'arrivée des secours médicaux. Si la respiration devient inefficace, pratiquer la respiration assistée (voir la page 4-33). Si la victime perd conscience, la placer en position latérale de sécurité et surveiller étroitement sa respiration.

On trouvera plus loin de plus amples renseignements sur les urgences respiratoires suivantes :

◆ l'asthme (asthme bronchique); voir la page 4-15

◆ la réaction allergique grave; voir la page 4-16

◆ l'hyperventilation; voir la page 4-17

La mort subite du nourrisson (MSN)

S'il existe une urgence respiratoire que les nouveaux parents craignent par-dessus tout, c'est la **mort subite du nourrisson**. Souvent nommée mort au berceau, la MSN désigne le décès inexpliqué d'un nourrisson apparemment en bonne santé. La mort survient de façon soudaine et inattendue, habituellement pendant le sommeil. Au Canada, la MSN tue un nourrisson sur 1 000, ce qui en fait la principale cause de décès des nourrissons de plus de quatre mois. La MSN est peu susceptible de survenir après l'âge d'un an.

Les premiers soins

Les premiers soins à donner sont les mêmes que chez le bébé qui ne réagit pas (voir la page 5-26). Le secouriste doit :

◆ évaluer la faculté de réponse

◆ ouvrir les voies respiratoires

◆ évaluer la respiration

– si le bébé ne respire pas, lui donner deux insufflations

◆ entreprendre la RCR ; voir l'étape 8 de la page 5-28

◆ obtenir des secours médicaux le plus rapidement possible.

Réduire les facteurs de risque

Bien que la cause exacte de la MSN soit encore inconnue, on sait que les moyens suivants réduisent les facteurs de risque :*

◆ coucher le bébé sur le dos, sur une surface plane et ferme

◆ éviter de l'exposer à la fumée

◆ ne pas utiliser de coussins-contour, de couvertures piquées, de duvets ou oreillers dans le lit du bébé

◆ ne pas le garder trop au chaud

◆ l'allaiter au sein, si possible

Il faut également savoir que...

Personne ne doit se sentir responsable de la mort subite d'un nourrisson. Bien que nous puissions réduire les facteurs de risque de la MSN, nous sommes incapables de la prévenir. Lorsque les médecins eux-mêmes ne peuvent en expliquer la cause, le décès semble très mystérieux et de nombreux parents se blâment eux-mêmes ou se blâment l'un-l'autre. Ils croient que la mort est due à quelque chose qu'ils ont fait, ou qu'ils n'ont pas fait. Si le bébé a été vu par le médecin juste avant sa mort, les parents blâment le médecin. Il n'existe aucun moyen de savoir si un bébé mourra de cette façon. La plupart de ceux qui en sont morts étaient bien nourris, bien traités et semblaient en bonne santé.

La MSN ne cause aucune douleur au bébé, qui ne pleure pas et ne montre aucune résistance. Elle n'est pas causée par l'étouffement. Il arrive qu'on retrouve le bébé le visage enfoui sous les couvertures, ce qui peut laisser croire à un étouffement, bien que ce soit rarement le cas. Dans la plupart des décès, il n'y avait aucune possibilité d'étouffement ni de strangulation.

Pour en savoir plus sur la MSN

Écrire ou téléphoner à :

La Fondation canadienne pour l'étude de la mortalité infantile
586, ave Eglinton E, suite 308
Toronto (Ontario)   M4P 1P2

1-800-END-SIDS

* Source : La Fondation canadienne pour l'étude de la mortalité infantile, l'Institut canadien de la santé infantile, la Société canadienne de pédiatrie et Santé Canada.

L'asthme bronchique

L'asthme bronchique (souvent appelé asthme) est une affection respiratoire caractérisée par des crises répétées d'essoufflement (crises d'asthme), souvent accompagnées de toux et d'une respiration sifflante. Entre deux crises, la personne respire normalement.

Les signes et symptômes de la crise d'asthme grave

◆ essoufflement et gêne respiratoire manifeste

◆ toux ou respiration sifflante (sifflement provoqué par le passage de l'air dans les voies respiratoires rétrécies) qui peut s'accentuer ou s'arrêter

◆ respiration rapide et superficielle

◆ position assise favorable à la respiration

◆ coloration bleutée du visage (cyanose)

◆ anxiété, serrement de la poitrine

◆ pouls rapide, état de choc

◆ agitation, au début, suivie de fatigue ; la victime est fatiguée par l'effort qu'elle doit faire pour respirer

Les premiers soins de la crise d'asthme grave

1   Appliquer les principes de la PCSU ; effectuer un examen des lieux (voir la page 2-3) et un examen primaire (voir la page 2-5). Dès qu'on reconnaît une crise d'asthme grave, il faut appeler des secours médicaux.

2   Demander à la victime de cesser toute activité et la placer dans la position où elle respire le mieux. C'est habituellement en position assise, les bras appuyés sur une table.

3   Aider la victime à prendre ses médicaments ; voir l'encadré.

4   Poursuivre les premiers soins. Rester auprès de la victime jusqu'à ce que les secours médicaux prennent la relève. Rassurer la victime, car la peur et l'anxiété peuvent augmenter la fréquence respiratoire et aggraver son état.

Les médicaments contre l'asthme

• • • • • • • • • • • • •

Il existe plusieurs types de médicaments contre l'asthme et la victime peut en prendre plus d'un. Voir à la page 4-36 comment utiliser un inhalateur. Voir aux pages 4-34 et 4-35 l'information sur les médicaments injectables.

4

Les causes courantes de l'anaphylaxie

Piqûres: d'abeilles, de frelons, de guêpes ou de fourmis de feu

Médicaments: y compris les antibiotiques (surtout la pénicilline), les anticonvulsifs, l'aspirine et les relaxants musculaires

Aliments : comme le lait, les œufs, les noix (y compris les arachides), les mollusques et crustacés, les poissons à chair blanche et les additifs alimentaires

Exercice physique

La réaction allergique grave

Une urgence respiratoire mettant la vie en danger peut être provoquée par une réaction allergique grave, nommée **anaphylaxie**. Cette réaction survient habituellement après la pénétration dans l'organisme d'une substance à laquelle la victime est très sensible. Cependant, elle peut aussi être déclenchée par l'exercice ou n'avoir aucune cause connue. L'anaphylaxie est une urgence vitale qui nécessite des soins médicaux immédiats.

L'anaphylaxie peut survenir quelques secondes, quelques minutes ou quelques heures après la pénétration de la substance dans l'organisme. Règle générale, plus la réaction est rapide, plus elle est violente.

Les signes et symptômes de l'anaphylaxie

Les signes et symptômes précoces peuvent comprendre :	Plus tard, les signes et symptômes peuvent comprendre :
des plaques surélevées, avec démangeaisons et rougeur de la peau (urticaire)	une pâleur de la peau ou une cyanose
des éternuements, un écoulement nasal et du larmoiement	de l'anxiété et peut-être un mal de tête intense
une enflure des voies respiratoires	une respiration sifflante et une sensation de serrement à la poitrine
une boule ou un chatouillement persistant dans la gorge	une gêne respiratoire et de la toux
de la toux	un pouls rapide et irrégulier
une sensation de malheur imminent	un état de choc; le pouls radial peut être difficile à palper
des nausées et des vomissements	une enflure des lèvres, de la langue, de la gorge, des mains et des pieds
	la perte de conscience, l'arrêt de la respiration, l'arrêt cardiaque

Les premiers soins de la réaction allergique grave

1   Appliquer les principes de la PCSU ; effectuer un examen des lieux (voir la page 2-3) et un examen primaire (voir la page 2-5). Dès qu'on reconnaît une réaction allergique grave, il faut envoyer chercher des secours médicaux.

2   Demander à la victime de cesser toute activité et la placer dans la position où elle respire le mieux ; habituellement en position assise.

3 Aider la victime à prendre ses médicaments. Certains allergiques ont en leur possession des médicaments. Voir aux pages 4-34 et 4-35 comment aider ces personnes à prendre leurs médicaments.

4 Poursuivre les premiers soins. Rester auprès de la victime jusqu'à ce que les secours médicaux prennent la relève. Rassurer la victime, car la peur et l'anxiété aggravent son état.

L'hyperventilation

L'hyperventilation survient lorsque la fréquence respiratoire est trop élevée. Elle peut être causée par une crise d'anxiété ou un stress émotif, un sevrage de drogues ou de médicaments, une intoxication par l'aspirine, ou être de cause inconnue. Une crise d'hyperventilation peut être très dramatique ; la victime peut ressentir une grande peur et les personnes qui l'accompagnent peuvent être perturbées.

Les signes et symptômes de l'hyperventilation

◆ la respiration est plus rapide et plus profonde et la victime peut dire :

"Je sens le battement de mon cœur!"

"Je sens que j'étouffe et que je manque d'air!"

"J'ai de la difficulté à avaler."

◆ le pouls est rapide et, généralement, la coloration de la peau est bonne

◆ maux de tête, douleur thoracique, étourdissements, picotements, tremblements

Ne pas avoir recours au sac de papier

Dans les cas d'hyperventilation, ne pas faire respirer la victime dans un sac de papier pour lui faire inhaler l'air expiré. Cette technique dépassée est inefficace et potentiellement dangereuse.

Les premiers soins de l'hyperventilation

Dans l'hyperventilation, le but des premiers soins est de calmer et de rassurer la victime. Si l'hyperventilation est causée par le stress, le fait de rassurer la victime et de l'encourager à ralentir sa respiration soulage et atténue les symptômes. Respirer normalement soi-même et demander à la victime de respirer au même rythme et à la même amplitude.

La victime d'hyperventilation doit être transportée vers des secours médicaux afin d'être examinée et traitée. Certaines affections médicales graves qui peuvent ressembler à de l'hyperventilation nécessitent des soins médicaux.

Les premiers soins de l'arrêt respiratoire - la respiration artificielle (RA)

Pour fonctionner, les organes vitaux comme le cerveau et le cœur doivent recevoir un apport constant d'oxygène. La respiration artificielle (RA) est la méthode employée pour fournir de l'air aux poumons chez une victime qui ne respire pas efficacement ou qui ne respire pas du tout.

À la deuxième étape de l'examen primaire, vérifier la respiration. En l'absence de respiration, entreprendre la RA. Si la victime respire, déterminer la gravité des troubles respiratoires. S'ils sont graves, donner les premiers soins afin d'améliorer l'efficacité de la respiration. Si de graves difficultés persistent, recourir aux techniques de RA pour assister la respiration.

Lors de la respiration, l'air que l'on expire contient assez d'oxygène pour maintenir en vie une personne qui ne respire pas. La respiration artificielle consiste à insuffler de l'air dans les poumons de la victime afin de lui fournir de l'oxygène. On utilise le terme **fréquence** pour désigner le nombre d'insufflations données en une minute ; la RA doit être pratiquée à la fréquence appropriée afin d'assurer un apport d'oxygène suffisant à la victime.

Respiration artificielle

Pour savoir si une victime a besoin de respiration artificielle seulement (et non de RCR), vous devez savoir comment prendre son pouls et évaluer adéquatement la respiration normale. Comme ces éléments sont souvent difficiles à évaluer, la respiration artificielle est seulement enseignée aux prestateurs de soins de santé et aux premiers intervenants. Les sauveteurs non professionnels n'apprennent plus cette technique.

Il existe différentes méthodes de RA, et le secouriste emploie la méthode que lui dicte la situation. Ces méthodes sont:

◆ **le bouche-à-bouche**; c'est la méthode de RA qui est employée le plus couramment. Dans cette méthode, le secouriste pince les ailes du nez de la victime et insuffle de l'air dans la bouche de cette dernière

◆ **le bouche-à-nez**; cette méthode est employée dans les cas où il ne convient pas de pratiquer le bouche-à-bouche, par exemple, lorsque le secouriste ne peut couvrir la bouche de la victime avec sa bouche. Dans le bouche-à-nez, le secouriste maintient la bouche de la victime fermée et insuffle de l'air par le nez. De l'information complémentaire sur le bouche-à-nez se trouve à la page 4-30

◆ **le bouche-à-bouche-et-nez**; cette méthode est employée chez les bébés et les petits enfants lorsque le secouriste peut couvrir facilement le nez et la bouche de la victime avec sa bouche

◆ **le bouche-à-stomate**; cette méthode est employée chez la victime laryngectomisée qui respire par une ouverture pratiquée dans le cou (appelée stomate)

On peut pratiquer la respiration artificielle dans beaucoup de situations. Dans une situation d'urgence, on doit tenir compte de ce qui suit:

◆ on peut entreprendre immédiatement la RA, quelle que soit la position de la victime (il est toutefois préférable qu'elle soit étendue sur le dos sur une surface plane et ferme)

◆ on peut poursuivre la RA pendant que d'autres secouristes déplacent la victime vers un lieu sûr

◆ on peut pratiquer la RA pendant une longue période sans trop se fatiguer

◆ les méthodes de RA peuvent être employées chez une victime qui éprouve de graves difficultés respiratoires

Il existe des situations dans lesquelles il est plus difficile de pratiquer la respiration artificielle. Dans ces situations, on doit faire de son mieux (selon son degré de compétence) sans mettre en danger sa vie. Ces situations comprennent entre autres:

◆ les blessures graves du nez et de la bouche accompagnées de déformations qui empêchent un contact étanche avec le nez et la bouche de la victime

◆ l'écoulement dans la gorge de sang ou de liquides organiques qui obstruent les voies respiratoires lorsqu'on tente d'appliquer une méthode directe de RA (faire tout son possible pour que les liquides puissent s'écouler de la bouche)

◆ l'intoxication de la victime par un gaz toxique comme le sulfure d'hydrogène; si le secouriste entre en contact avec la victime, il peut lui-même être intoxiqué

◆ la présence d'un toxique corrosif sur le visage ou dans la bouche de la victime, lorsqu'on ne dispose pas d'un masque

Comment pratiquer la respiration artificielle

Les pages qui suivent illustrent de façon détaillée comment pratiquer la respiration artificielle chez l'adulte, l'enfant et le bébé. Les méthodes sont présentées en séquences qui montrent tout ce qu'il faut faire en présence d'une victime qui ne réagit pas. Ces séquences suivent les mêmes étapes appliquées à l'examen des lieux et à l'examen primaire dans le Chapitre 2, sauf qu'ici, la victime ne respire pas et qu'on lui donne les premiers soins de l'arrêt respiratoire.

L'âge de la victime et la RA

Aux fins de la RA, des premiers soins de l'étouffement et de la RCR, les lignes directrices suivantes s'appliquent :

◆ adulte = 8 ans et plus
◆ enfant = de 1 à 8 ans
◆ bébé = moins d'un an

Les âges sont indiqués uniquement à titre de guide et la taille de la victime doit être prise en ligne decompte. Ainsi, chez un enfant de sept ans grand et robuste, on pratiquera la RA de l'adulte.

4

La respiration artificielle bouche-à-bouche chez l'adulte

Vous arrivez sur les lieux... et vous voyez un adulte inconscient (huit ans ou plus) étendu sur le sol...

si

Si on soupçonne une blessure à la tête ou à la colonne vertébrale, poursuivre les soins comme il est indiqué aux pages 4-22 et 4-23.

1   Appliquer les principes de la PCSU ; commencer l'examen des lieux (voir la page 2-3).

- -

2   Évaluer la faculté de réponse. Si la victime ne réagit pas, passer à l'étape 3.

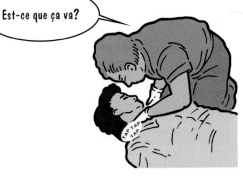

Est-ce que ça va?

Demander à la victime si ça va.
Évaluer sa réaction.

Lui tapoter les épaules

- -

3   Envoyer quelqu'un ou aller soi-même chercher des secours médicaux et chercher un défibrillateur si disponible.

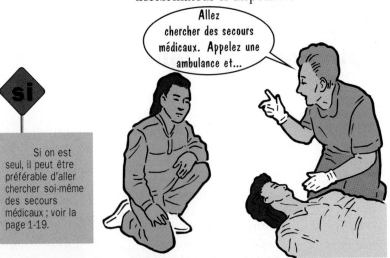

Allez chercher des secours médicaux. Appelez une ambulance et...

si

Si on est seul, il peut être préférable d'aller chercher soi-même des secours médicaux ; voir la page 1-19.

4 Tourner la victime sur le dos tout en lui protégeant la tête et le cou. Ouvrir les voies respiratoires en renversant la tête vers l'arrière.

si

Pour ouvrir les voies respiratoires, appuyer sur le front et soulever la mâchoire

Si on soupçonne une blessure à la tête ou à la colonne vertébrale, ne pas déplacer la victime. Voir à la page 4-22 comment ouvrir les voies respiratoires et vérifier la respiration.

4

Lorsque la tête est renversée vers l'arrière, la langue est soulevée de l'arrière-gorge et les voies respiratoires s'ouvrent

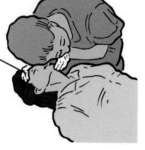

voies respiratoires fermées

voies respiratoires ouvertes

5 Vérifier la respiration en prenant jusqu'à 10 secondes.

Garder la tête renversée vers l'arrière

Approcher une oreille de la bouche et du nez de la victime

Regarder... s'il y a mouvement de la poitrine

Écouter... s'il y a échange respiratoire

Sentir... contre la joue s'il y a expiration

Si la victime ne respire pas, passer à l'étape 6.

6 Donner deux insufflations. Chez l'adulte, donner des insufflations de 1 seconde. Insuffler assez d'air pour soulever la poitrine.

si

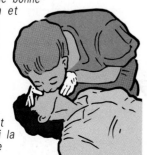

Prendre une bonne respiration et couvrir la bouche de la victime avec la bouche

Pincer les narines

Insuffler et regarder si la poitrine se soulève

Éloigner sa bouche du visage de la victime et relâcher les narines pour laisser l'air s'échapper

Regarder si la poitrine s'abaisse, écouter les bruits respiratoires et sentir le souffle contre la joue

Ronner une autre insufflation et passer à l'étape 7

Si la poitrine ne se soulève pas avec les insufflations :

♦ ouvrir à nouveau les voies respiratoires en renversant la tête vers l'arrière

♦ pincer les narines à nouveau

♦ assurer un contact plus étanche avec la bouche

♦ tenter d'insuffler à nouveau

Si la poitrine ne se soulève toujours pas, donner les premiers soins de l'étouffement ; voir l'étape 7 de la page 3-10.

suite à la page 4-24

Comment donner la RA si on soupçonne une blessure à la tête ou à la colonne vertébrale

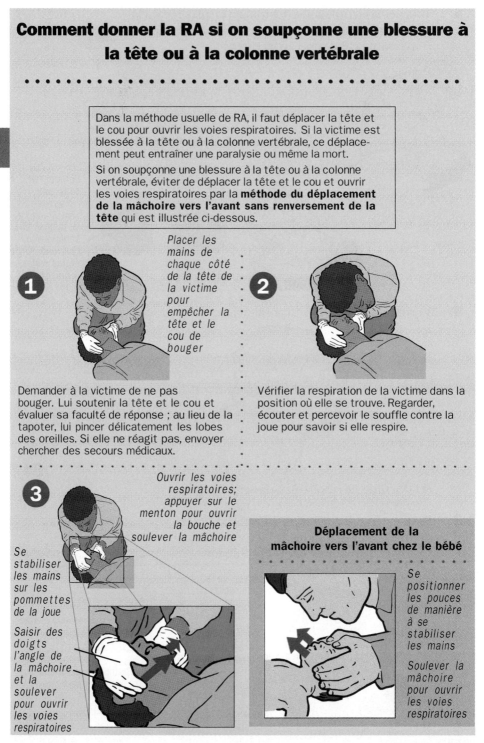

Dans la méthode usuelle de RA, il faut déplacer la tête et le cou pour ouvrir les voies respiratoires. Si la victime est blessée à la tête ou à la colonne vertébrale, ce déplacement peut entraîner une paralysie ou même la mort.

Si on soupçonne une blessure à la tête ou à la colonne vertébrale, éviter de déplacer la tête et le cou et ouvrir les voies respiratoires par la **méthode du déplacement de la mâchoire vers l'avant sans renversement de la tête** qui est illustrée ci-dessous.

1 *Placer les mains de chaque côté de la tête de la victime pour empêcher la tête et le cou de bouger*

Demander à la victime de ne pas bouger. Lui soutenir la tête et le cou et évaluer sa faculté de réponse ; au lieu de la tapoter, lui pincer délicatement les lobes des oreilles. Si elle ne réagit pas, envoyer chercher des secours médicaux.

2

Vérifier la respiration de la victime dans la position où elle se trouve. Regarder, écouter et percevoir le souffle contre la joue pour savoir si elle respire.

3 *Ouvrir les voies respiratoires; appuyer sur le menton pour ouvrir la bouche et soulever la mâchoire*

Se stabiliser les mains sur les pommettes de la joue

Saisir des doigts l'angle de la mâchoire et la soulever pour ouvrir les voies respiratoires

Déplacement de la mâchoire vers l'avant chez le bébé

Se positionner les pouces de manière à se stabiliser les mains

Soulever la mâchoire pour ouvrir les voies respiratoires

4

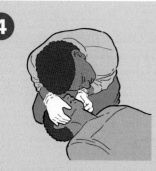

Regarder... s'il y a mouvement de la poitrine

Écouter... s'il y a échange respiratoire

Sentir... contre la joue s'il y a expiration

Prendre jusqu'à 10 secondes pour vérifier la respiration tout en déplaçant la mâchoire vers l'avant pour maintenir les voies respiratoires ouvertes.

si

S'il faut remettre la victime en position pour l'évaluer ou pour pratiquer la RA, la déplacer ou la tourner en un seul bloc dans la mesure du possible–voir la page 2-8.

4

5

Appuyer la joue sur le nez de la victime pour assurer un contact étanche continuer à soulever la mâchoire pour garder les voies respiratoires ouvertes

Prendre une respiration, insuffler lentement pendant 1 seconde et regarder si la poitrine se soulève

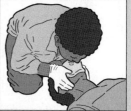

Ouvrir les voies respiratoires en déplaçant la mâchoire vers l'avant sans renverser la tête; utiliser un masque

Si la victime ne respire pas, placer la bouche contre la bouche de la victime et appuyer la joue contre son nez pour assurer un contact étanche. Lui insuffler de l'air dans la bouche et regarder si sa poitrine se soulève.

Si la poitrine se soulève, donner une autre insufflation et poursuivre la RA. Si elle ne se soulève pas, essayer à nouveau d'ouvrir les voies respiratoires en déplaçant la mâchoire vers l'avant, mais cette fois :

◆ exercer une légère traction sur la tête et le cou en tirant doucement sur la tête

◆ renverser légèrement la tête vers l'arrière ; juste assez pour ouvrir les voies respiratoires (bien que cette manœuvre déplace le cou, il est plus important de fournir de l'air aux poumons que de protéger le cou)

◆ essayer de donner une autre insufflation

Si la poitrine ne se soulève toujours pas, c'est que les voies respiratoires sont obstruées par un corps étranger; il faut alors donner les premiers soins de l'étouffement (voir l'étape 7 de la page 3-10).

En utilisant la méthode du déplacement de la mâchoire, poursuivre la RA de la manière décrite à l'étape 7 de la page suivante.

Chez le bébé

Couvrir la bouche et le nez du bébé avec la bouche ou avec un masque. Insuffler pendant 1 seconde.

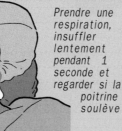

emploi du masque

suite de la page 4-21

7   Vérifier pour le pouls au cou. On peut palper le pouls carotidien de chaque côté du cou; palper le pouls du côté le plus rapproché de soi ; **ne pas comprimer les deux côtés à la fois**.

4

Palpation du pouls par le secouriste

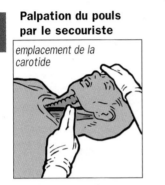

emplacement de la carotide

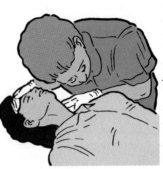

Garder la tête renversée vers l'arrière

Glisser 2 doigts dans le creux du cou, juste au-dessous de la pomme d'Adam

Appuyer légèrement pour percevoir le pouls; prendre au plus 10 secondes pour l'évaluer

Attention! Il peut être difficile de percevoir le pouls. Si le pouls est imperceptible ou que vous êtes incertain, entreprendre la RCR immédiatement—voir l'étape 8 de la page 5-13.

S'il y a un pouls, poursuivre la RA ; voir l'étape 8 ci-dessous.

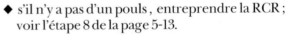

8   Donner une insufflation toutes les cinq à six secondes (10 à 12 insufflations par minute). Vérifier pour un pouls à des intervalles de deux minutes.

◆ s'il n'y a pas d'un pouls, entreprendre la RCR ; voir l'étape 8 de la page 5-13.

◆ s'il y a un pouls, poursuivre l'examen primaire; voir l'étape 2 de la page 2-9.

◆ s'il y a un pouls mais la victime ne respire toujours pas, poursuivre la RA. Poursuivre la RA jusqu'à ce que la respiration reprenne, que les secours médicaux prennent la relève ou qu'on soit trop fatigué pour continuer.

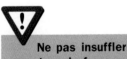

Ne pas insuffler avec trop de force

Si les insufflations sont données trop rapidement ou avec trop de force, l'air peut pénétrer dans l'estomac plutôt que dans les poumons, ce qui peut causer certains problèmes; voir la page 4-28 pour de plus amples renseignements. Insuffler avec juste assez de force pour soulever la poitrine.

La respiration artificielle bouche-à-bouche chez l'enfant

Vous arrivez sur les lieux... et vous voyez un enfant inconscient (entre un et huit ans) étendu sur le sol...

1 Appliquer les principes de la PCSU ; commencer l'examen des lieux (voir la page 2-3). Si un parent ou un tuteur est présent, obtenir la permission de donner des soins.

> **si**
>
> Si on soupçonne une blessure à la tête ou à la colonne vertébrale, poursuivre les soins comme il est indiqué aux pages 4-22 et 4-23.

4

2 Évaluer la faculté de réponse.

> Est-ce que ça va?

Demander à la victime si ça va et évaluer sa réaction

Lui tapoter les épaules

Si la victime ne réagit pas, passer à l'étape 3.

3 Envoyer quelqu'un chercher des secours médicaux ou y aller soi-même et chercher un défibrillateur si disponible. Si on est seul, exécuter deux minutes de RA avant de le laisser pour appeler des secours.

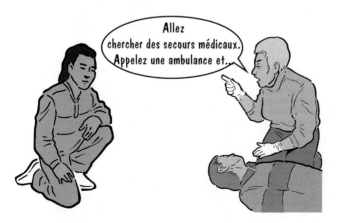

> Allez chercher des secours médicaux. Appelez une ambulance et...

4

si

4   Tourner la victime sur le dos tout en lui protégeant la tête et le cou. Ouvrir les voies respiratoires en renversant la tête vers l'arrière.

Pour ouvrir les voies respiratoires, appuyer sur le front et soulever la mâchoire

Si on soupçonne une blessure à la tête ou à la colonne vertébrale, ne pas déplacer la victime. Voir à la page 4-22 comment ouvrir les voies respiratoires et vérifier la respiration.

voies respiratoires fermées

voies respiratoires ouvertes

Lorsque la tête est renversée vers l'arrière, la langue est soulevée de l'arrière-gorge et les voies respiratoires s'ouvrent

. . . .

5   Vérifier la respiration en prenant au plus 10 secondes.

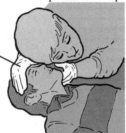

Garder la tête renversée vers l'arrière

Approcher une oreille de la bouche et du nez de la victime

Regarder... s'il y a mouvement de la poitrine

Écouter... s'il y a échange respiratoire

Sentir... contre la joue s'il y a expiration

si

Si la victime ne respire pas, passer à l'étape 6.

. . . .

6   Donner deux insufflations. Chez l'enfant, insuffler pendant 1 seconde. Insuffler juste assez d'air pour soulever la poitrine.

Si la poitrine ne se soulève pas avec les insufflations :

♦ ouvrir à nouveau les voies respiratoires en renversant la tête vers l'arrière

♦ pincer les narines à nouveau

♦ assurer un contact plus étanche avec la bouche

♦ essayer d'insuffler à nouveau

Si la poitrine ne se soulève toujours pas, donner les premiers soins de l'étouffement – voir l'étape 7 de la page 3-20.

Prendre une respiration et assurer un contact étanche entre sa propre bouche et la bouche de la victime

Pincer les narines

Insuffler et regarder si la poitrine se soulève

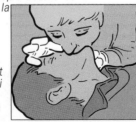

Éloigner sa bouche du visage de la victime et relâcher les narines pour laisser l'air s'échapper

Regarder si la poitrine s'abaisse, écouter les bruits respiratoires et sentir le souffle contre la joue

Donner une autre insufflation et passer à l'étape 7

7   Vérifier pour le pouls au cou. On peut palper le pouls carotidien de chaque côté du cou ; palper le pouls du côté le plus rapproché de soi ; **ne pas comprimer les deux côtés à la fois**.

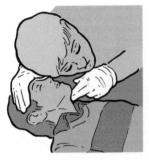

Palpation du pouls par le secouriste

Garder la tête renversée vers l'arrière

Glisser 2 doigts dans le creux du cou, juste au-dessous de la pomme d'Adam

Appuyer légèrement pour percevoir le pouls; prendre de 5 à 10 secondes pour l'évaluer

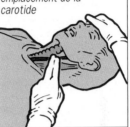

emplacement de la carotide

Attention! Il peut être difficile de percevoir le pouls. Si le pouls est imperceptible ou que vous êtes incertain, entreprendre la RCR immédiatement ; voir l'étape 8 de la page 5-24.

S'il y a un pouls, poursuivre la RA ; voir l'étape 8 ci-dessous.

· ·

8   Donner une insufflation toutes les trois à cinq secondes (12 à 20 insufflations par minute). Vérifier pour un pouls à des intervalles de deux minutes.

Si on est seul, voir à la page 1-19 à quel moment aller chercher des secours médicaux.

◆ s'il n'y a pas d'un pouls entreprendre la RCR ; voir l'étape 8 de la page 5-24.

◆ s'il y a un pouls poursuivre l'examen primaire ; voir l'étape 2 de la page 2-9.

◆ s'il y a un pouls mais la victime ne respire toujours pas, poursuivre la RA. Poursuivre la RA jusqu'à ce que la respiration reprenne, que les secours médicaux prennent la relève ou qu'on soit trop fatigué pour continuer.

Ne pas insuffler avec trop de force

Si les insufflations sont données trop rapidement ou avec trop de force, l'air peut pénétrer dans l'estomac plutôt que dans les poumons, ce qui peut causer certains problèmes ; voir la page 4-28 pour de plus amples renseignements. Insuffler avec juste assez de force pour soulever la poitrine.

4

Pour éviter la
distension stomacale et les vomissements, ne pas
insuffler avec trop de force

La distension stomacale

Si les insufflations sont données trop rapidement ou avec trop de force, l'air peut pénétrer dans l'estomac et le faire gonfler; c'est ce que l'on nomme la **distension stomacale**. Cette distension rend la RA plus difficile à pratiquer et augmente le risque de vomissement.

Éviter d'aggraver une distension légère en prenant les mesures suivantes :

◆ remettre la tête en position et ouvrir les voies respiratoires à nouveau

◆ insuffler plus lentement une moins grande quantité d'air

◆ s'assurer que les voies respiratoires sont complètement ouvertes

Bien que cela se produise rarement, l'estomac peut être si gonflé qu'il empêche les poumons de se dilater. Comme l'air insufflé ne peut pénétrer dans les poumons, il faut expulser l'air accumulé dans l'estomac pour permettre la dilatation pulmonaire. **N'expulser l'air de l'estomac que si la distension empêche les poumons de se dilater et que la RA est inefficace.**

Tourner la victime sur le côté, le visage vers le bas, et lui comprimer l'estomac ; de l'air devrait s'échapper. Cette manœuvre provoquera probablement des vomissements. Si tel est le cas, essuyer rapidement la bouche de la victime pour maintenir les voies respiratoires dégagées. Remettre la victime en position, réévaluer la respiration et le pouls et, au besoin, poursuivre la RA.

Pour expulser l'air de l'estomac-tourner la victime vers soi et lui comprimer l'estomac pour en expulser l'air

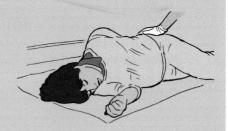

Pour prévenir
la distension stomacale

◆ donner des insufflations lentes

◆ insuffler juste assez d'air pour soulever la poitrine

◆ s'assurer que les voies respiratoires sont complètement ouvertes ; maintenir la tête renversée vers l'arrière (sans hyperextension du cou)

Les vomissements

Souvent, la victime vomit pendant la RA ou à la reprise de la respiration. Si les vomissements surviennent pendant la RA, tourner la victime sur le côté et lui essuyer la bouche. Après avoir dégagé les voies respiratoires, la remettre en position, réévaluer la respiration et le pouls et poursuivre la RA.

Si on soupçonne une blessure à la colonne vertébrale, il faut tourner la victime sur le côté en un seul bloc, de sorte que la tête et la colonne restent dans la même position l'une par rapport à l'autre.

Si la victime vomit, la tourner vers soi et lui essuyer rapidement la bouche

remettre la victime en position, réévaluer la respiration et le pouls et poursuivre la RA

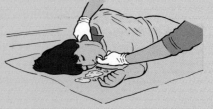

Comment donner la RA
à une victime qui respire par un stomate

• •

Certaines personnes respirent par une ouverture pratiquée à la base du cou. Cette ouverture, nommée **stomate**, est pratiquée à la suite d'une intervention chirurgicale, la laryngectomie.

4

Comment reconnaître qu'une victime respire par un stomate

Lorsqu'il entreprend la RA, le secouriste peut ignorer que la victime respire par un stomate. Si, au moment de l'insufflation, l'air semble pénétrer dans les voies respiratoires mais que la poitrine ne se soulève pas, examiner le cou pour voir si la victime porte un stomate. En donnant des insufflations, on peut aussi entendre le bruit de l'air qui sort du stomate.

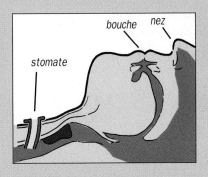

Comment donner la RA à une victime qui respire par un stomate

La séquence des premiers soins reste la même. Une fois qu'on a établi que la victime respire par un stomate, procéder comme suit :

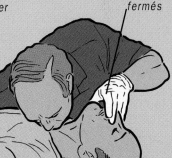

Couvrir le stomate avec la bouche et souffler

Garder le nez et la bouche fermés

◆ dénuder toute la région du cou et enlever tout ce qui recouvre le stomate. Si un tube est en place dans le stomate, ne pas l'enlever

◆ glisser un coussin sous les épaules (s'il y en a un à portée de la main) pour les garder légèrement élevées

◆ garder la tête dans l'alignement du corps, le menton relevé

◆ fermer hermétiquement le nez et la bouche de la victime avec la main la plus rapprochée de la tête

◆ assurer un contact étanche entre la bouche et le stomate et souffler directement dans le stomate, ou assurer un contact étanche entre le masque de poche et le stomate et souffler dans le masque

◆ regarder si la poitrine se soulève (regarder, écouter et percevoir contre la joue le déplacement de l'air)

◆ laisser l'air s'échapper du stomate après chaque insufflation

◆ maintenir l'ouverture propre au moyen d'un linge; ne jamais utiliser de mouchoirs de papier

4

Comment donner la RA bouche-à-nez

La RA bouche-à-nez

Employer cette méthode :

◆ s'il est impossible d'ouvrir la bouche

◆ en cas de blessures à l'intérieur ou autour de la bouche, y compris les brûlures et l'empoisonnement

◆ si on ne peut couvrir complètement la bouche de la victime ni assurer un contact étanche

Le bouche-à-nez est pratiqué de la même manière que le bouche-à-bouche, sauf que la bouche est maintenue fermée et que l'air

est insufflé par le nez, comme le montre l'illustration.

Ouvrir la bouche de la victime entre les insufflations pour laisser l'air s'échapper des poumons.

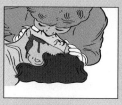

Maintenir la bouche fermée

Insuffler dans le nez-ici, on emploie un écran facial pour réduire le risque d'infection

si

La respiration artificielle bouche-à-bouche-et-nez chez le bébé

Si on soupçonne une blessure à la tête ou à la colonne vertébrale, poursuivre les soins comme il est indiqué aux pages 4-22 et 4-23.

Vous arrivez sur les lieux... et vous voyez un bébé inconscient (de moins d'un an)...

1   Appliquer les principes de la PCSU ; commencer l'examen des lieux (voir la page 2-3). Si un parent ou un tuteur est présent, obtenir la permission de donner des soins.

2   Évaluer la faculté de réponse.

Bébé, bébé! m'entends-tu?

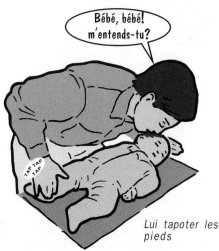

Lui tapoter les pieds

3   Envoyer quelqu'un chercher des secours médicaux ou y aller soi-même. Si on est seul exécuter deux minutes de RA avant de le laisser pour appeler des secours.

Allez chercher des secours médicaux. Appelez une ambulance et dites qu'un bébé est inconscient.

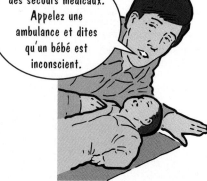

4 Tourner le bébé sur le dos tout en lui protégeant la tête et le cou. Ouvrir les voies respiratoires en renversant la tête vers l'arrière.

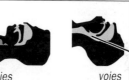

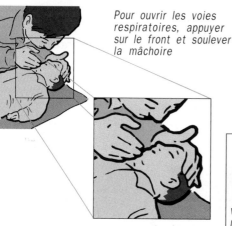

Pour ouvrir les voies respiratoires, appuyer sur le front et soulever la mâchoire

Si on soupçonne une blessure à la tête ou à la colonne vertébrale, ne pas déplacer le bébé. Voir à la page 4-22 comment ouvrir les voies respiratoires et vérifier la respiration.

voies respiratoires fermées   *voies respiratoires ouvertes*

Lorsque la tête est renversée vers l'arrière, la langue se soulève de l'arrière-gorge et les voies respiratoires s'ouvrent

5 Garder la tête renversée vers l'arrière et approcher une oreille de la bouche et du nez du bébé. Vérifier la respiration en prenant jusqu'à 10 secondes.

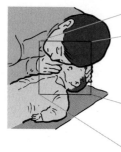

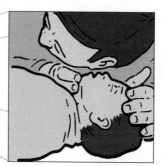

Regarder... s'il y a mouvement de la poitrine

Écouter... s'il y a échange respiratoire

Sentir... contre la joue s'il y a expiration

Chez le bébé, la superficie de l'arrière de la tête est relativement grande par rapport au reste du corps. La tête s'incline donc vers l'avant lorsque le bébé est couché sur le dos, ce qui obstrue ses voies respiratoires.

Lorsqu'on pratique la RA ou la RCR, il peut être utile de glisser un coussin mince sous les épaules du bébé pour garder les voies respiratoires ouvertes; ne pas perdre de temps à chercher un coussin.

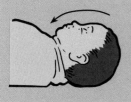

La tête du bébé s'incline vers l'avant lorsqu'il est couché sur le dos

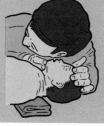

Glisser un mince coussin sous les épaules du bébé pour garder les voies respiratoires ouvertes

6   Donner deux insufflations. Chez le bébé, insuffler pendant 1 seconde. Insuffler juste assez d'air pour soulever la poitrine.

Si la poitrine ne se soulève pas avec les insufflations, faire un autre essai :

◆ ouvrir les voies respiratoires en renversant la tête vers l'arrière

◆ assurer un contact plus étanche avec la bouche et le nez

◆ tenter d'insuffler à nouveau

Si la poitrine ne se soulève toujours pas, donner les premiers soins de l'étouffement; voir l'étape 7 de la page 3-27.

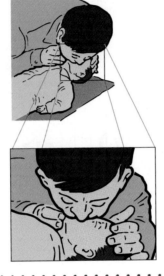

Prendre une bonne respiration et couvrir le nez et la bouche du bébé avec sa bouche

Insuffler et regarder si la poitrine se soulève

Éloigner sa bouche du visage du bébé pour laisser l'air s'échapper

Regarder si la poitrine s'abaisse, écouter les bruits respiratoires et sentir le souffle contre la joue

Donner une autre insufflation et passer à l'étape 7

7   Vérifier pour le pouls brachial.

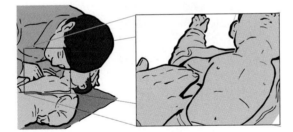

Garder la tête renversée vers l'arrière

Presser légèrement avec deux doigts sur la face interne du bras, entre les gros muscles et l'os

Prendre au plus 10 secondes pour évaluer le pouls

Palper le pouls brachial

Comme il est difficile de palper le pouls carotidien (au cou) chez le bébé, on palpe plutôt le pouls brachial (au bras).

Attention! Il peut être difficile de percevoir le pouls. Si le pouls est imperceptible ou que vous êtes incertain, entreprendre la RCR immédiatement ; voir l'étape 8 de la page 5-28.

S'il y a un pouls, poursuivre la RA ; voir l'étape 8 de la page suivante.

8 Donner une insufflation toutes les trois secondes (20 insufflations par minute). Vérifier pour un pouls à des intervalles de deux minutes.

◆ s'il n'y a pas de pouls entreprendre la RCR; voir l'étape 8 de la page 5-24.

Si on est seul, décider s'il faut aller chercher des secours médicaux ou poursuivre les premiers soins; voir la page 1-19.

◆ s'il y a un pouls poursuivre l'examen primaire; voir l'étape 2 de la page 2-9.

◆ s'il y a un pouls mais la victime ne respire toujours pas, poursuivre la RA. Poursuivre la RA jusqu'à ce que la respiration reprenne, que les secours médicaux prennent la relève ou qu'on soit trop fatigué pour continuer.

Ne pas insuffler avec trop de force

Si les insufflations sont données trop rapidement ou avec trop de force, l'air peut pénétrer dans l'estomac plutôt que dans les poumons, ce qui peut causer certains problèmes; voir la page 4-28 pour de plus amples renseignements. Insuffler avec juste assez de force pour soulever la poitrine.

Comment pratiquer la respiration assistée

La respiration assistée aide celui qui éprouve des graves difficultés respiratoires à respirer plus efficacement. Elle est plus utile si l'effort respiratoire est faible ou nul. Si l'effort respiratoire est bon, il est probable que la respiration autonome soit plus efficace. Entreprendre la respiration assistée lorsqu'on reconnaît les signes de graves difficultés respiratoires (voir la page 4-5).

La technique de la ventilation assistée est la même que celle de la respiration artificielle, sauf en ce qui concerne le nombre et la durée des insufflations. Assurer un contact étanche entre sa propre bouche et le nez et (ou) la bouche de la victime et insuffler de l'air dans les poumons (si possible, utiliser un masque ou un écran facial). Si la respiration est trop lente, donner une insufflation à chaque inspiration et une autre entre chaque inspiration. Donner une insufflation toutes les cinq secondes, soit entre 12 et 15 insufflations par minute.

Si la respiration est trop rapide, donner une insufflation à toutes les deux inspirations. Cela devrait diminuer la fréquence respiratoire de la victime. Donner de 12 à 15 insufflations par minute.

Si la victime est consciente, lui expliquer ce que l'on fait et la raison pour laquelle on le fait. La rassurer fréquemment et l'encourager à respirer à une bonne fréquence et à une bonne amplitude. Si elle refuse qu'on l'aide à respirer, lui expliquer pourquoi on veut le faire. Si elle refuse encore après avoir reçu des explications, ne pas insister.

Aider une victime à prendre ses médicaments contre l'anaphylaxie

Les médicaments anti-anaphylactiques sont injectés au moyen d'une seringue et d'une aiguille. On présente ici le produit le plus courant. Ils sont faciles d'emploi et libèrent juste la quantité de médicament nécessaire à chaque injection. Il est possible que la victime ne soit pas en mesure de se donner une injection et que vous ayez à le faire à sa place.

L'auto-injecteur EpiPen®

L'auto-injecteur EpiPen® est un dispositif jetable muni d'une aiguille éjectable actionnée par un ressort. Cet auto-injecteur libère une dose unitaire de médicament. La victime peut en avoir plus d'un en sa possession pour s'injecter des doses multiples.

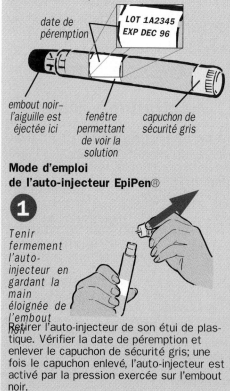

date de péremption

LOT 1A2345
EXP DEC 96

embout noir– l'aiguille est éjectée ici

fenêtre permettant de voir la solution

capuchon de sécurité gris

Mode d'emploi de l'auto-injecteur EpiPen®

1

Tenir fermement l'auto-injecteur en gardant la main éloignée de l'embout noir.

Retirer l'auto-injecteur de son étui de plastique. Vérifier la date de péremption et enlever le capuchon de sécurité gris; une fois le capuchon enlevé, l'auto-injecteur est activé par la pression exercée sur l'embout noir.

♦ Si la solution contenue dans la seringue est brune, ne pas l'utiliser. La solution devrait être limpide et incolore.

♦ Si la date de péremption est dépassée, ne pas utiliser l'auto-injecteur.

♦ En cas d'injection accidentelle à soi-même ou à une autre personne, obtenir au plus tôt des secours médicaux.

2

N'injecter la solution que dans la partie charnue de la face externe de la cuisse

On peut donner l'injection à travers des vêtements légers

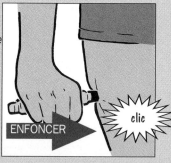

ENFONCER

clic

Appuyer fermement l'embout noir contre la face externe de la cuisse jusqu'à ce que l'auto-injecteur se déclenche; on sent et on entend un déclic. Maintenir l'auto-injecteur EpiPen® en place pendant dix secondes, puis le retirer d'un seul coup.

3

Après avoir donné l'injection, garder la victime au chaud et lui éviter tout effort. Si son état ne s'améliore pas après 10 minutes, lui donner une autre dose de médicament, si elle en a une en sa possession. L'effet du médicament commence à se dissiper après 10 ou 20 minutes–obtenir immédiatement des secours médicaux.

Quoi faire avec l'auto-injecteur EpiPen®

Faites plier l'aiguille qui ressort de la pointe noire de l'unité en l'appuyant contre une surface dure. N'y touchez jamais. Replacez l'aiguille brisée et l'unité utilisée dans le boîtier de plastique et apportez-les à l'hôpital avec la victime.

4

Aider la victime d'une crise d'asthme grave à prendre son médicament

Souvent, l'asthmatique a en sa possession un **inhalateur-doseur** qui contient un médicament. La plupart du temps, il peut s'en servir sans aide, mais pendant une crise grave, il peut en être incapable. Le secouriste peut alors l'aider à prendre son médicament.

L'inhalateur-doseur libère une dose prédéterminée de médicament. Il doit être utilisé correctement pour que le produit pénètre dans les poumons. Toujours lire les instructions du fabricant et s'y conformer.

Aider un asthmatique à prendre son médicament

1 Agiter le contenant et enlever le capuchon.

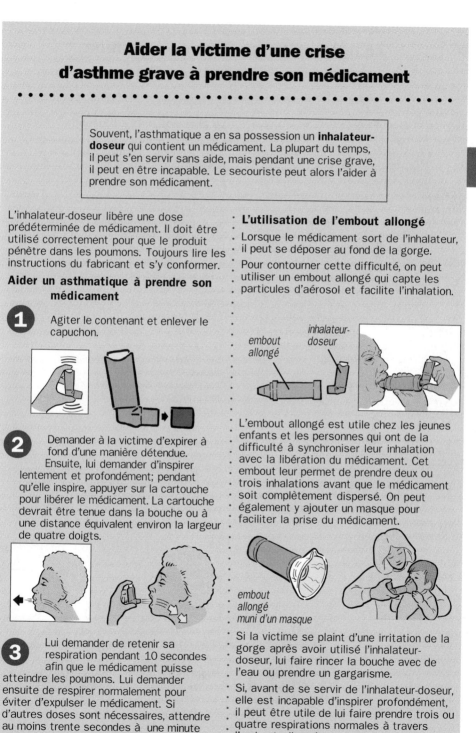

2 Demander à la victime d'expirer à fond d'une manière détendue. Ensuite, lui demander d'inspirer lentement et profondément; pendant qu'elle inspire, appuyer sur la cartouche pour libérer le médicament. La cartouche devrait être tenue dans la bouche ou à une distance équivalent environ la largeur de quatre doigts.

3 Lui demander de retenir sa respiration pendant 10 secondes afin que le médicament puisse atteindre les poumons. Lui demander ensuite de respirer normalement pour éviter d'expulser le médicament. Si d'autres doses sont nécessaires, attendre au moins trente secondes à une minute avant de répéter ces étapes.

L'utilisation de l'embout allongé

Lorsque le médicament sort de l'inhalateur, il peut se déposer au fond de la gorge. Pour contourner cette difficulté, on peut utiliser un embout allongé qui capte les particules d'aérosol et facilite l'inhalation.

embout allongé *inhalateur-doseur*

L'embout allongé est utile chez les jeunes enfants et les personnes qui ont de la difficulté à synchroniser leur inhalation avec la libération du médicament. Cet embout leur permet de prendre deux ou trois inhalations avant que le médicament soit complètement dispersé. On peut également y ajouter un masque pour faciliter la prise du médicament.

embout allongé muni d'un masque

Si la victime se plaint d'une irritation de la gorge après avoir utilisé l'inhalateur-doseur, lui faire rincer la bouche avec de l'eau ou prendre un gargarisme.

Si, avant de se servir de l'inhalateur-doseur, elle est incapable d'inspirer profondément, il peut être utile de lui faire prendre trois ou quatre respirations normales à travers l'embout allongé.

4

Le pneumothorax - une complication grave des blessures au thorax

La **cavité pleurale** est l'espace compris entre les poumons et la paroi thoracique; ce n'est pas un espace vide—il est normalement rempli par les poumons. Les poumons sont aspirés dans cette cavité parce qu'elle ne contient pas d'air. Toutefois, si de l'air y pénètre, l'effet d'aspiration cesse et les poumons s'affaissent : c'est le **pneumothorax**. Cette complication met la vie en danger parce qu'elle peut entraîner l'affaissement des poumons et causer de graves difficultés respiratoires.

Le pneumothorax ouvert

Le pneumothorax ouvert survient lorsqu'une plaie pénétrante du thorax laisse passer l'air ambiant dans la cavité pleurale. On le dit **ouvert** parce que la plaie s'ouvre sur l'extérieur. Une plaie aspirante du thorax est un pneumothorax ouvert.

Le pneumothorax fermé

Un pneumothorax n'est pas nécessairement dû à une plaie thoracique externe. L'air peut pénétrer dans la cavité pleurale par l'intérieur de l'organisme, par exemple par un poumon ou par des conduits respiratoires rupturés. Cela peut survenir sans cause apparente (c'est ce qu'on appelle un pneumothorax spontané) ou à la suite d'une blessure comme une perforation du poumon par une côte fracturée.

Le pneumothorax suffocant

L'air qui pénètre dans la cavité pleurale sans pouvoir s'en échapper entraîne un **pneumothorax suffocant**, qui est causé par l'accumulation d'air dans cette cavité. L'air accumulé comprime le poumon, qui s'affaisse, et exerce une pression sur le cœur, qui ne peut plus pomper le sang aussi efficacement. Si l'air continue de s'accumuler, l'état de la victime s'aggrave. Un pneumothorax suffocant est une urgence médicale grave.

Couvrir une plaie aspirante du thorax avec un pansement étanche peut entraîner un pneumothorax suffocant. Si, en plus, il existe une blessure interne, de l'air peut pénétrer dans la cavité thoracique par les poumons ou par les conduits respiratoires; comme le pansement étanche empêche cet air de s'échapper, il s'accumule dans le thorax. C'est pourquoi il faut appliquer sur une plaie aspirante du thorax un pansement qui forme une valve à flottement. Ce type de pansement permet à l'air accumulé dans le thorax de s'échapper au moment de l'expiration et il empêche l'air ambiant d'y pénétrer au moment de l'inspiration.

Si l'air pénètre dans la cavité thoracique par une blessure du poumon, sans qu'il y ait de plaie thoracique, le secouriste ne peut rien faire pour prévenir l'accumulation d'air dans la cavité pleurale. Il doit obtenir des secours médicaux au plus tôt et essayer d'offrir le plus de confort possible à la victime.

pneumothorax

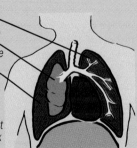

poumon normal

poumon affaissé

de l'air a pénétré entre les poumons et la paroi thoracique et provoque l'affaissement du poumon; c'est le pneumothorax

pneumothorax suffocant

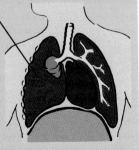

l'air s'accumule dans la cavité thoracique du côté blessé

l'air exerce une pression sur le cœur et sur l'autre poumon; c'est le pneumothorax suffocant

La réduction du contact bouche-à-bouche.

● ●

Il existe un faible risque qu'une infection soit transmise d'une personne à une autre au cours de la respiration artificielle (RA). Pour pratiquer la RA, utilisez un masque facial ou un écran protecteur conçu pour prévenir la transmission des maladies. De nombreuses marques et modèles de masques sont offerts. Choisissez un modèle jetable ou un modèle muni d'une soupape unidirectionnelle jetable. Gardez-le dans un endroit facilement accessible et utilisez-le conformément au mode d'emploi du fabricant.

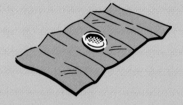

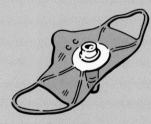

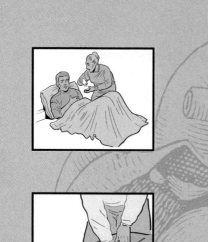

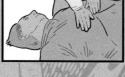

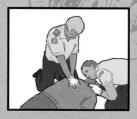

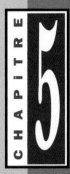

LES AFFECTIONS CARDIO-VASCULAIRES, LA RCR ET LA DEA

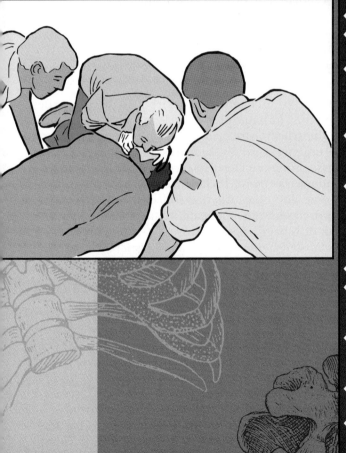

Introduction

Les affections cardio-vasculaires sont la principale cause de décès au Canada. Si les victimes recevaient les premiers soins appropriés et si les canadiens adoptaient un mode de vie propre à réduire le risque d'affection cardio-vasculaire, un grand nombre de ces décès pourrait être évité. On décrit dans ce chapitre :

◆ les affections cardio-vasculaires

◆ les moyens de réduire le risque d'affection cardio-vasculaire

◆ les premiers soins des urgences cardio-vasculaires, y compris

❖ les premiers soins de l'accident cérébro-vasculaire

❖ les premiers soins de l'angine de poitrine et de la crise cardiaque

❖ les premiers soins de l'arrêt cardiaque, c'est-à-dire la RCR

Les affections cardio-vasculaires

Les affections cardio-vasculaires sont des troubles du cœur et des vaisseaux sanguins. La haute pression et l'athérosclérose comptent parmi les troubles cardio-vasculaires. À la longue, elles peuvent entraîner des urgences cardio-vasculaires comme l'angine de poitrine, la crise cardiaque, l'insuffisance cardiaque congestive, l'accès ischémique transitoire, l'accident cérébro-vasculaire et l'arrêt cardiaque. Toutes ces urgences sont décrites dans le présent chapitre. Les premiers soins applicables dans chaque cas sont décrits à partir de la page 5-6, sous le titre
Les premiers soins de l'angine de poitrine et de la crise cardiaque.

L'hypertension artérielle ou haute pression

La tension artérielle est la pression exercée par le sang sur les parois internes des vaisseaux sanguins. Elle s'élève et elle s'abaisse de façon naturelle. Lorsqu'une personne est excitée ou qu'elle est soumise à un stress émotif, sa tension artérielle augmente d'abord pour ensuite s'abaisser une fois l'excitation passée. Chez certaines personnes, la tension artérielle reste toujours élevée. C'est ce que l'on appelle l'**hypertension artérielle**. À la longue, l'hypertension endommage les tissus du système cardio-vasculaire. Les parois des vaisseaux sanguins s'épaississent et perdent de leur élasticité et le cœur augmente de volume.

Les changements provoqués par l'hypertension artérielle accroissent le risque d'accident cérébro-vasculaire, de crise cardiaque et de troubles rénaux et oculaires. Malheureusement, l'hypertension ne donne pas toujours de signes avant-coureurs; on peut se sentir très bien et faire de l'hypertension. C'est pourquoi on dit que l'hypertension est un **tueur silencieux**.

Le rétrécissement des artères

Les artères sont les vaisseaux sanguins qui transportent le sang du cœur vers les tissus. Leur paroi interne est endommagée par les dépôts de matières grasses, qui provoquent un rétrécissement du vaisseau. Ce processus de dépôt de matières grasses et de rétrécissement se nomme **athérosclérose**. Dans les artères coronaires, qui transportent le sang oxygéné vers le cœur, il se nomme **coronaropathie**.

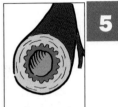

artère normale

À mesure que l'artère se rétrécit, elle laisse passer de moins en moins de sang. Il arrive un point où elle est si étroite que les tissus qui se trouvent au-delà du rétrécissement ne reçoivent plus suffisamment de sang oxygéné pour fonctionner normalement. Bien que les signes et symptômes du rétrécissement des artères ne se manifestent pas habituellement avant l'âge moyen, l'athérosclérose commence souvent au cours de l'enfance.

artère obstruée

L'angine de poitrine

Le durcissement d'une artère coronaire a pour effet de réduire la quantité de sang que cette artère apporte à une partie donnée du muscle cardiaque. Lorsque le cœur travaille plus fort et exige plus de sang (par exemple, courir pour attraper l'autobus ou pelleter de la neige), l'artère coronaire rétrécie ne peut pas lui fournir le sang oxygéné dont il a besoin. La personne éprouve alors de la douleur ou un inconfort à la poitrine qui peut s'étendre au cou, à la mâchoire, aux épaules et aux bras. Cette douleur est nommée **angine de poitrine**. Elle est habituellement de courte durée et disparaît si la personne se repose ou prend les médicaments qui lui sont prescrits. De nombreux angineux peuvent vivre normalement en prenant des médicaments qui augmentent l'afflux de sang au cœur.

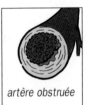

5

Le secouriste - Clé de voûte de la "survie cardiovasculaire"

Les étapes essentielles

Les gens pensent souvent à la RCR lorsqu'ils pensent aux premiers soins de la crise ou de l'arrêt cardiaque. La RCR ne représente toutefois qu'une des étapes essentielles. Il y a quatre étapes que les secouristes doivent suivre lorsqu'ils aident une personne qui souffre de troubles cardiaques.

1. **Reconnaissance rapide** de l'urgence cardio-vasculaire

2. **Communication rapide** avec le réseau des secours médicaux d'urgence. Il faut demander rapidement de l'aide

3. **Administration rapide de la RCR**, au besoin

4. **Défibrillation rapide**, au besoin (la défibrillation est un choc électrique que l'on donne au cœur qui palpite pour rétablir son battement normal)

Chaque étape est aussi important l'un que l'autre. Il faut tout les appliquer pour offrir au sujet la meilleure chance de survie.

Le temps est un facteur vital. Si la respiration est imperceptible, il faut pratiquer la RCR dans les quatre minutes qui suivent l'arrêt cardiaque pour que la victime ait une chance raisonnable de survivre. La défibrillation doit être pratiquée dans les huit à dix minutes qui suivent. Dans les deux cas, plus on réagit rapidement, meilleures sont les chances de survie.

En tant que première personne qualifiée à arriver sur les lieux, le secouriste est responsable des étapes à suivre. Il doit reconnaître l'urgence cardio-vasculaire, appeler des secours médicaux, entreprendre la RCR, au besoin, et utiliser le défibrillateur, s'il est formé. Le secouriste joue un rôle important: celui de la clé de voûte vis-à-vis la survie cardiovasculaire.

La reconnaissance rapide et le refus

La premiere étape est la reconnaissance de l'urgence cardio-vasculaire. Il se peut que ce soit la tâche la plus difficile pour le secouriste. Il n'est pas facile d'accepter qu'une personne soit victime d'une crise cardiaque et qu'elle puisse mourir très rapidement, surtout si c'est un membre de la famille ou un ami intime (la crise cardiaque survient souvent en présence de parents ou d'amis). La personne peut être en train de parler et ne pas *sembler* en danger de mort. Souvent, elle refuse de croire qu'il lui arrive quelque chose de grave.

En moyenne, il s'écoule $4^1/2$ heures entre l'apparition des premiers malaises et l'arrivée de la victime à l'hôpital.

Une des causes de ce délai est qu'il faut du temps pour accepter la gravité de la situation.

C'est cette perte de temps qui nous empêche de sauver de nombreuses vies. Lorsque quelqu'un se plaint de douleurs à la poitrine, il faut immédiatement penser que la situation est grave; c'est cela la reconnaissance rapide.

Ensuite, la première chose à faire est d'appeler des secours médicaux (c'est la communication rapide avec les secours médicaux).

Si le secouriste envoie rapidement la victime à l'hôpital, il lui offre la meilleure chance de survie. Si ce n'est qu'un malaise, il aura quand même pris la bonne décision et la victime aura bénéficié d'un examen complet. Par contre, si la situation est grave, il aura sauvé une vie.

Ne vous inquiétez pas, c'est seulement une indigestion.

Je suis en très bonne forme, je cours un mille par jour... ce n'est pas mon cœur!

Un instant! Attendons quelques minutes et la douleur disparaîtra.

Donnez-moi une tasse de thé et tout ira bien.

La crise cardiaque

La crise cardiaque survient lorsque l'apport de sang oxygéné au muscle cardiaque est interrompu. Habituellement, une artère coronaire déjà rétrécie par l'athérosclérose est obstruée par un caillot de sang. Ce caillot empêche le passage du sang et, par conséquent, le tissu cardiaque se trouvant au-delà de l'obstruction se trouve privé d'oxygène. La crise cardiaque ressemble beaucoup à l'angine de poitrine, sauf que le repos et les médicaments ne font pas disparaître la douleur. Si le système électrique du cœur est atteint, ou si une partie importante du muscle cardiaque est touchée, le cœur peut cesser de battre. C'est l'arrêt cardiaque.

Aujourd'hui, les médecins disposent de médicaments capables de dissoudre les caillots; plus ces médicaments sont administrés tôt, plus ils sont efficaces. Si on soupçonne une crise cardiaque, il faut donc envoyer la victime à l'hôpital au plus tôt, car plus le traitement est retardé, plus les lésions cardiaques peuvent être graves. Il peut arriver que le cœur cesse de battre et que la personne meure. En médecine, la crise cardiaque est nommée **infarctus du myocarde**.

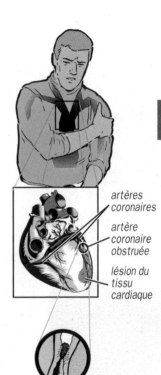

artères coronaires

artère coronaire obstruée

lésion du tissu cardiaque

Les signes et symptômes de l'angine de poitrine et de la crise cardiaque

la douleur peut être ressentie comme :

- une lourdeur
- une oppression
- un serrement
- une pression
- un écrasement
- une indigestion
- une douleur à la mâchoire
- une douleur aux bras

les autres signes et symptômes comprennent :

- le refus d'admettre que quelque chose ne va pas
- la peur
- la pâleur de la peau
- des nausées
- des vomissements
- de la transpiration
- un essoufflement
- de la fatigue
- un état de choc
- la perte de conscience
- l'arrêt cardiaque

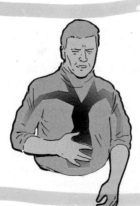

une crise cardiaque peut ressembler à une indigestion

Les premiers soins de l'angine de poitrine et de la crise cardiaque

Le secouriste peut *comprendre* la différence entre l'angine de poitrine et la crise cardiaque, mais il ne peut *déterminer* si la victime éprouve une douleur angineuse ou si elle fait une crise cardiaque; seul un médecin peut le faire. C'est pour cette raison que les premiers soins de l'angine de poitrine et de la crise cardiaque sont les mêmes.

1 Appliquer les principes de la PCSU; effectuer un examen des lieux (voir la page 2-3). Pour savoir ce qui est arrivé, poser les questions suivantes à la victime :

"Montrez-moi où vous avez mal."

"Avez-vous déjà eu une douleur semblable?"

"Avez-vous un médicament pour soulager cette douleur?"

2 Effectuer un examen primaire (voir la page 2-5).

3 Dès qu'on reconnaît les signes et symptômes de l'angine de poitrine ou de la crise cardiaque, appeler des secours médicaux ou demander à un passant de le faire. Si on doit laisser la victime seule pour appeler des secours, la placer au repos (étape 4) avant de partir.

4 Placer la victime au repos afin de réduire le travail du cœur. La meilleure position est celle qui offre le plus de confort à la victime. Dans certains cas, la position semi-assise peut aggraver la douleur. Laisser la victime prendre une position qui l'a déjà soulagée, mais ne pas perdre de temps à essayer différentes positions avant d'appeler des secours médicaux.

5 Donner le plus de confort possible à la victime ; desserrer ses vêtements au cou, à la poitrine et à la taille. La rassurer pour calmer sa peur et son inquiétude, qui exigent plus d'effort du cœur.

6 Aider la victime consciente à prendre son médicament. Suivre les indications figurant dans l'encadré de la page 5-7. Si la victime n'a pas de médicament ou si la douleur persiste après l'administration de son médicament, lui suggérer de mâcher un comprimé d'aspirine pour adulte (AAS). Demander à la victime si elle est allergique à l'AAS ou si un médecin lui a déjà interdit de prendre de l'AAS. Des recherches ont démontré que l'administration rapide de l'AAS peut réduire jusqu'à 20 % les effets d'une crise cardiaque.

7 S'il n'y a aucun signe de vie, amorcez la RCR.

L'insuffisance cardiaque congestive

L'insuffisance cardiaque survient lorsque le cœur devient incapable de pomper le sang de manière efficace. Elle peut être causée par une affection cardiaque chronique ou par une crise cardiaque précédente. Comme le sang n'est pas pompé correctement, il est refoulé dans les poumons et provoque des troubles respiratoires. Il est aussi refoulé dans d'autres parties du corps où il provoque de l'enflure, aux chevilles par exemple.

Les signes et symptômes de l'insuffisance cardiaque

◆ essoufflement inhabituel, surtout à l'effort

◆ difficulté à respirer en position couchée

◆ bleuissement des lèvres, de la matrice de l'ongle, des oreilles et d'autres parties du corps

◆ enflure des chevilles

◆ expectoration de liquide rosé écumeux

Les premiers soins de l'insuffisance cardiaque

1 Appliquer les principes de la PCSU ; effectuer un examen des lieux (voir la page 2-3). Pour savoir ce qui est arrivé, poser les questions suivantes à la victime :

"Avez-vous déjà souffert de troubles respiratoires ? »

" Souffrez-vous de troubles cardiaques ? "

"Avez-vous un médicament pour soulager cette douleur ?"

Effectuer un examen primaire (voir la page 2-5).

2 Appeler des secours médicaux.

3 Placer la victime au repos en position semi-assise et desserrer les vêtements trop serrés.

4 Rassurer la victime et surveiller étroitement sa respiration.

5

Aider la victime à prendre son médicament
. . . .
Aidez la victime à prendre son médicament seulement si elle est consciente et si elle demande votre aide. La nytroglycérine, en comprimés ou en aérosol, est couramment employée pour soulager la douleur angineuse. Demandez à la personne si elle prend des médicaments contre la dysérection (par ex., Viagra). Dans l'affirmative, ne l'aidez pas à prendre de la nytroglycérine car cela pourrait causer une chute significative de sa pression artérielle. Assurez-vous que le médicament est prescrit spécifiquement pour la victime. Vaporisez sous la langue ou placez les comprimés sous la langue; ils ne doivent pas être avalés. L'utilisation de l'AAS est recommandée (voir la page 5-6). Vous pouvez répéter la dose prescrite de nytroglycérine, au besoin, à des intervalles de 5 à 10 minutes pour soulager la douleur et ce, jusqu'à un maximum de trois doses.

L'accident cérébro-vasculaire

artère obstruée

Lorsqu'un caillot de sang obstrue une artère cérébrale rétrécie et que la partie du cerveau se trouvant au-delà de l'obstruction ne reçoit plus suffisamment d'oxygène, le tissu cérébral est détruit. C'est ce que l'on nomme un **accident cérébro-vasculaire** (ACV). S'il est grave, l'ACV peut entraîner la mort; s'il est moins grave, il peut causer des lésions cérébrales qui perturbent certaines fonctions de l'organisme, selon la partie atteinte du cerveau. Le durcissement des artères est la principale cause de la crise cardiaque et de l'accident cérébro-vasculaire. Les artères se rétrécissent graduellement et, finalement, l'une d'entre elles est obstruée par un caillot. La différence entre la crise cardiaque et l'accident cérébro-vasculaire est l'emplacement du caillot. L'accident cérébro-vasculaire peut aussi être causé par la rupture d'une artère.

*artère
rupturée*

L'**accès ischémique transitoire** (AIT) est semblable à l'accident cérébro-vasculaire. Il est causé par un manque d'oxygène dans une partie du cerveau. Les signes et symptômes de l'AIT sont les mêmes que ceux de l'ACV. L'AIT dure moins de 24 heures et ne laisse aucune lésion cérébrale permanente. Bien qu'il ne mette pas la vie en danger, il constitue néanmoins un signe avant-coureur de l'ACV. On doit conseiller à la victime d'un AIT de consulter un médecin.

Les signes et symptômes de l'accident cérébro-vasculaire et de l'AIT

Les signes et symptômes de l'ACV et de l'AIT varient selon la partie du cerveau qui est atteinte. Souvent, les signes n'apparaissent que d'un côté du corps, parce que seul un côté du cerveau est touché. Vérifiez les symptômes suivants afin de déterminer si la personne fait un ACV :

Affaissement facial – un côté du visage ne bouge pas aussi bien que l'autre.

Dérive d'un bras – lorsque la victime lève les bras devant elle, l'un d'eux ne bouge pas ou dérive vers le bas par rapport à l'autre.

Parole – la victime a des troubles d'élocution, emploie les mauvais mots ou est incapable de parler.

Temps – appelez immédiatement les secours médicaux. Les résultats sont meilleurs dans le cas des ACV traités sans tarder.

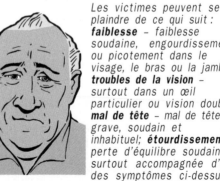

Les victimes peuvent se plaindre de ce qui suit :
faiblesse *– faiblesse soudaine, engourdissement ou picotement dans le visage, le bras ou la jambe;*
troubles de la vision *– surtout dans un œil particulier ou vision double;*
mal de tête *– mal de tête grave, soudain et inhabituel;* **étourdissement** *– perte d'équilibre soudaine, surtout accompagnée d'un des symptômes ci-dessus.*

Les premiers soins de l'accident cérébro-vasculaire et de l'AIT

Comme le secouriste ne peut déterminer si la victime a subi un accident cérébro-vasculaire ou un AIT, il doit donner les premiers soins de la même manière dans les deux cas.

Si les signes et symptômes disparaissent après quelque temps, ce qui suppose un AIT, dire à la victime de consulter un médecin, parce qu'un accident cérébro-vasculaire pourrait suivre.

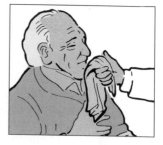

Je suis secouriste, puis-je vous aider?

Hum! Il me semble qu'il a de la difficulté à parler.

1 Appliquer les principes de la PCSU; effectuer un examen des lieux (voir la page 2-3). Poser des questions à la victime pour savoir ce qui est arrivé. Effectuer un examen primaire.

2 Appeler des secours médicaux.

3 Placer la victime au repos dans la position qui lui offre le plus de confort; habituellement la position semi-assise.

4 Ne rien lui donner par la bouche. Si elle a soif, lui humecter les lèvres avec un linge mouillé.

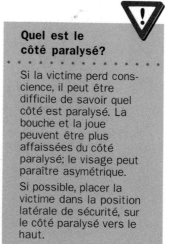

Ne rien donner par la bouche; si la victime a soif, lui humecter les lèvres avec un linge mouillé

5 La protéger des blessures pendant qu'on la soulève ou la déplace ou si elle fait des convulsions.

6 La rassurer et la garder au chaud.

7 Si elle devient semi-consciente ou inconsciente, la placer dans la position latérale de sécurité. En cas de paralysie, placez le côté paralysé vers le haut àfin de réduire les risques de dommages aux tissus ou aux nerfs du côté touché.

8 S'il n'y a aucun signe de vie, amorcez la RCR

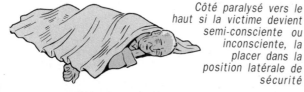

Côté paralysé vers le haut si la victime devient semi-consciente ou inconsciente, la placer dans la position latérale de sécurité

Quel est le côté paralysé?

Si la victime perd conscience, il peut être difficile de savoir quel côté est paralysé. La bouche et la joue peuvent être plus affaissées du côté paralysé; le visage peut paraître asymétrique.

Si possible, placer la victime dans la position latérale de sécurité, sur le côté paralysé vers le haut.

5

L'arrêt cardiaque

L'arrêt cardiaque survient lorsque le cœur cesse de pomper le sang. Il peut arriver soudainement ou après un arrêt respiratoire, ou encore après une période de respiration inefficace, lorsque la réserve d'oxygène est pratiquement épuisée. La crise cardiaque est suivie d'un arrêt cardiaque si les lésions qu'elle a provoquées empêchent le cœur de pomper le sang. Parmi les autres causes de l'arrêt cardiaque, on compte les blessures graves, le choc électrique, la surdose de médicament, la noyade, la suffocation et l'accident cérébro-vasculaire. Lorsque le cœur a cessé de battre, on parle de **mort clinique**, même s'il est encore possible de réanimer la victime. Pour secourir une victime d'arrêt cardiaque, il faut pratiquer la réanimation cardiorespiratoire (RCR) de la manière décrite ci-dessous.

• •

La réanimation cardiorespiratoire (RCR)

La RCR est la combinaison de deux méthodes de réanimation; la respiration artificielle et la circulation artificielle. La respiration artificielle fournit de l'oxygène aux poumons. La circulation artificielle fait circuler suffisamment de sang dans l'organisme pour que la victime ait une chance de survivre. La RCR est pratiquée dans le but de fournir du sang oxygéné au cerveau et aux autres organes jusqu'au rétablissement du pouls ou à la prise en charge par les secours médicaux.

La RCR est effectuée après l'examen des lieux et l'examen primaire de la victime, qui sont décrits dans le Chapitre 2 sous le titre *La prise en charge d'une situation d'urgence.* En présence d'une victime qui ne réagit pas, appeler immédiatement des secours (examen des lieux). Ensuite, commencer l'examen primaire en ouvrant les voies respiratoires et en vérifiant la respiration. Si la victime ne respire pas, lui donner deux insufflations et amorcez la RCR. On présente ici les différentes méthodes utilisées chez l'adulte, l'enfant et le bébé ainsi que la méthode à deux sauveteurs.

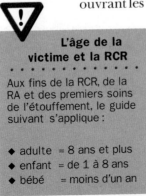

L'âge de la victime et la RCR

• • • • • • • • • • •

Aux fins de la RCR, de la RA et des premiers soins de l'étouffement, le guide suivant s'applique :

◆ adulte = 8 ans et plus
◆ enfant = de 1 à 8 ans
◆ bébé = moins d'un an

La RCR chez l'adulte

Vous arrivez sur les lieux... et vous voyez un adulte inconscient (huit ans ou plus) étendu sur le sol...

1 Appliquer les principes de la PCSU; commencer l'examen des lieux (voir la page 2-3).

dangers

2 Évaluer la faculté de réponse.

> **Est-ce que ça va?**

Demander à la victime si ça va. Évaluer sa réaction.

Lui tapoter les épaules

Si la victime ne réagit pas, passer à l'étape 3.

3 Envoyer quelqu'un ou aller soi-même chercher des secours médicaux et un défibrillateur externe automatisé, si disponible. Si on est seul, voir à la page 1-19 à quel moment aller chercher des secours médicaux.

> **... la victime ne réagit pas, envoyez une ambulance...**

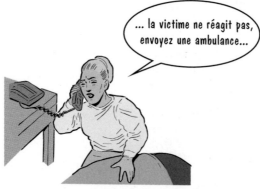

5

4 Tourner la victime sur le dos tout en lui protégeant la tête et le cou. Ouvrir les voies respiratoires en renversant la tête vers l'arrière.

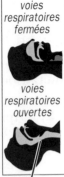

voies respiratoires fermées

voies respiratoires ouvertes

Pour ouvrir les voies respiratoires, appuyer sur le front et soulever la mâchoire

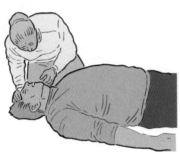

Lorsque la tête est renversée vers l'arrière, la langue est soulevée de l'arrière-gorge et les voies respiratoires s'ouvrent

· ·

5   Vérifier la respiration en prenant jusqu'à 10 secondes.

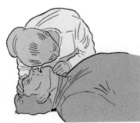

Garder la tête renversée vers l'arrière

Approcher une oreille de la bouche et du nez de la victime

Regarder... s'il y a mouvement de la poitrine

Écouter... s'il y a échange respiratoire

Sentir... contre la joue s'il y a expiration

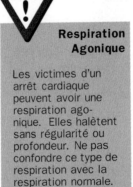

⚠ Respiration Agonique

Les victimes d'un arrêt cardiaque peuvent avoir une respiration agonique. Elles halètent sans régularité ou profondeur. Ne pas confondre ce type de respiration avec la respiration normale.

Si la victime ne respire pas, passer à l'étape 6.

6   Donner une insufflation. Chez l'adulte, donner des insufflations d'une seconde. Insuffler assez d'air pour soulever la poitrine.

Si vous avez reçu une formation appropriée, évaluez le pouls carotidien après deux souffles.

S'il est possible que la victime soit en hypothermie (très froide), prendre 30-45 secondes pour vérifier le pouls.

Prendre une bonne respiration et couvrir la bouche de la victime avec sa bouche

Pincer les narines

Insuffler et regarder si la poitrine se soulève

Éloigner sa bouche du visage de la victime et relâcher les narines pour laisser l'air s'échapper

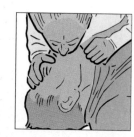

Regarder si la poitrine s'abaisse, écouter les bruits respiratoires et sentir le souffle contre la joue

Donner une autre insufflation et passer à l'étape 7

5

7   S'assurer que la victime est étendue sur une surface ferme et plane et trouver les points de repère en vue d'administrer des compressions thoraciques.

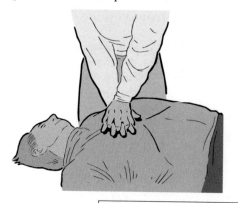

S'agenouiller de façon à pouvoir placer les mains au milieu du torse de la victime, placer les deux mains au centre de la partie supérieure du torse et effectuer 30 compressions

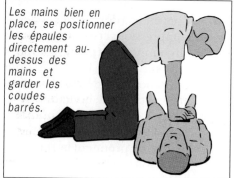

Les mains bien en place, se positionner les épaules directement au-dessus des mains et garder les coudes barrés.

5

8   Pratiquer la RCR. Donner 30 compressions. **Pousser fort, pousser rapidement**

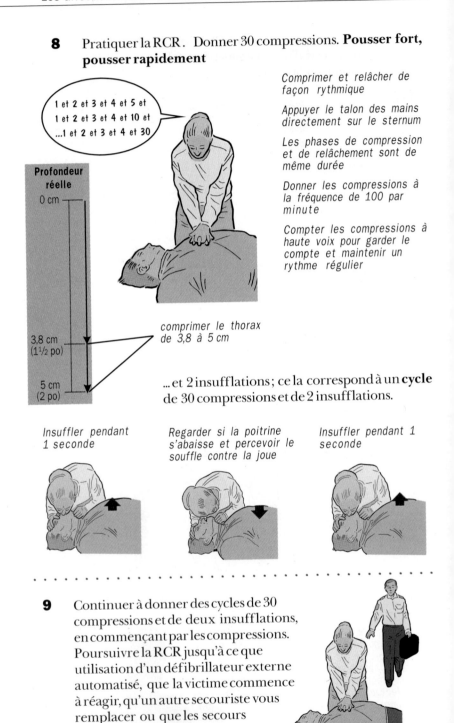

1 et 2 et 3 et 4 et 5 et
1 et 2 et 3 et 4 et 10 et
...1 et 2 et 3 et 4 et 30

Profondeur réelle

0 cm

3,8 cm
(1½ po)

5 cm
(2 po)

Comprimer et relâcher de façon rythmique

Appuyer le talon des mains directement sur le sternum

Les phases de compression et de relâchement sont de même durée

Donner les compressions à la fréquence de 100 par minute

Compter les compressions à haute voix pour garder le compte et maintenir un rythme régulier

comprimer le thorax de 3,8 à 5 cm

... et 2 insufflations ; cela correspond à un **cycle** de 30 compressions et de 2 insufflations.

Insuffler pendant 1 seconde

Regarder si la poitrine s'abaisse et percevoir le souffle contre la joue

Insuffler pendant 1 seconde

9   Continuer à donner des cycles de 30 compressions et de deux insufflations, en commençant par les compressions. Poursuivre la RCR jusqu'à ce que utilisation d'un défibrillateur externe automatisé, que la victime commence à réagir, qu'un autre secouriste vous remplacer ou que les secours médicaux prennent la relève ou qu'on soit trop fatigué pour continuer.

Prendre la relève au cours de la RCR

La pratique de la RCR est exigeante physiquement. Pour maintenir des compressions efficaces, les sauveteurs doivent se relayer après cinq cycles de compression et de ventilation (toutes les deux minutes environ).

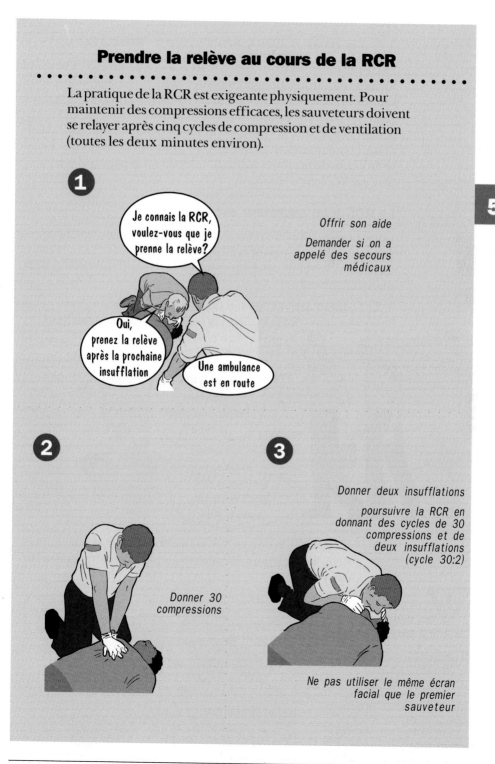

Offrir son aide

Demander si on a appelé des secours médicaux

Donner deux insufflations

poursuivre la RCR en donnant des cycles de 30 compressions et de deux insufflations (cycle 30:2)

Donner 30 compressions

Ne pas utiliser le même écran facial que le premier sauveteur

La RCR à deux sauveteurs chez l'adulte

Deux personnes qui ont appris la RCR à deux sauveteurs peuvent former une équipe pour administrer la RCR. La méthode à deux sauveteurs assure une circulation plus efficace du sang oxygéné et elle n'est pas aussi fatigante que la RCR à un sauveteur. Les instructions suivantes portent sur les tâches de chaque sauveteur et sur la manière dont ils doivent communiquer entre eux. Les techniques de premiers soins sont décrites à la page 5-11 sous le titre *La RCR chez l'adulte.*

La RCR à un sauveteur est en cours

Lorsque deux sauveteurs arrivent sur les lieux et qu'une personne est en train d'administrer la RCR à un sauveteur, ils doivent essayer de prendre la relève sans interrompre la RCR. Ils procèdent de la manière suivante :

1   À leur arrivée, les deux sauveteurs appliquent les principes de la PCSU et procèdent à l'examen des lieux (voir la page 2-3).

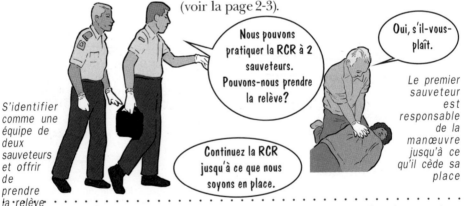

S'identifier comme une équipe de deux sauveteurs et offrir de prendre la relève

Nous pouvons pratiquer la RCR à 2 sauveteurs. Pouvons-nous prendre la relève?

Continuez la RCR jusqu'à ce que nous soyons en place.

Oui, s'il-vous-plaît.

Le premier sauveteur est responsable de la manœuvre jusqu'à ce qu'il cède sa place

2   S'il le faut, dire au sauveteur qu'on prendra la relève après deux insufflations. Se mettre en place, prêt à prendre la relève.

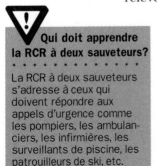

Qui doit apprendre la RCR à deux sauveteurs?

La RCR à deux sauveteurs s'adresse à ceux qui doivent répondre aux appels d'urgence comme les pompiers, les ambulanciers, les infirmières, les surveillants de piscine, les patrouilleurs de ski, etc.

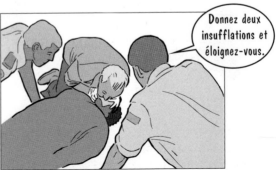

Donnez deux insufflations et éloignez-vous.

3   Le sauveteur initial s'éloigne de la victime et il appelle des secours médicaux, si ce n'est pas déjà fait. Le responsable des insufflations et le responsable des compressions se met en place.

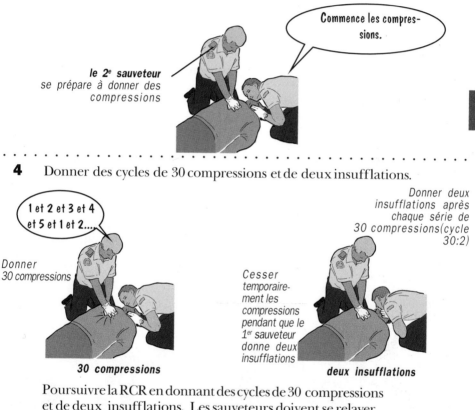

4   Donner des cycles de 30 compressions et de deux insufflations.

Poursuivre la RCR en donnant des cycles de 30 compressions et de deux insufflations. Les sauveteurs doivent se relayer après cinq cycles (toutes les 2 minutes environ).

La RCR à un sauveteur n'est pas en cours

Lorsque deux sauveteurs arrivent sur les lieux d'une urgence, ils procèdent à l'examen des lieux, puis le sauveteur-chef entreprend l'examen primaire. L'autre sauveteur demande aux passants ce qui est arrivé et si on a appelé des secours médicaux. Une fois que le sauveteur-chef a constaté que la victime ne réagit pas, les sauveteurs pratiquent la RCR à un ou à deux sauveteurs. Ils appliquent la méthode à un sauveteur :

◆ si les secours médicaux n'ont pas été appelés et s'il n'y a personne pour les appeler. L'un des deux entreprend la RCR à un sauveteur et l'autre appelle les secours médicaux. À son retour, ils pratiquent la RCR à deux sauveteurs.

◆ si des secours médicaux ont été appelés, ou si un passant peut s'en charger, et si le deuxième sauveteur est occupé à se procurer du matériel, à prendre la situation en charge, etc. Le sauveteur-chef commence la RCR à un sauveteur et lorsque son coéquipier se libère, ils pratiquent la RCR à deux sauveteurs

Ils appliquent la méthode à deux sauveteurs :

◆ si les secours médicaux ont été appelés

◆ si les secours médicaux n'ont pas été appelés, mais qu'un passant peut s'en charger

5

Passage de la RCR
à un sauveteur à la RCR à deux sauveteurs

1   Lorsque les sauveteurs arrivent sur les lieux, ils appliquent les principes de la PCSU et effectuent un examen des lieux (voir la page 2-3).

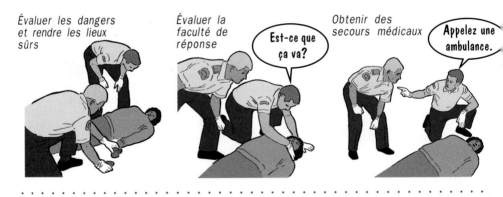

Évaluer les dangers et rendre les lieux sûrs

Évaluer la faculté de réponse

Est-ce que ça va?

Obtenir des secours médicaux

Appelez une ambulance.

2   Le sauveteur-chef commence l'examen primaire (voir la page 2-5).

Ouvrir les voies respiratoires et vérifier la respiration

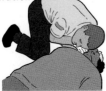

Si la victime ne respire pas, donner deux insufflations

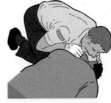

Si vous avez reçu une formation appropriée, évaluez le pouls

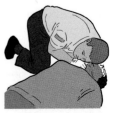

3 Commencer la RCR à un sauveteur.

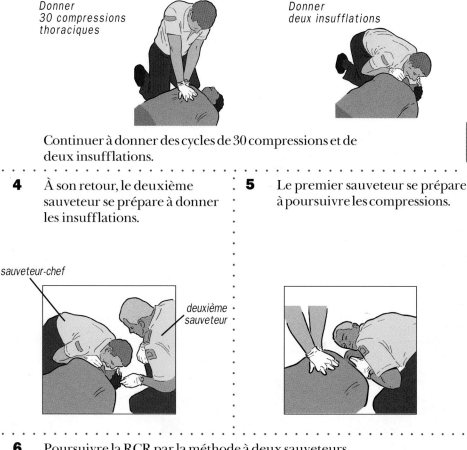

*Donner
30 compressions
thoraciques*

*Donner
deux insufflations*

5

Continuer à donner des cycles de 30 compressions et de
deux insufflations.

4 À son retour, le deuxième
sauveteur se prépare à donner
les insufflations.

5 Le premier sauveteur se prépare
à poursuivre les compressions.

sauveteur-chef

*deuxième
sauveteur*

6 Poursuivre la RCR par la méthode à deux sauveteurs.
Donner des cycles de 30 compressions et de deux insufflations.

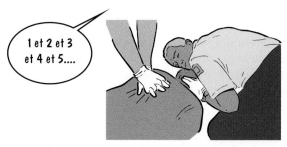

*1 et 2 et 3
et 4 et 5....*

Poursuivre la RCR en donnant des cycles de
30 compressions et de deux insufflations. Les
sauveteurs doivent se relayer après cinq cycles
(toutes les deux minutes environ).

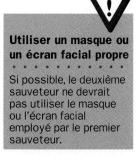

**Utiliser un masque ou
un écran facial propre**

Si possible, le deuxième
sauveteur ne devrait
pas utiliser le masque
ou l'écran facial
employé par le premier
sauveteur.

La RCR à deux sauveteurs

Commencer la RCR à deux sauveteurs lorsque deux secouristes peuvent s'occuper de la victime.

1   Lorsque les sauveteurs arrivent sur les lieux, ils appliquent les principes de la PCSU et effectuent un examen des lieux (voir la page 2-3).

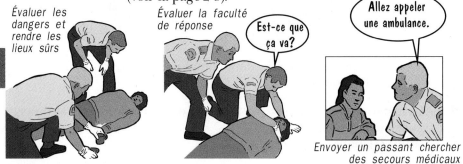

Évaluer les dangers et rendre les lieux sûrs

Évaluer la faculté de réponse

Est-ce que ça va?

Allez appeler une ambulance.

Envoyer un passant chercher des secours médicaux

2   Commencer l'examen primaire (voir la page 2-5).

Ouvrir les voies respiratoires et vérifier la respiration

Si la victime ne respire pas, donner 2 insufflations

Si vous avez reçu une formation appropriée, évaluez le pouls

Commence les compressions.

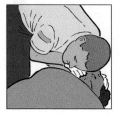

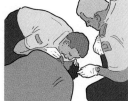

le 2ᵉ sauveteur se prépare à donner les compressions

le 2ᵉ sauveteur est en place et attend le signal du 1ᵉʳ sauveteur

3   Le 2ᵉ sauveteur donne 30 compressions et fait une pause pendant que le 1ᵉʳ sauveteur donne deux insufflations. Poursuivre la RCR à deux sauveteurs en donnant des cycles de 30 compressions et de deux insufflations. Les sauveteurs doivent se relayer après cinq cycles (toutes les deux minutes environ).

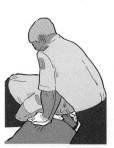

Donner 30 compressions

Donner 2 insufflations

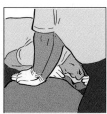

Comment changer de place au cours de la RCR à deux sauveteurs

En situation de RCR à deux personnes, les sauveteurs doivent se relayer tous les cinq cycles (toutes les deux minutes environ), car l'exécution de compressions est très exigeante physiquement. La méthode d'échange suivante permet d'assurer la constance de la RCR.

5

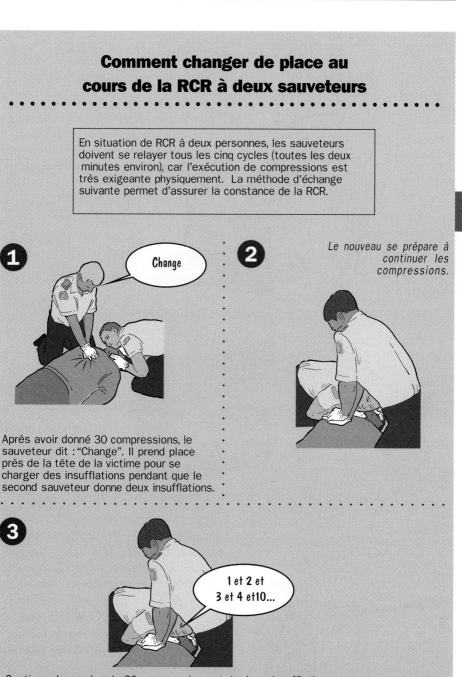

1 Change

Après avoir donné 30 compressions, le sauveteur dit : "Change". Il prend place près de la tête de la victime pour se charger des insufflations pendant que le second sauveteur donne deux insufflations.

2 *Le nouveau se prépare à continuer les compressions.*

3 1 et 2 et 3 et 4 et10...

Continuer les cycles de 30 compressions et de deux insufflations, en commençant par les compressions. Les sauveteurs doivent se relayer après cinq cycles (toutes les deux minutes environ). Poursuivre la RCR jusqu'à l'utilisation d'un défibrillateur externe automatisé, que la personne donne signe de vie, qu'un autre secouriste ou que les secours médicaux prennent la relève ou que les deux sauveteurs soient épuisés et soient incapables de poursuivre la RCR à un ou à deux sauveteurs.

La RCR à un sauveteur chez l'enfant

Vous arrivez sur les lieux... et vous voyez un enfant inconscient (entre un et huit ans) étendu sur le sol...

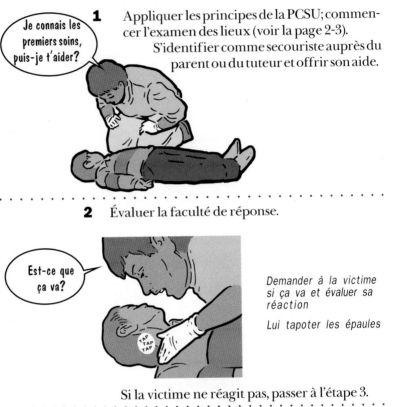

1   Appliquer les principes de la PCSU; commencer l'examen des lieux (voir la page 2-3).

Je connais les premiers soins, puis-je t'aider?

S'identifier comme secouriste auprès du parent ou du tuteur et offrir son aide.

2   Évaluer la faculté de réponse.

Est-ce que ça va?

Demander à la victime si ça va et évaluer sa réaction

Lui tapoter les épaules

Si la victime ne réagit pas, passer à l'étape 3.

3   Envoyer un passant chercher des secours médicaux et un un défibrillateur externe automatisé, si disponible. Si on est seul, exécuter deux minutes de RCR avant de le laisser pour appeler des secours.

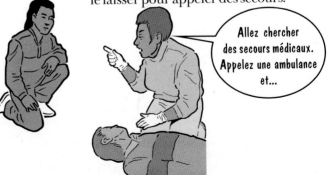

Allez chercher des secours médicaux. Appelez une ambulance et...

4 Tourner la victime sur le dos tout en lui protégeant la tête et le cou. Ouvrir les voies respiratoires en renversant la tête vers l'arrière.

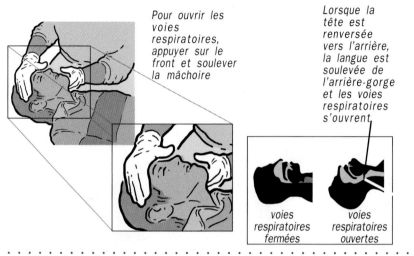

Pour ouvrir les voies respiratoires, appuyer sur le front et soulever la mâchoire

Lorsque la tête est renversée vers l'arrière, la langue est soulevée de l'arrière-gorge et les voies respiratoires s'ouvrent

voies respiratoires fermées

voies respiratoires ouvertes

5

5 Vérifier la respiration en prenant jusqu'à 10 secondes.

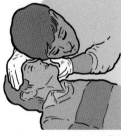

Garder la tête renversée vers l'arrière

Approcher une oreille de la bouche et du nez de la victime

Regarder... s'il y a mouvement de la poitrine

Écouter... s'il y a échange respiratoire

Sentir... contre la joue s'il y a expiration

Si la victime ne respire pas, passer à l'étape 6.

6 Donner deux insufflations. Chez l'enfant, donner des insufflations d'une seconde. Insuffler juste assez d'air pour soulever la poitrine.

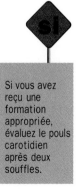

si

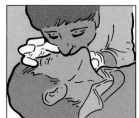

Prendre une respiration et couvrir la bouche de la victime avec sa bouche

Éoigner sa bouche du visage de la victime et relâcher les narines pour laisser l'air s'échapper

Pincer les narines

Insuffler et regarder si la poitrine se soulève

Regarder si la poitrine s'abaisse, écouter les bruits respiratoires et sentir le souffle contre la joue

Donner une autre insufflation et passer à l'étape 7

Si vous avez reçu une formation appropriée, évaluez le pouls carotidien après deux souffles.

5

7   S'assurer que la victime est étendue sur une surface ferme
et plane, et se positionner les mains en vue des compressions thoraciques. Si un défibrillateur externe automatisé
est disponible, effectuer cinq cycles de RCR avant de
l'utiliser.

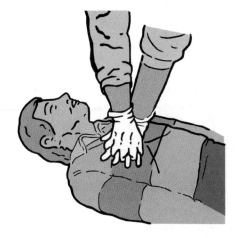

*S'agenouiller de façon à pouvoir placer les mains au milieu
du torse de la victime, placer les deux mains au centre de la
partie supérieure du torse et effectuer 30 compressions.*

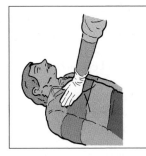

*Utiliser une main
pour les petits
enfants*

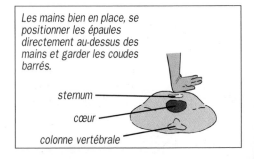

*Les mains bien en place, se
positionner les épaules
directement au-dessus des
mains et garder les coudes
barrés.*

sternum

cœur

colonne vertébrale

8 Pratiquer la RCR. Donner 30 compressions. **Pousser fort, pousser rapidement**

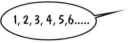

Comprimer et relâcher de façon rythmique

Appuyer le talon de la main directement sur le sternum

Les phases de compression et de relâchement sont de même durée

Enfoncez le torse de 1/3 à 1/2 profondeur.

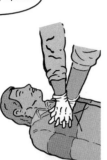

Donner les compressions à la fréquence de 100 par minute

Compter les compressions à haute voix pour garder le compte et pour maintenir un rythme régulier

5

... et deux insufflations —cela correspond à un **cycle** de 30 compressions et deux insufflations.

Insuffler lentement juste assez d'air pour que la poitrine se soulève

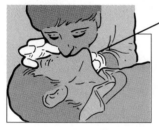

De la main qui effectue les compressions, garder le menton incliné vers l'arrière

Poursuivre la RCR jusqu'à utilisation d'un défibrillateur externe automatisé, que la victime commence à réagir, qu'un autre secouriste ou que les secours médicaux prennent la relève ou qu'on soit trop fatigué pour continuer.

La RCR à deux sauveteurs

La RCR à deux personnes peut se pratiquer sur les enfants si les sauveteurs ont reçu une formation spéciale sur cette technique. La première personne donne trente compressions puis s'arrête le temps que l'autre personne donne deux souffles. Poursuivez cette méthode en cycles de trente compressions et deux souffles. Changez de rôle tous les cinq cycles (toutes les deux minutes environ).

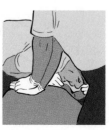

30 compressions   deux insufflations

La RCR
à un sauveteur chez le bébé

Vous arrivez sur les lieux... et vous voyez un bébé inconscient (de moins d'un an)...

1   Appliquer les principes de la PCSU; commencer l'examen des lieux (voir la page 2-3). S'identifier comme secouriste auprès du parent ou du tuteur et offrir son aide.

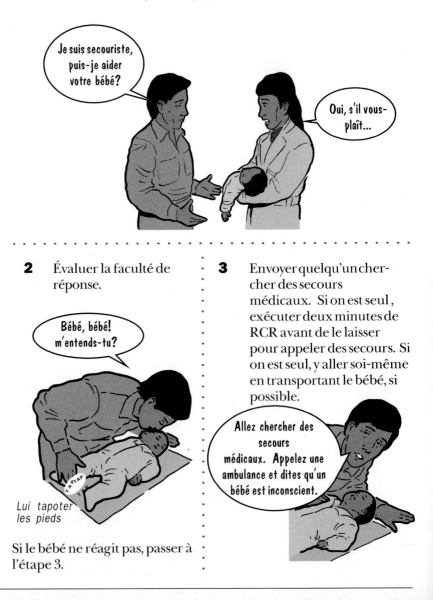

Je suis secouriste, puis-je aider votre bébé?

Oui, s'il vous-plaît...

2   Évaluer la faculté de réponse.

Bébé, bébé! m'entends-tu?

Lui tapoter les pieds

Si le bébé ne réagit pas, passer à l'étape 3.

3   Envoyer quelqu'un chercher des secours médicaux. Si on est seul, exécuter deux minutes de RCR avant de le laisser pour appeler des secours. Si on est seul, y aller soi-même en transportant le bébé, si possible.

Allez chercher des secours médicaux. Appelez une ambulance et dites qu'un bébé est inconscient.

4   Tourner le bébé sur le dos tout en lui protégeant la tête et le cou. Ouvrir les voies respiratoires en renversant la tête vers l'arrière.

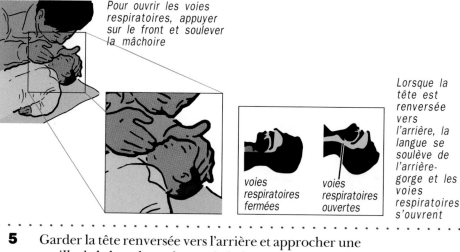

Pour ouvrir les voies respiratoires, appuyer sur le front et soulever la mâchoire

voies respiratoires fermées

voies respiratoires ouvertes

Lorsque la tête est renversée vers l'arrière, la langue se soulève de l'arrière-gorge et les voies respiratoires s'ouvrent

5   Garder la tête renversée vers l'arrière et approcher une oreille de la bouche et du nez du bébé. Vérifier la respiration en prenant jusqu'à 10 secondes.

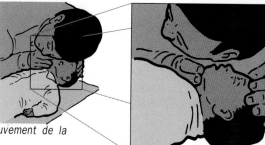

Regarder... s'il y a mouvement de la poitrine

Écouter... s'il y a échange respiratoire

Sentir... contre la joue s'il y a expiration

Chez le bébé, la superficie de l'arrière de la tête est relativement grande par rapport au reste du corps. La tête s'incline donc vers l'avant lorsque le bébé est couché sur le dos, ce qui obstrue ses voies respiratoires.

Lorsqu'on pratique la RCR, il peut être utile de glisser un coussin mince sous les épaules du bébé pour garder les voies respiratoires ouvertes; ne pas perdre de temps à chercher un coussin.

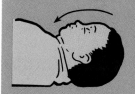

La tête du bébé s'incline vers l'avant lorsqu'il est couché sur le dos

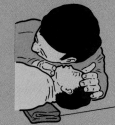

Gglisser un mince coussin sous les épaules du bébé pour garder les voies respiratoires ouvertes

6   Donner deux insufflations. Chez le bébé, donner des
insufflations d'une seconde en insufflant juste
assez d'air pour soulever la poitrine.

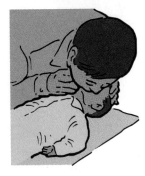

*Prendre une bonne
respiration, couvrir le nez et
la bouche du bébé avec sa
bouche et insuffler*

*Éloigner sa bouche du
visage du bébé et relâcher
les narines pour laisser l'air
s'échapper*

*Regarder si la poitrine
s'abaisse, écouter les bruits
respiratoires et sentir le
souffle contre la joue*

*Donner une autre
insufflation et passer à
l'étape 7*

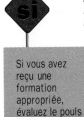

Si vous avez
reçu une
formation
appropriée,
évaluez le pouls
brachial après
deux souffles.

- -

7   S'assurer que la victime est étendue sur une surface ferme
et plane, et se positionner les doigts en vue des compressions
thoraciques.

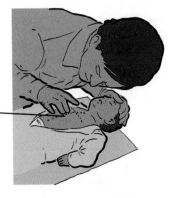

*D'une main, garder la tête
inclinée vers l'arrière*

*Poser deux doigts sur le
sternum, juste sous la ligne
des mamelons*

8 Pratiquer la RCR pendant une minute.
Donner 30 compressions...

Avec deux doigts, pousser sur le sternum

Enfoncez le torse de 1/3 à 1/2 profondeur.

Relâcher complètement la pression en gardant les doigts sur la poitrine

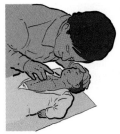

Comprimer et relâcher le thorax de façon rythmique en phases d'égale durée

Donner au moins 100 compressions par minute

5

... et deux insufflations—cela correspond à un **cycle** de 30 compressions et deux insufflations.

Couvrir la bouche et le nez du bébé avec sa propre bouche

Insuffler juste assez d'air pour que la poitrine se soulève

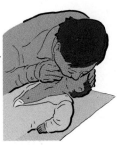

En donnant les insufflations, on peut si on le désire, garder les doigts effectuant les compressions en contact avec la poitrine

. . . .

9 Poursuivre la RCR jusqu'à ce que la victime commence à réagir, qu'un autre secouriste ou que les secours médicaux prennent la relève ou qu'on soit trop fatigué pour continuer.

5

Le principe des compressions thoraciques

Les compressions thoraciques augmentent la pression à l'intérieur du thorax et exercent sur le cœur une pression qui fait circuler le sang vers les poumons, le cœur et le cerveau. L'oxygène capté par le sang au moment de son passage dans les poumons est transporté vers le cœur et le cerveau, ce qui ralentit l'apparition de lésions dans les tissus. La circulation sanguine obtenue par la RCR n'est pas aussi efficace que celle qui résulte du battement cardiaque normal; elle suffit tout juste à maintenir les tissus vivants pendant une courte période. Pour que les compressions thoraciques soient efficaces, la victime doit être étendue sur une surface plane et rigide. Si sa tête est élevée, la circulation du sang est réduite par la gravité. De plus, les compressions doivent être données à l'endroit approprié, directement vers le bas, et avec une force appropriée à l'âge de la victime.

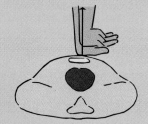

sternum

cœur

colonne vertébrale

phase de compression   *phase de relâchement*

La RCR chez l'adulte, l'enfant et le bébé			
Activité	**Adulte**	**Enfant**	**Bébé**
point de repère	2 mains; au centre de la partie supérieure du torse	1 ou 2 mains; au centre de la partie supérieure du torse	2 doigts; juste sous la ligne des mamelons
profondeur des compressions	3,8 à 5,0 cm 1,5 à 2 po	*Enfoncez le torse de 1/3 à 1/2 profondeur.*	*Enfoncez le torse de 1/3 à 1/2 profondeur.*
rapport des compressions et des insufflations	30 compressions et 2 insufflations	30 compressions et 2 insufflations	30 compressions et 2 insufflations

Comment réduire le risque
d'affection cardio-vasculaire

Vous pouvez réduire le risque d'être atteint d'une affection cardio-vasculaire en modifiant votre mode de vie, c'est-à-dire en éliminant certains facteurs de risque. Un facteur de risque est une caractéristique ou un aspect du comportement qui augmente la probabilité que vous soyez atteint d'une affection cardio-vasculaire. Les grands facteurs de risque contribuent directement à l'apparition de ces affections, alors que d'autres facteurs y contribuent de manière indirecte.

La réduction des facteurs de risque est plus efficace chez les jeunes. Toutefois, il est très important d'évaluer votre mode de vie actuel et, dans la mesure du possible, d'y apporter des changements positifs. Les mesures de prévention peuvent réellement améliorer les troubles artériels et il est pratiquement assuré qu'elles accroîtront vos chances de vivre plus longtemps en meilleure santé.

Les grands facteurs de risque qui ne peuvent être modifiés sont l'hérédité (la présence d'affections cardio-vasculaires dans la famille), le sexe, la race et l'âge.

Il est possible de modifier les facteurs de risque décrits ci-dessous. Évaluez votre état actuel et décidez des mesures que vous pouvez prendre pour l'améliorer.

Le tabagisme

Le tabagisme est la première cause des décès qui pourraient être prévenus; cependant, si une personne cesse de fumer, son facteur de risque peut redevenir le même que celui du non-fumeur. De plus, l'exposition à la fumée des autres (tabagisme passif) est directement liée au risque d'affection cardiaque.

L'obésité

L'obésité est liée à de nombreux facteurs de risque des affections cardio-vasculaires, y compris l'hypertension, l'élévation du cholestérol et le diabète. Cependant, il a aussi été montré que l'obésité agissait comme un facteur de risque indépendant et avait un effet direct sur le risque de troubles cardio-vasculaires.

Consultez un médecin avant d'entreprendre un régime ou un programme d'exercice pour lutter contre l'obésité.

L'hypertension (la haute pression)

L'élévation de la tension artérielle cause des lésions des vaisseaux sanguins et fait augmenter le volume du cœur. Ces modifications et les effets qu'elles entraînent sur l'organisme peuvent accroître le risque de crise cardiaque ou d'accident cérébro-vasculaire.

Faites vérifier régulièrement votre tension artérielle par un spécialiste des soins de santé. Si vous faites de l'hypertension, suivez le régime alimentaire conseillé et modifiez votre mode de vie en conséquence. Dans certains cas, des médicaments peuvent être prescrits pour maîtriser la tension artérielle.

Le manque d'exercice

Un bon moyen de réduire le risque d'affection cardio-vasculaire est d'intégrer une activité physique régulière à sa vie. La recherche montre que l'activité physique est avantageuse et qu'elle est préférable à la sédentarité.

Le taux de cholestérol

Le risque global d'affection cardio-vasculaire augmente avec l'élévation du taux de cholestérol dans le sang. Alors que le cholestérol lié aux lipoprotéines de faible densité a un effet positif, celui qui est lié aux lipoprotéines de haute densité a un effet négatif. Consultez un médecin pour faire évaluer votre taux de cholestérol et lui demander des conseils quant à un changement de régime alimentaire et à la prise de médicaments.

Le stress

Le stress chronique, qui est souvent décrit comme la réaction de combat ou de fuite, est souvent relié à la personnalité de type A. Bien que des études récentes mettent en doute l'existence d'un lien entre le stress et les affections cardio-vasculaires, il reste que les techniques de réduction du stress aident à abaisser la tension artérielle et à améliorer le bien-être général.

5

LA DÉFIBRILLATION EXTERNE AUTOMATISÉE (DEA)

La défibrillation externe automatisée (DEA), consiste à donner un choc électrique à un cœur qui a cessé de battre normalement et s'est révélée un outil vital qui a permis de sauver la vie de nombreuses personnes ayant subi un arrêt cardiaque. De nouvelles avances technologiques ont permis de développer des appareils qui sont vraiment portatifs, sûrs, d'utilisation simple, et faciles d'entretien. Plus ces appareils deviennent populaires, plus il y aura des personnes qui seront f amilières avec leur utilisation, plus le taux de survie des personnes en arrêt cardiaque augmentera de façon décisive.

Système électrique

Le cœur possède un système électrique autonome qui engendre lui-même les impulsions électriques. Ces impulsions se propagent dans les cellules électriques, coordonnant les contractions des oreillettes et des ventricules afin de pomper le sang adéquatement aux organes.

Le point de départ de l'impulsion électrique est le nœud sinusal, qui se situe dans la cavité supérieure droite du cœur, l'oreillette droite. Les impulsions qui partent du nœud sinusal traversent les deux cavités supérieures du cœur (oreillette droite et gauche) pour se retrouver au nœud auriculo-ventriculaire (nœud AV) à la jonction entre les cavités supérieures et inférieures du cœur. Par la suite, les impulsions sont transmises du nœud AV aux ventricules où elles stimulent la contraction. C'est donc l'activité électrique coordonnée, qui engendre une activité mécanique coordonnée au niveau cardiaque.

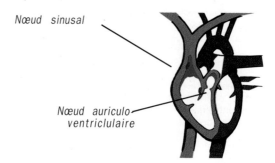

Nœud sinusal

Nœud auriculo-ventriclulaire

L'activité électrique du cœur est enregistrée graphiquement par l'électrocardiogramme ou ECG. On obtient cet enregistrement ou tracé en reliant les électrodes de l'électrocardiographe à la poitrine du patient.

Certaines impulsions électriques anormales peuvent mettre la vie en danger, le plus souvent parce qu'elles diminuent la capacité du cœur à acheminer le sang aux organes. Ces impulsions dangereuses sont la fibrillation ventriculaire, l'activité électrique avec absence de pouls, la tachycardie ventriculaire et l'asystolie. Tous ces troubles du rythme nécessitent une attention immédiate et le déclenchement rapide de réanimation de base et avancée afin d'améliorer les chances de survie.

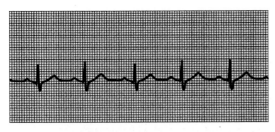

ECG Normal

5

La fibrillation ventriculaire (FV)

La FV est le rythme le plus commun des personnes en arrêt cardiaque. Le cœur ne se contracte donc pas et ressemble à un bol de gelée qui tremble sans arrêt. Le cœur ne peut donc pas générer de pouls. La victime de fibrillation ventriculaire, sans assistance, va mourir.

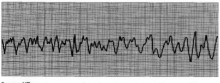

Coarse VF

L'activité électrique normale

Le nœud sinusal déclenche spontanément et continuellement des impulsions électriques et joue donc le rôle de stimulateur cardiaque naturel du corps humain. Chez un adulte au repos, le rythme habituel se situe entre 60 et 100 impulsions par minute. Plusieurs facteurs influencent le rythme des impulsions tout en conservant la régularité tels que la fièvre, l'exercice, le stress qui l'accélère ou le sommeil qui peut le ralentir mais uniquement de quelques battements par minute.

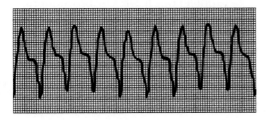

ECG—Tachycardie ventriculaire

L'asystolie

L'asystolie correspond au tracé plat donc à une ligne presque droite sur le moniteur. Elle survient lorsqu'il n'y a plus d'activité électrique dans le cœur et donc pas de contraction.

L'activité électrique avec absence de pouls

L'activité électrique avec absence de pouls est un rythme qui semble normal sur le tracé mais en l'absence de pouls. Ce rythme arrive plus fréquemment dans certaines situations comme un saignement massif entraînant l'hypovolémie, un pneumothorax sous tension, l'hypothermie, etc. Le traitement s'effectue avec des médicaments et en traitant spécifiquement les différentes étiologies possibles. La défibrillation n'a aucun rôle dans le traitement de l'activité électrique avec absence de pouls.

Comment fonctionne le DEA?

Les DEA sont des défibrillateurs informatisés et automatisés. Ils sont programmés pour reconnaître deux rythmes cardiaques spécifiques et anormaux, la FV et la TV et pour provoquer une décharge électrique dans chacun de ces cas. Si l'appareil reconnaît une TV ou une FV chez une victime, l'appareil s'amorce et indique généralement par le biais d'un signal vocal qu'un choc est conseillé.

Lorsque la décharge est envoyée au cœur, un certain nombre de choses se produisent. Tout d'abord, la décharge électrique arrête temporairement toute activité électrique cardiaque. Cela signifie que la TV ou la FV est rapidement arrêtée. Le stimulateur naturel du cœur peut alors reprendre le contrôle du cœur et recommencer à générer ses propres impulsions électriques ce qui, en retour, assure que le cœur recommence à pomper le sang dans le corps.

Ceci ne se produit pas toujours dès que le premier choc est administré. En effet, dans certains cas, plusieurs décharges sont nécessaires pour permettre au cœur de reprendre son rythme normal. Il est important de se rappeler que le DEA ne provoquera un choc chez le patient que dans les cas où il reconnaît les conditions de la TV ou de la FV. Dans aucun cas, l'appareil ne produira une décharge lorsque le cœur bat normalement ou s'il reconnaît les conditions de l'asystole ou de l'activité électrique sans pouls.

Le temps: le facteur crucial

Le temps constitue le facteur déterminant de la survie d'une personne ayant subi un arrêt cardiaque. La RCR doit débuter dans les quatre minutes qui suivent l'accident afin de prévenir tout dommage au cerveau. La défibrillation devra également être administrée rapidement, tout au plus dans les huit minutes suivant l'accident pour obtenir un maximum d'efficacité. La raison en est bien simple : le cœur ne demeure en fibrillation que durant une courte période avant que toute activité électrique cardiaque ne cesse complètement. Une fois que l'activité électrique a cessé, le cœur est en asystolie, et comme nous l'avons mentionné précédemment, le DEA ne provoquera pas de décharge électrique à une victime en asystolie. Plus la période de fibrillation est longue, plus on court le risque qu'une partie importante du muscle cardiaque soit endommagée à cause du manque d'oxygénation des tissus. Par conséquent, dans le cas d'une crise cardiaque, une défibrillation rapide signifie qu'on prévient l'endommagement d'une plus grande partie du muscle cardiaque. Des études ont démontré que les chances de survie peuvent diminuer jusqu'à 10 % pour chaque minute de retard dans l'administration de la défibrillation.

Très peu de victimes d'accidents cardiaques survivront si la défibrillation n'est pas administrée dans les douze minutes qui suivent une crise cardiaque.

Le rôle de la RCR dans la DEA

Dans la plupart des cas, l'administration isolée de la RCR à une victime ne sera pas suffisante pour que le cœur recommence à battre normalement. La RCR demeure cependant une partie essentielle de la réponse parce qu'elle permet à un minimum de sang oxygéné d'atteindre le cerveau et le muscle cardiaque. La RCR permettra de gagner des minutes précieuses jusqu'à ce que la DEA puisse être administrée à la victime.

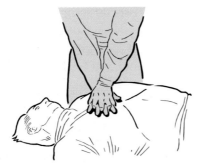

Comment utiliser le DEA

(Remarque : suivez toujours les directives du fabricant.)

1. Appuyez sur le bouton POWER ON.

◆   Branchez les câbles au DEA.

◆   Raccordez les électrodes du DEA aux câbles (sur certains modèles, câbles et électrodes sont déjà raccordés).

2. Placez les électrodes auto-adhésives sur la poitrine de la victime.

◆   Découvrez la poitrine de la victime.

◆   Si cela est nécessaire, rasez la poitrine à sec à l'endroit où les électrodes seront placées. Autrement vous aurez de la difficulté à faire adhérer correctement les électrodes à la poitrine d'une victime très poilue.

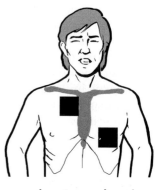

La mise en place des électrodes

◆   Si la peau est humide, séchez-la. Les électrodes adhèrent mieux à une surface sèche.

◆   Détachez la membrane protectrice qui recouvre la surface adhésive de l'électrode et placez une des électrodes sur la partie supérieure droite de la poitrine de la victime, juste sous la clavicule et placez l'autre sur la partie inférieure gauche de la poitrine juste sous le mamelon gauche. Dans certains cas, des instructions fournies avec les électrodes indiquent où ces dernières doivent être positionnées.

3. Reculez-vous et assurez-vous que personne n'est en contact avec la victime. Si vous n'êtes pas seul, vous pouvez dire : « Éloignez-vous de la victime ».

4. Appuyez sur le bouton « ANALYZE » du défibrillateur et suivez les commandes vocales. (Remarque : certains appareils procèdent automatiquement à l'analyse dès que l'appareil est mis en marche).

Une fois que l'appareil a complété l'analyse du rythme cardiaque, il indiquera soit « choc conseillé » ou « choc non conseillé ». Dans les pages qui suivent, nous expliquons en détail la procédure lorsque le choc est conseillé et, dans le cas contraire, la procédure lorsque le choc n'est pas conseillé.

Procédures : choc conseillé et choc non conseillé.

Assurez-vous de la sécurité des lieux et vérifiez si la victime est inconsciente. Appelez du secours médical ou envoyer quelqu'un en chercher. Vérifiez la respiration. Constatez l'absence de la respiration. Installez le DEA.

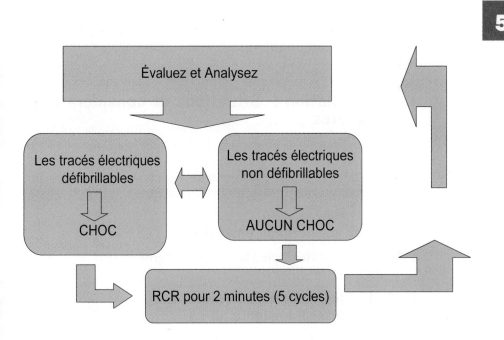

Le transfert des soins de la victime au personnel médical

En tant qu'intervenant désigné, vous devrez transférer la responsabilité des soins de la victime à du personnel médical qualifié. Vous devrez donc faire un rapport sur la situation en incluant vos observations et les gestes que vous aurez posés, en incluant le plus de détails possibles. Vous devrez décrire la situation initiale et à quelle heure la victime s'est écroulée. A-t-elle eu des malaises auparavant? Est-elle connue pour des problèmes de santé et la prise de médication? Qui a commencé la RCR et à quelle heure?

Vous devrez aussi expliquer les analyses faites et les chocs donnés (le nombre et à quelle heure) dans le but de permettre à l'équipe médicale de prendre la relève en continuant les soins que vous avez amorcés.

La défibrillation : Situations et considérations particulières

Tel que mentionné précédemment, le choc de défibrillation ne sera appliqué que dans les cas où les conditions de la FV ou de la TV ont été détectées. Mais ce ne sont pas là les seuls aspects dont il vous faudra tenir compte lorsque vous utiliserez l'appareil.

La DEA et les victimes enceintes

La procédure est identique à la victime sans grossesse.

La DEA et les victimes porteuses d'un défibrillateur implanté

Il est possible que le sauveteur en contact avec la victime ressente la décharge du stimulateur cardiaque implanté mais cela est sans danger pour le sauveteur. Le défibrillateur implanté peut donner un choc dans les vingt ou trente secondes qui suivent le début de la fibrillation ventriculaire. Les électrodes du défibrillateur externe doivent être placées à côté du défibrillateur implanté.

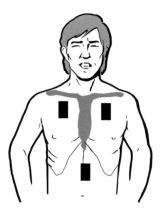

site d'implantation d'un défibrillateur/ stimulateur cardiaque

La DEA et les victimes porteuses d'un stimulateur cardiaque (pacemaker)

On prend soin d'installer les électrodes à côté du stimulateur cardiaque en évitant tout contact avec le stimulateur implanté, car ce dernier peut absorber une partie de la décharge ce qui diminue le choc vers le cœur. S'il y avait contact, cela pourrait également endommager le stimulateur

La DEA et les enfants

Il est possible d'utiliser les DEA chez les enfants au-dessus de l'âge d'un an. L'appareil devrait idéalement émettre la dose pédiatrique, mais cette exigence n'est pas obligatoire. L'algorithme de détection des arythmies de l'appareil devrait être très spécifique aux rythmes pédiatriques corrigibles, c-est-à-dire que l'appareil ne recommandera pas l'émission d'un choc si le rythme n'est pas corrigible. Si vous ne possédez pas d'appareil avec des électrodes pédiatriques ou s'il n'est pas configuré pour des victimes pédiatriques, utilisez des électrodes pour adultes. Ne pas utiliser des électrodes pédiatriques sur des victimes de plus de 8 ans. Utiliser les électrodes et les normes pour un adulte dans cette situation. Ne jamais utiliser un défibrillateur externe automatisé sur un enfant de moins d'un an.

La DEA et les victimes de blessures physiques (traumatisme)

Il est important de se rappeler que l'arrêt cardiaque peut être à l'origine du traumatisme, mais qu'en traumatologie le but premier est de transporter le plus rapidement possible la victime au centre hospitalier afin de procéder au traitement chirurgical approprié et ainsi diminuer la morbidité et la mortalité post-traumatisme.

5

La DEA et les victimes d'hypothermie

Défibrillateurs externes automatisés et victimes d'hypothermie : en cas d'hypothermie grave, donnez un seul choc. Si cela ne fonctionne pas, procédez à la RCR.

La DEA et la présence de timbres médicamenteux sur la victime

Certaines victimes sont porteuses d'un timbre médicamenteux comme par exemple, les timbres de nitroglycérine pour ceux qui souffrent d'angine de poitrine. Si vous trouvez un de ces timbres sur une victime à l'endroit où vous devez placer les électrodes de défibrillation, enlevez-le doucement de la poitrine et essuyez la peau. Procédez avec soin afin de ne pas être affecté par le médicament.

La DEA sur des surfaces mouillés

Vous devez être prudent sur une surface mouillée, car le DEA produit une décharge électrique. Si cela est possible, déplacez la victime sur une surface sèche et essuyez sa poitrine.

La DEA sur une surface métallique

Il est préférable que la victime soit allongée sur une surface non conductrice mais, règle générale, vous ne courez aucun risque si vous devez utiliser l'appareil sur un patient étendu sur une surface métallique.

La DEA dans les véhicules en mouvement

Si vous transportez une victime dans un véhicule en mouvement, vous devez dans tous les cas arrêter le véhicule avant d'utiliser l'appareil. Il arrive qu'à cause des vibrations du véhicule en mouvement, le DEA détecte par erreur la présence de FV ou de TV et conseille un choc alors que ce n'est pas nécessaire.

Dépannage et entretien du DEA

Il peut arriver que l'appareil affiche le message « Vérifier électrodes ». Dans un tel cas, vérifiez la connexion entre le câble et les électrodes, la connexion entre le câble et l'appareil, et l'adhérence des électrodes au torse de la victime, surtout si son torse est très poilu ou s'il était mouillé avant de mettre en place les électrodes.

L'appareil indique également si un mouvement est détecté ou si la pile est faible. Les DEA sont vendus avec un manuel d'instructions qui décrit les détails du dépannage.

5

Même si les DEA sont de plus en plus faciles à utiliser et à entretenir, un entretien régulier et des vérifications du fonctionnement sont nécessaires et permettent d'éviter des problèmes lorsque vient le temps de l'utiliser sur une victime. Veillez à respecter l'échéancier suggéré par le fabricant et sa liste des points de contrôle.

Les considérations légales de la DEA

Le seul fait de suivre un cours en défibrillation externe automatisée ne constitue pas une autorisation d'appliquer cette procédure sur une victime d'arrêt cardiaque. Actuellement, dans certaines provinces, la défibrillation est reconnue comme étant un acte médical. Cela signifie qu'une permission de se servir de cet appareil doit être obtenue d'un médecin.

Si vous avez des questions sur l'utilisation du DEA dans votre province, demandez des précisions à votre bureau d'Ambulance Saint-Jean.

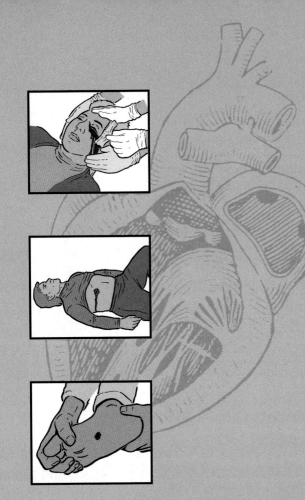

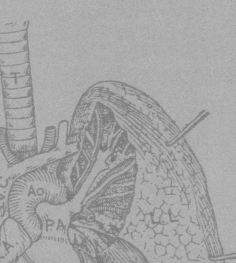

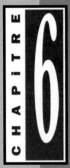

CHAPITRE 6

LES PLAIES ET LES HÉMORRAGIES

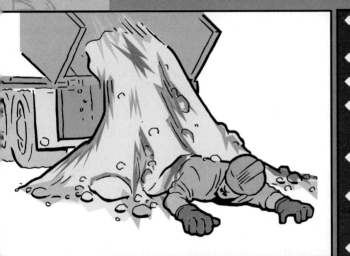

6

Les pansements et les bandes

Les pansements et les bandes constituent les principaux outils du secouriste. Ils sont essentiels au soin des plaies et des blessures aux os, aux muscles et aux articulations. Le secouriste doit savoir comment utiliser les pansements et bandes vendus dans le commerce et aussi pouvoir en improviser avec le matériel disponible sur les lieux d'une urgence. Il doit donc connaître les caractéristiques d'un bon pansement et d'une bonne bande.

Les pansements

Un pansement est un tissu protecteur appliqué sur une plaie pour arrêter l'hémorragie, absorber le sang et prévenir la contamination. Un pansement doit être :

◆ stérile ou aussi propre que possible

◆ suffisamment grand pour couvrir complètement la plaie

◆ très absorbant pour garder la plaie sèche

◆ épais, doux et compressible; surtout en cas d'hémorragie grave, afin de permettre une compression uniforme de la plaie

◆ non-adhérent et non-mousseux pour ne pas coller à la plaie; la gaze, le coton et la toile conviennent bien mais les tissus laineux ou mousseux ne sont pas recommandés

Des pansements de tailles et de formes diverses sont offerts dans le commerce. En secourisme, on emploie surtout:

pansements vendus dans le commerce

◆ *le pansement adhésif* ; pansement de gaze stérile posé sur un ruban adhésif. Il est scellé dans une pochette de papier ou de plastique et est offert en diverses tailles. Il sert surtout à panser des plaies mineures qui saignent peu

◆ *le pansement de gaze* ; carrés de gaze de diverses grandeurs, pliés et emballés individuellement ou en paquet—la gaze vendue dans un emballage est habituellement stérile

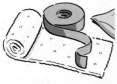

◆ *le pansement compressif*; pansement de gaze stérile rembourré de tissu absorbant et habituellement muni d'une bande en rouleau. Il sert à comprimer les plaies qui saignent abondamment

◆ *le pansement improvisé* ; est un tissu non mousseux propre ou stérile et de couleur blanche de préférence. Ce peut être une serviette, un drap, une taie d'oreiller ou tout autre tissu absorbant et propre comme une serviette hygiénique. Une feuille de cellophane ou l'enveloppe d'un pansement stérile peut servir à sceller hermétiquement une plaie pénétrante du thorax.

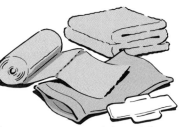

pansements improvisés

Pour faire un pansement, observer les règles suivantes :

◆ prendre tous les moyens nécessaires pour éviter la contamination ; utiliser comme pansement le tissu le plus propre possible et enfiler des gants ou se laver les mains avant de toucher au pansement (voir la page 6-16)pour plus de renseignements sur la prévention de la contamination)

◆ étendre le pansement au-delà des bords de la plaie pour la couvrir complètement

◆ si le pansement est imbibé de sang, le laisser en place et le couvrir avec d'autres pansements

◆ fixer le pansement avec une bande ou du ruban adhésif

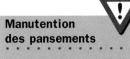

Manutention des pansements

Ne jamais toucher la face du pansement qui entre en contact avec la plaie. Toujours saisir le pansement par sa face externe.

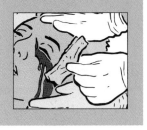

6

Les bandes

Une bande est un tissu employé pour retenir un pansement, comprimer une plaie, soutenir un membre ou une articulation, immobiliser une partie du corps ou retenir une attelle. On peut employer des bandes vendues dans le commerce ou des bandes improvisées.

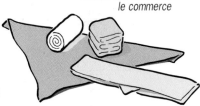

bandes vendues dans le commerce

Pour faire une bande, observer les règles suivantes :

◆ tendre la bande suffisamment pour arrêter l'hémorragie ou obtenir l'immobilisation voulue

◆ vérifier fréquemment la circulation au-delà de la bande pour s'assurer qu'elle n'est pas trop serrée

◆ si on dispose d'autre matériel, ne pas utiliser les bandes comme rembourrage ou comme pansement; les conserver pour traiter d'autres blessures

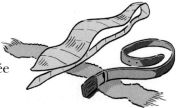

bandes improvisées

6

Le triangle de tissu

Le triangle de tissu, qu'il soit improvisé ou acheté dans le commerce, est une des bandes les plus polyvalentes. En coupant sur la diagonale un mètre carré de toile ou de coton, on obtient deux triangles. On peut improviser un triangle de tissu à l'aide de draps, de sacs à déchets, de toile épaisse, etc. Pour faciliter l'instruction, les différentes parties du triangle sont identifiées comme suit :

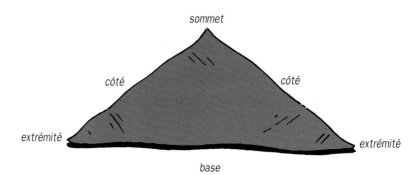

Le triangle de tissu peut être utilisé :

- ◆ **entièrement déplié** ; comme écharpe ou pour retenir un gros pansement

- ◆ comme une **bande large** ; pour maintenir une attelle ou comprimer uniformément une grande surface

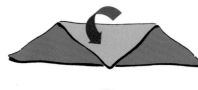

Ramener le sommet au centre de la base en le faisant dépasser légèrement

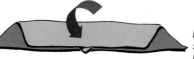

Plier en deux une seconde fois vers la base

- ◆ comme une **bande étroite** ; pour retenir un pansement ou une attelle ou immobiliser les chevilles et les pieds par un lien en 8

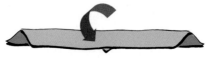

Replier en deux une bande large, du haut vers la base

◆ comme un **tampon annulaire** ; pour maîtriser une hémorragie s'il est impossible d'exercer une pression directe, par exemple si un objet court est logé dans une plaie. Préparer un tampon annulaire et le garder dans sa trousse de premiers soins

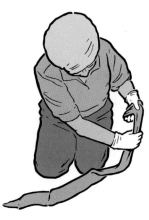

Préparer une bande étroite

Former une boucle en enroulant une des extrémités de la bande par deux fois autour de quatre doigts

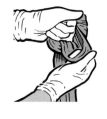

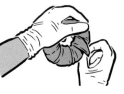

Glisser l'autre extrémité dans la boucle et l'enrouler plusieurs fois pour former un anneau rigide. On a alors un tampon annulaire

Pour obtenir un tampon annulaire de plus grand diamètre, utiliser deux bandes étroites nouées ensemble

6

Le nœud plat—le nœud de choix

Le nœud plat est le meilleur nœud à employer pour nouer les bandes et les écharpes parce que :

◆ sa forme plate offre plus de confort au blessé

◆ il ne glisse pas

◆ il peut facilement être desserré au besoin

Pour faire un nœud plat :

◆ prendre dans chaque main une extrémité de la bande

◆ croiser l'extrémité droite sur celle de gauche et la passer en-dessous comme pour former la première partie d'un nœud simple. Les deux extrémités auront changé de main.

◆ croiser l'extrémité qui se trouve dans la main gauche sur celle de droite et la passer en-dessous pour former la première partie d'un nœud simple. Le nœud ainsi formé a l'apparence de deux boucles entrelacées

◆ pour le serrer, tirer les deux boucles l'une contre l'autre ou tirer sur les extrémités

Les nœuds doivent toujours être faits de manière à ne pas incommoder le blessé en pressant sur un os ou dans les chairs, tout particulièrement quand il s'agit d'un point de fracture ou du cou, dans le cas d'une écharpe. Si le nœud est incommodant, le rembourrer d'un tissu souple.

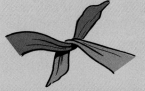

droit sur gauche et en-dessous

gauche sur droit et en-dessous

serrer en tirant sur les extrémités

Retenir un pansement avec un triangle de tissu

Les bandes suivantes sont utiles pour retenir les pansements et les rembourrages. Les bandages qui suivent sont exécutés à l'aide d'un triangle de tissu déplié. Si le triangle est trop grand pour une victime de petite taille, le plier en deux.

Le bandage de la tête

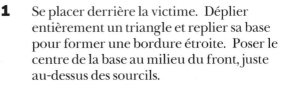

La victime peut être capable de tenir le pansement pendant le bandage

Nouer les extrémités très bas sur la nuque

Glisser les extrémités en-dessous

1 Se placer derrière la victime. Déplier entièrement un triangle et replier sa base pour former une bordure étroite. Poser le centre de la base au milieu du front, juste au-dessus des sourcils.

2 Ramener le sommet jusqu'à la nuque de manière à couvrir le pansement; tirer les extrémités vers l'arrière en les croisant sur le sommet; les ramener sur le front et les nouer près des sourcils en faisant un nœud plat.

3 Stabiliser la tête d'une main et, de l'autre, ajuster soigneusement le sommet pour exercer la pression voulue sur le pansement. Ramener le sommet vers le haut de la tête et le fixer avec une épingle de sûreté ou glisser les extrémités en-dessous.

Le bandage du genou ou du coude

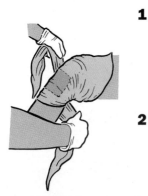

1 Déplier entièrement un triangle et replier sa base pour former une bordure étroite. Placer le centre de la base sur la jambe, juste sous la rotule, le sommet du triangle vers le haut (ou, s'il s'agit du coude, sur l'avant-bras, le sommet du triangle vers l'épaule).

2 Ramener les extrémités autour de l'articulation et les croiser sur le sommet à l'intérieur du coude ou à l'arrière du genou.

3 Nouer les extrémités sur le sommet. Tirer sur le sommet pour exercer la pression voulue sur le pansement, le replier vers le bas et le fixer à l'aide d'une épingle de sûreté ou le glisser sous le nœud.

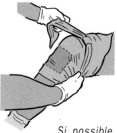

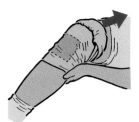

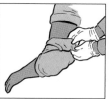

Nouer le bandage du coude comme celui du genou

Si possible, insérer du rembourrage sous le nœud

Tirer sur le sommet pour comprimer le pansement

6

Le bandage du pied ou de la main

1 Déplier entièrement un triangle sur une surface plane, le sommet pointant dans la direction opposée à la victime.

Replier une fois pour former une bordure étroite

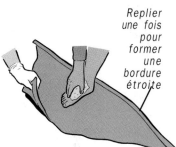

2 Placer le pied ou la main sur le triangle, les orteils ou les doigts dirigés vers le sommet, en laissant assez de tissu à la cheville ou au poignet pour couvrir la main ou le pied au complet. Rabattre le sommet sur l'articulation.

3 Ramener les extrémités en les croisant sur le sommet autour de la cheville ou du poignet; enrouler tout le tissu autour de l'articulation avant de nouer les extrémités.

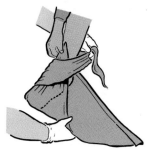

4 Nouer le triangle sur le sommet. Si celui-ci dépasse le nœud, tirer dessus pour exercer la pression voulue. Replier le sommet vers le bas et le glisser sous le nœud.

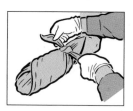

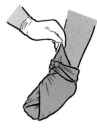

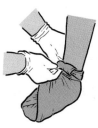

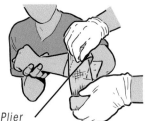

Plier
l'extrémité
pour ancrer la
bande

6

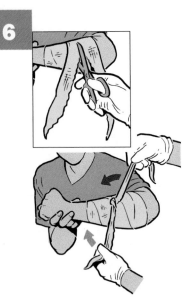

La bande en rouleau

La bande en rouleau est fabriquée avec un tissu semblable à de la gaze. Elle sert à retenir les pansements ou les attelles. Ne pas la confondre avec la bande élastique ; voir la page 7-7 pour plus d'information sur les bandes élastiques.

Pour faire un bandage en spirale simple, on enroule la bande à partir du point le plus étroit du membre et on l'ancre comme suit :

◆ placer une extrémité de la bande en biais sur le point de départ

◆ enrouler la bande une fois autour de la partie blessée en laissant dépasser l'extrémité

◆ replier l'extrémité qui dépasse et la recouvrir avec la bande

Continuer d'enrouler la bande autour du membre, en faisant chevaucher chaque tour du quart ou du tiers sur le tour précédent. Pour les deux ou trois derniers tours, faire chevaucher complètement la bande et fixer le tout avec une épingle de sûreté ou du ruban adhésif ; on peut aussi couper la bande et l'attacher comme le montre l'illustration. Vérifier la circulation au-dessous de la bande.

Le bandage avec une gaze tubulaire ou un filet extensible

Lorsque l'hémorragie est maîtrisée et qu'il n'est plus nécessaire d'exercer une pression directe sur la plaie, la gaze tubulaire et le filet extensible constituent un moyen rapide et efficace de faire un bandage. La gaze et le filet sont offerts en tailles correspondant aux différentes parties du corps. Couper la longueur désirée et la poser avec l'applicateur conçu à cette fin ou l'étirer avec la main pour l'ajuster sur le pansement.

Ces deux types de bandages sont particulièrement utiles pour retenir les pansements de la tête, de l'épaule, de la cuisse ou du doigt, où l'application d'une bande en rouleau serait longue et difficile. Le mode d'emploi est habituellement inclus dans l'emballage.

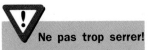

Ne pas trop serrer!

Les bandes en rouleau doivent être tendues sans être trop serrées. Après avoir posé une bande, vérifier la circulation au-dessous de la blessure. La vérifier à nouveau à des intervalles de quelques minutes; l'enflure de la partie blessée pouvant gêner la circulation.

Le lien en 8

Le lien en 8 est employé pour immobiliser les chevilles et les pieds, pour maintenir une attelle sur la cheville ou le pied ou pour soutenir une blessure de la cheville.

Le lien en 8 se pose comme suit :

◆ placer le centre d'une bande large ou étroite sous la cheville (ou sous les deux chevilles si on attache les pieds ensemble). La bande peut être posée par-dessus un pansement ou une attelle

◆ ramener les extrémités autour des chevilles, les croiser sur les jambes et les ramener autour des pieds

◆ nouer le lien en 8 à un endroit où le nœud n'exercera pas de pression sur le pied; le nouer entre les deux pieds ou sur la semelle de la chaussure

Les écharpes

L'écharpe a pour fonction de soutenir et de protéger le bras. On peut l'acheter dans le commerce, mais il est facile d'en improviser une avec un foulard, une ceinture, une cravate ou un article assez long pour entourer le cou; tout tissu suffisamment résistant pour soutenir le bras peut faire l'affaire. On peut également soutenir le bras en glissant la main à l'intérieur d'une veste boutonnée ou en épinglant la manche de la chemise ou de la veste à l'endroit approprié.

écharpes improvisées

L'écharpe simple

L'écharpe simple sert à soutenir le coude, l'avant-bras, le poignet ou la main. On l'applique comme suit :

1 Soutenir l'avant-bras du côté blessé en travers du tronc, le poignet et la main légèrement plus élevés que le coude. Placer un triangle de tissu déplié entre l'avant-bras et la poitrine de manière que le sommet dépasse le coude et que la base soit à la verticale.

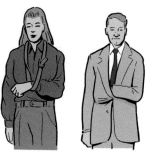

le sommet dépasse largement le coude

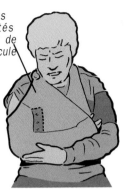

Nouer les extrémités au creux de la clavicule du côté blessé

2   Passer l'extrémité supérieure sur l'épaule du côté indemne et autour de la nuque et la ramener vers l'avant du côté blessé. Tout en soutenant l'avant-bras, passer l'extrémité inférieure du triangle sur la main et l'avant-bras et nouer les deux extrémités au creux de la clavicule du côté blessé. Pour le confort de la victime, insérer du rembourrage sous le nœud.

3   Ramener le sommet à l'avant du coude, le fixer avec une épingle de sûreté ou le tortiller et le glisser dans l'écharpe.

4   Ajuster l'écharpe de manière que les ongles soient visibles ; cela permet de vérifier la circulation dans le membre.

6

L'écharpe tubulaire Saint-Jean

L'écharpe tubulaire Saint-Jean permet d'élever la main et l'avant-bras et de déplacer le poids du bras et de la main du côté indemne. Elle est employée dans les cas de blessures de l'épaule et de la clavicule et d'hémorragie de la main. Pour installer l'écharpe tubulaire Saint-Jean :

1   Soutenir l'avant-bras du côté blessé en le plaçant en travers de la poitrine, les doigts pointés vers l'épaule opposée.

2   Placer un triangle déplié sur l'avant-bras et la main, le sommet dépassant le coude et l'extrémité supérieure recouvrant l'épaule du côté indemne.

La victime peut avoir besoin d'aide pour se soutenir le bras

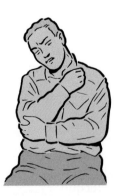

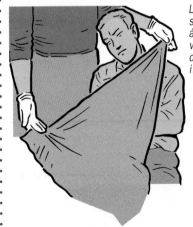

La base s'étend à la verticale du côté indemne

3   Soutenir l'avant-bras et glisser la base du triangle sous la main, l'avant-bras et le coude.

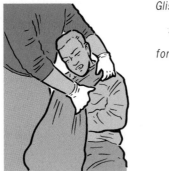

Glisser la base du triangle sous le bras blessé pour former un tube sur toute la longueur du bras

6

4   Rabattre le triangle sur le coude et ramener l'extrémité inférieure en travers du dos sur l'épaule du côté indemne.

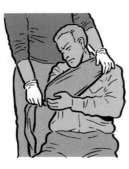

Pour rabattre le triangle, le tortiller en direction du corps de manière à fermer le tube au coude

5   Ajuster délicatement l'élévation du bras et nouer les deux extrémités au creux de la clavicule. Si possible, insérer du rembourrage sous le nœud.

Nouer l'écharpe assez serré pour qu'elle soutienne le poids du bras blessé

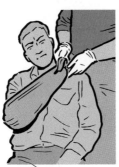

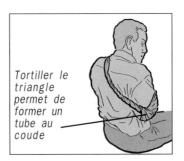

Tortiller le triangle permet de former un tube au coude

Les plaies et les hémorragies

La **plaie** est une rupture des tissus mous du corps. Elle s'accompagne habituellement d'une hémorragie et permet la pénétration de microbes dans l'organisme. L'**hémorragie** est une effusion de sang hors des vaisseaux dans les tissus avoisinants, les cavités corporelles ou l'extérieur du corps. Les plaies et les hémorragies touchent le plus souvent les tissus mous.

Une plaie est dite ouverte ou fermée :

◆ **plaie ouverte** ; il y a une rupture de la couche externe de la peau, ce qui cause une hémorragie, laisse pénétrer des microbes et peut causer une infection

◆ **plaie fermée** ; il n'y a pas de rupture de la couche externe de la peau et donc, pas d'hémorragie externe (il peut cependant y avoir une hémorragie interne grave); le risque d'infection est faible (sauf dans la blessure fermée de l'abdomen où il est élevé ; voir la page 6-23)

Les différents types de plaies fermées et ouvertes des tissus mous sont décrits dans le tableau de la page suivante. Reconnaître le type de plaie aide le secouriste à donner les premiers soins appropriés.

Le traitement des plaies a pour but d'arrêter l'hémorragie et de prévenir l'infection. Bien qu'une hémorragie légère puisse contribuer à nettoyer la plaie, une hémorragie grave doit être arrêtée immédiatement pour réduire l'état de choc.

L'hémorragie

L'hémorragie est une effusion de sang hors des vaisseaux. Dans l'**hémorragie externe**, le sang s'écoule de la surface de la plaie vers l'extérieur du corps ; du sang est visible. Dans l'**hémorragie interne**, le sang s'écoule des tissus vers l'intérieur du corps ; le sang n'est pas habituellement visible. Si le sang jaillit d'une artère, il s'agit d'une hémorragie **artérielle** et s'il s'écoule d'une veine, il s'agit d'une hémorragie **veineuse**.

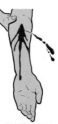

Dans l'hémorragie **artérielle**, du sang rouge vif jaillit d'une artère à chaque battement cardiaque- l'hémorragie artérielle est grave et souvent difficile à maîtriser

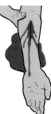

Dans l'hémorragie **veineuse**, du sang rouge foncé s'écoule régulièrement de la plaie-cette hémorragie est plus facile à maîtriser que l'hémorragie artérielle

Les types de plaies

Contusion ou meurtrissure	Écorchure ou éraflure	Incision	Lacération	Perforation	Avulsion et amputation

  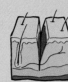

Contusion ou meurtrissure

La contusion ou meurtrissure est une plaie fermée ; habituellement causée par une chute ou par un contact violent avec un objet contondant. Les lésions sous-cutanées provoquent une hémorragie dans les tissus adjacents et une décoloration de la peau. Comme celle-ci n'est pas déchirée, le risque d'infection est faible. Une contusion peut indiquer la présence ... re ... us ...

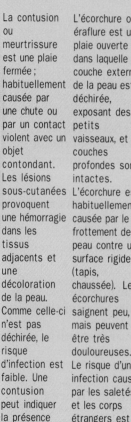

Écorchure ou éraflure

L'écorchure ou éraflure est une plaie ouverte dans laquelle la couche externe de la peau est déchirée, exposant des petits vaisseaux, et les couches profondes sont intactes. L'écorchure est habituellement causée par le frottement de la peau contre une surface rigide (tapis, chaussée). Les écorchures saignent peu, mais peuvent être très douloureuses. Le risque d'une infection causée par les saletés et les corps étrangers est élevé.

Incision

L'incision est une coupure nette des tissus mous causée par un objet tranchant comme un couteau. L'incision est moins contaminée que l'écorchure, mais elle peut contenir des éclats de verre ou d'autres corps étrangers.

Lacération

La lacération est une déchirure de la peau et des tissus sous-jacents. Ses bords sont irréguliers et la présence de saletés accroît le risque d'infection. Elle est souvent causée par de la machinerie, un fil barbelé ou les griffes d'un animal.

Perforation

La perforation est une plaie ouverte causée par un objet pointu ou tranchant comme un couteau, un clou ou une dent d'animal. L'ouverture peut être très petite, mais la plaie est souvent très profonde. Il peut y avoir contamination des couches profondes et lésion des organes internes.

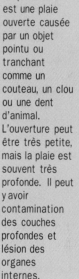

Avulsion et amputation

L'avulsion est une blessure dans laquelle la peau ou un autre tissu est partiellement ou complètement arraché du corps. L'amputation est la perte partielle ou totale d'une partie du corps et elle est habituellement causée par de la machinerie ou un outil coupant.

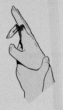

Les plaies par balle sont un type particulier de blessure. La plaie d'entrée est souvent petite et peut être entourée de brûlures. Il existe parfois une plaie de sortie qui est normalement plus grande que la plaie d'entrée. Comme la balle peut rebondir à l'intérieur du corps, il est possible que la plaie de sortie ne soit pas directement en ligne avec la plaie d'entrée.

Les signes et symptômes de l'hémorragie

Le signe le plus évident de l'hémorragie est la présence de sang. Dans l'hémorragie interne, le sang n'est pas habituellement visible. Les signes et symptômes généraux de l'hémorragie varient selon le volume de sang perdu.   Une perte de sang abondante se manifeste par les signes et symptômes de l'état de choc :

◆ peau pâle, froide et moite

◆ pouls rapide et faiblissant graduellement

◆ faiblesse, étourdissements, soif et nausées

◆ agitation et angoisse

◆ respiration superficielle, bâillements, soupirs et souffle court

Si l'hémorragie interne est grave, les signes de l'état de choc sont présents.

Reconnaître l'hémorragie interne

Il n'est pas toujours facile de reconnaître une hémorragie interne ; une personne peut saigner à mort sans qu'une seule goutte de sang apparaisse.   Il faut soupçonner la présence d'une hémorragie interne :

◆ si la victime a subi un choc violent ou une plaie pénétrante au thorax, au cou, à l'abdomen ou à l'aine

◆ si elle a subi des fractures graves des membres, par exemple de la cuisse ou du bassin

Les signes caractéristiques de l'hémorragie interne

On peut reconnaître une hémorragie interne aux signes suivants :

◆ saignement de l'oreille ou du nez, œil injecté de sang ou contusion de l'œil (saignement à l'intérieur du crâne)

◆ crachement de sang rouge vif écumeux (saignement des poumons)

◆ vomissures teintées de sang rouge vif ou brunâtre, comme des grains de café

◆ présence dans les selles de sang noir et goudronneux (saignement de la partie supérieure de l'intestin) ou de couleur rouge normale (saignement de la partie inférieure de l'intestin)

L'infection des plaies

Toute plaie infectée doit être examinée par un médecin. Une plaie est infectée :

◆ si elle devient plus douloureuse

◆ si elle devient rouge et enflée

◆ si elle est plus chaude que la peau avoisinante

◆ si on y voit du pus (un liquide blanchâtre)

◆ présence dans l'urine de sang qui lui donne une coloration rougeâtre ou brunâtre (saignement des voies urinaires)

Si l'hémorragie interne est grave, les signes de l'état de choc apparaissent graduellement.

Les premiers soins de l'hémorragie externe grave

Les principes des premiers soins de l'hémorragie et les moyens de prévenir la contamination sont présentés à la page 6-16. Ils sont illustrés dans les séquences suivantes :

1 Appliquer les principes de la PCSU ; effectuer un examen des lieux (voir la page 2-3) et déterminer le mécanisme de blessure. Si on soupçonne une blessure à la tête ou à la colonne vertébrale, stabiliser et soutenir la tête et le cou avant d'aller plus loin.

6

· ·

2 Effectuer un examen primaire (voir la page 2-5) et donner les premiers soins vitaux.

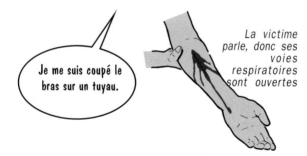

Je me suis coupé le bras sur un tuyau.

La victime parle, donc ses voies respiratoires sont ouvertes

· ·

3 Pour maîtriser une hémorragie grave, appliquer une pression directe sur la plaie au plus tôt. Si la plaie est béante, il faut en rapprocher les bords avant d'appliquer la pression.

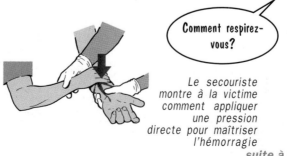

Comment respirez-vous ?

Le secouriste montre à la victime comment appliquer une pression directe pour maîtriser l'hémorragie

suite à la page 6-17

Les principes
de la maîtrise d'une hémorragie

Le corps dispose de moyens naturels pour lutter contre les hémorragies. Un vaisseau sanguin sectionné se contracte, ce qui réduit le débit du sang; de plus, si l'hémorragie persiste, la tension artérielle s'abaisse, ce qui diminue le flux de sang vers la plaie. Exposé à l'air, le sang se coagule et les caillots ainsi formés scellent la plaie. Malgré ces défenses naturelles, il faut arrêter les hémorragies le plus tôt possible en évaluant les points ABC et en prenant les mesures appropriées.

Moyens de maîtriser une hémorragie

Les moyens suivants permettent de maîtriser toutes les hémorragies, sauf les plus graves; ils peuvent souvent être employés simultanément.

Pression directe; exercer une pression directe sur la plaie afin de réduire le flux sanguin et favoriser la formation de caillots. Une fois l'hémorragie maîtrisée, maintenir la pression avec des pansements et des bandes.

Repos; Garder la victime au repos pour réduire son pouls. Le mieux est de l'allonger sur le dos, les pieds et les jambes élevés, sauf si l'hémorragie est causée par une plaie à la tête.

Les coupures et les écorchures mineures qui saignent peu sont facilement maîtrisées par la compression et le repos. L'hémorragie grave doit être rapidement maîtrisée pour prévenir la perte de sang et réduire l'état de choc.

Prévenir la contamination

Toutes les plaies ouvertes sont plus ou moins contaminées. Le risque d'infection est présent dès la survenue de la blessure et il persiste jusqu'à la cicatrisation complète de la plaie. Votre priorité est de maîtriser l'hémorragie, ce que vous devez faire avec le matériel le plus propre possible.

Le soin des plaies mineures

Nettoyer la plaie en appliquant les principes énumérés ci-dessous. Dire à la victime d'obtenir des soins médicaux si des signes d'infection apparaissent (voir la page 6-14).

◆ se laver les mains à l'eau savonneuse et enfiler des gants si on en a

◆ éviter de tousser ou de souffler directement sur la plaie

◆ exposer complètement la plaie sans y toucher

◆ rincer délicatement la surface de la plaie pour déloger les corps étrangers superficiels. Laver et assécher le pourtour de la plaie avec des pansements propres, en procédant des bords de la plaie vers l'extérieur.

Une crème antibiotique (triple de préférence) peut être appliquée sur les blessures superficielles et les éraflures.

◆ couvrir immédiatement la plaie avec un pansement stérile et le fixer avec du ruban adhésif

◆ enlever ses gants et les éliminer de la manière appropriée (voir la page 1-10); se laver les mains ainsi que toute région de la peau qui pourrait être entrée en contact avec le sang de la victime

L'infection tétanique

Toutes les plaies sont sujettes à la contamination par les spores qui causent le tétanos, une maladie potentiellement fatale caractérisée par des spasmes musculaires et une contracture de la mâchoire.

Les plaies profondes présentent un risque élevé d'infection tétanique, surtout si elles sont causées par la morsure d'un animal ou si elles sont contaminées par de la terre, de la poussière ou des excréments d'animaux. Conseiller à la personne qui a subi une blessure semblable d'obtenir des soins médicaux.

suite de la page 6-15

4 Mettre la victime au repos; cela réduira encore le flux de sang.

5 Remplacer rapidement la main de la victime par des pansements (stériles, de préférence) et continuer d'exercer une pression directe sur les pansements.

6 Une fois que l'hémorragie est maîtrisée, poursuivre l'examen primaire et rechercher la présence de blessures qui mettent la vie en danger. Donner les premiers soins vitaux.

7 Avant de bander la plaie, vérifier la circulation au-dessous de la blessure.

Vérifier la température et la coloration des doigts et effectuer le test de la décoloration de l'ongle; voir la page 6-18

8 Fixer le pansement à l'aide d'une bande.

9 Vérifier la circulation au-dessous de la blessure et la comparer avec celle du membre opposé. Si la bande entrave le flux sanguin, la desserrer suffisamment pour rétablir la circulation.

10 Donner les soins continus, y compris les premiers soins permettant de réduire l'état de choc; voir la page 1-26.

Si les pansements sont imbibés de sang...

... ne pas les enlever; en ajouter d'autres et continuer à exercer de la pression. Le retrait des pansements imbibés de sang peut briser les caillots et exposer la plaie à la contamination.

Vérifier la circulation au-dessous d'une blessure

Les entraves à la circulation du sang

Certaines blessures et certaines techniques de premiers soins peuvent entraver (réduire ou interrompre) la circulation au-dessous de la blessure, c'est-à-dire à la partie *distale* du membre. Une blessure à une articulation ou une fracture peut provoquer un pincement d'une artère et restreindre la circulation du sang vers le membre. Les bandes trop serrées entravent également la circulation distale. Parfois, la bande n'est pas trop serrée au moment de son application, mais si la blessure enfle, elle peut devenir une entrave à la circulation.

test de la décoloration de l'ongle

Les effets d'une circulation entravée

Si les tissus situés à la partie distale de la blessure ne reçoivent pas suffisamment de sang oxygéné, ils peuvent subir des lésions pouvant entraîner la perte du membre. Avant de nouer une bande, vérifier la circulation au-dessous de la blessure. La vérifier à nouveau après avoir noué la bande. Si la circulation est entravée, prendre les moyens nécessaires pour l'améliorer.

Comment surveiller la circulation

Chaque fois qu'on évalue les paramètres décrits ci-dessous, il faut vérifier à la fois le côté blessé et le côté indemne. S'il n'y a pas d'entrave à la circulation, les deux côtés sont semblables.
Pour surveiller la circulation :

◆ vérifier la coloration de la peau; si elle n'a pas sa couleur habituelle, il peut y avoir entrave à la circulation

◆ vérifier la température de la peau; si elle est froide au toucher, et surtout si le côté blessé est plus froid que le côté indemne, la circulation est peut-être entravée

◆ vérifier le pouls; en cas de blessure au bras, prendre le pouls au poignet (voir la page 2-16)

◆ effectuer le test de la décoloration de l'ongle; appuyer sur l'ongle d'un doigt ou d'un orteil jusqu'à ce qu'il devienne blanc, puis relâcher la pression. Noter le temps nécessaire au retour de la coloration normale. Si elle revient rapidement, le sang circule normalement. Si l'ongle reste blanc ou si la coloration revient lentement, la circulation est entravée.

Si la blessure se situe au bras, exposer la main et les doigts pour vérifier la circulation. Si elle se situe à la jambe et si on n'a aucune raison d'enlever la chaussure, vérifier la circulation en glissant les doigts à l'intérieur de la chaussette le long du pied.

Comment améliorer la circulation

Pour améliorer la circulation, desserrer les bandes qui sont trop serrées. S'il ne se produit aucune amélioration, et si les secours médicaux sont retardés, essayer de bouger le membre pour rétablir la circulation. Le mouvement pourrait diminuer la pression exercée sur les vaisseaux. Si possible, déplacer le membre en direction de sa position naturelle. Se limiter au **mouvement toléré par la victime ou à celui qui ne rencontre aucune résistance.** Replacer le membre et vérifier la circulation à nouveau.

Continuer à surveiller la circulation jusqu'à la prise en charge par les secours médicaux. Si la circulation est toujours entravée, la victime a besoin de soins médicaux urgents.

6

Les premiers soins de l'hémorragie interne grave

En tant que secouriste, il n'y a pas grand-chose que vous pouvez faire pour maîtriser une hémorragie interne. Votre intervention se limite à donner les premiers soins permettant de réduire l'état de choc et à obtenir des secours médicaux le plus rapidement possible.

1 Appliquer les principes de la PCSU; effectuer un examen des lieux (voir la page 2-3).

Si le mécanisme de blessure laisse croire que le corps a subi un choc violent, rechercher les signes d'hémorragie interne

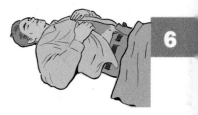

2 Procéder à un examen primaire (voir la page 2-5) et donner les premiers soins vitaux. Dans le cas présent, on soupçonne une hémorragie interne grave.

Si la victime est consciente, la mettre au repos, allongée sur le dos, les pieds et les jambes surélevés d'environ 30 cm (12 po).

Si elle est inconsciente, la placer dans la position latérale de sécurité (voir les pages 1-32 et 1-33).

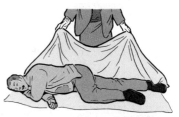

victime inconsciente en position latérale de sécurité

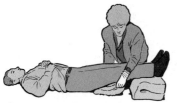

victime consciente en position de choc

3 Envoyer quelqu'un ou aller soi-même chercher des secours médicaux.

4 Administrer les soins continus. Ne rien lui donner par la bouche. Si elle a soif, lui humecter les lèvres avec un linge mouillé. Assurer son confort; desserrer les vêtements trop ajustés au cou, à la poitrine et à la taille. La garder au chaud et la protéger contre les températures extrêmes.

Évaluer fréquemment son état. Prévenir le personnel médical prenant la relève qu'on soupçonne une hémorragie interne grave.

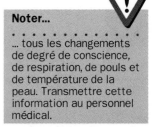

Noter...

... tous les changements de degré de conscience, de respiration, de pouls et de température de la peau. Transmettre cette information au personnel médical.

L'amputation

L'amputation est la section partielle ou complète d'une partie du corps, p. ex., l'orteil, le pied ou la jambe. En pareil cas, il faut maîtriser l'hémorragie, s'occuper de la partie amputée et obtenir des secours médicaux. On présente ci-dessous les premiers soins d'une amputation complète de la main et d'une amputation partielle du doigt.

Les premiers soins de l'amputation

1 Appliquer les principes de la PCSU ; procéder à un examen des lieux (voir la page 2-3). Effectuer un examen primaire (voir la page 2-5) et donner les premiers soins vitaux. On est ici en présence d'une hémorragie grave causée par une amputation.

· ·

2 Maîtriser l'hémorragie ; exercer une pression directe sur la plaie.

amputation complète de la main   *amputation partielle du doigt*

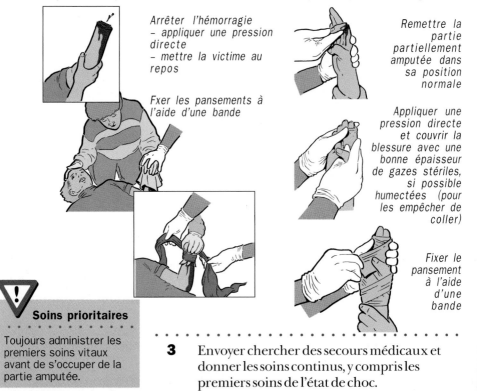

Arrêter l'hémorragie
– appliquer une pression directe
– mettre la victime au repos

Fxer les pansements à l'aide d'une bande

Remettre la partie partiellement amputée dans sa position normale

Appliquer une pression directe et couvrir la blessure avec une bonne épaisseur de gazes stériles, si possible humectées (pour les empêcher de coller)

Fixer le pansement à l'aide d'une bande

Soins prioritaires

Toujours administrer les premiers soins vitaux avant de s'occuper de la partie amputée.

· ·

3 Envoyer chercher des secours médicaux et donner les soins continus, y compris les premiers soins de l'état de choc.

4   S'occuper de la partie amputée; toute partie du corps complètement ou partiellement amputée doit être conservée quel que soit son état et apportée au centre médical en même temps que la victime. Les chances qu'une partie amputée puisse être rattachée sont meilleures si elle est manipulée correctement. Procéder comme suit :

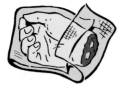

Placer la partie amputée dans un sac de plastique propre et étanche et le fermer hermétiquement

Mettre le sac dans un deuxième sac de plastique ou dans un récipient partiellement rempli de glace concassée

Envelopper la partie amputée dans un pansement propre et humide; ou un pansement sec, si on ne peut l'humecter

Apposer une étiquette indiquant la date et l'heure de l'emballage et apporter le tout au centre médical en même temps que la victime

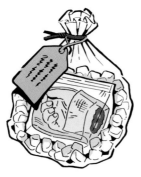

6

5   Conserver la partie amputée dans un endroit frais et ombragé et transporter la victime et la partie amputée au plus tôt vers des secours médicaux.

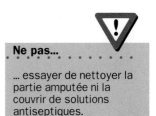

Ne pas...

... essayer de nettoyer la partie amputée ni la couvrir de solutions antiseptiques.

Les premiers soins de l'avulsion dentaire

Si la victime reçoit rapidement les soins médicaux et dentaires appropriés, il est possible que la dent arrachée puisse être réimplantée.

1 Appliquer les principes de la PCSU; procéder à un examen des lieux (voir la page 2-3). Évaluer soigneusement le mécanisme de blessure; la force exercée était-elle suffisante pour causer une blessure à la tête ou à la colonne vertébrale?

2 Effectuer un examen primaire (voir la page 2-5). Évaluer les voies respiratoires; peuvent-elles être obstruées par du sang ou une enflure? Évaluer la respiration et la circulation et donner les premiers soins vitaux.

3 Appliquer une pression directe sur l'alvéole dentaire pour arrêter l'hémorragie.

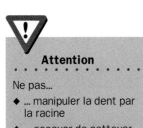

Exercez une pression directe pour arrêter l'hémorragie

Demandez à la victime de mordre sur un tampon épais placé sur l'alvéole

Faire asseoir la victime la tête penchée vers l'avant pour que le sang puisse s'écouler de la bouche.

4 Déposer la dent dans un verre de lait. À défaut de lait, utiliser une solution saline ou envelopper la dent dans une pellicule de plastique humidifiée avec la salive du blessé. Ne pas manipuler la dent par la racine, mais par la couronne.

5 Donner les soins continus et obtenir des secours médicaux. Si la victime n'a pas d'autres blessures, la conduire le plus rapidement possible chez un dentiste pour augmenter les chances de réussite d'une réimplantation.

Attention

Ne pas...

◆ ... manipuler la dent par la racine

◆ ... essayer de nettoyer une partie amputée ni une dent arrachée. Ne pas utiliser de solutions antiseptiques

◆ ... rincer la bouche après l'arrêt de l'hémorragie afin de ne pas briser les caillots et d'éviter une nouvelle hémorragie

Les blessures abdominales

Les blessures abdominales peuvent être ouvertes ou fermées. Dans la blessure fermée, la peau de l'abdomen est intacte, mais les organes internes ont subi des lésions. Dans la blessure ouverte, la peau est déchirée et les organes peuvent sortir par la plaie.

Parmi les complications des blessures abdominales, on compte l'hémorragie grave (interne ou externe) et la contamination causée par la rupture des organes abdominaux. Ces complications peuvent entraîner un état de choc et une infection.

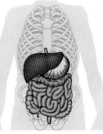

les organes abdominaux

L'évaluation de la blessure abdominale

Exposer la région blessée. Déterminer les circonstances de l'incident et surtout le mécanisme de blessure. Observer la position prise par la victime et l'examiner délicatement. Palper l'abdomen pour déceler de l'enflure, de la rigidité et de la douleur.

Les premiers soins de la blessure abdominale fermée

Si on soupçonne une blessure abdominale, on doit également soupçonner une hémorragie interne qui pourrait être grave. Donner les premiers soins de l'hémorragie interne grave (voir la page 6-19.)

Les premiers soins de la blessure abdominale ouverte

1 Appliquer les principes de la PCSU; procéder à un examen des lieux (voir la page 2-3). Effectuer un examen primaire (voir la page 2-5). Ici, la victime est atteinte d'une plaie abdominale.

2 La plaie peut être béante et il faut l'empêcher de s'ouvrir davantage. Soulever légèrement et soutenir la tête et les épaules de la victime et lui élever les genoux.

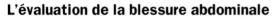

Exposer complètement la plaie

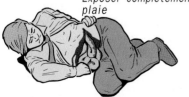

Mettre la victime dans une position qui empêche la plaie de s'ouvrir davantage

3   Panser la plaie. La méthode employée varie selon que des organes abdominaux sortent ou non de la plaie :

◆ si aucun organe ne sort de la plaie, poser un pansement sec sur l'abdomen et le fixer solidement.

◆ si des organes sortent de la plaie, ne pas essayer de les repousser à l'intérieur, mais les couvrir avec un pansement humide comme il est illustré ci-dessous. Le pansement humide prévient le dessèchement des organes.

Couvrir la plaie et les organes visibles avec une grande gaze stérile et humide ou une serviette douce, propre et humide

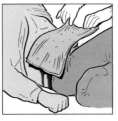

Fixer le pansement sans comprimer les organes

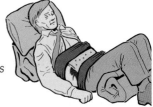

4   Ne rien donner par la bouche. Si la victime tousse ou vomit, lui soutenir l'abdomen à l'aide de deux bandes larges.

5   Donner les soins continus et transporter la victime au plus tôt vers des secours médicaux.

La blessure par écrasement

La blessure par écrasement survient lorsqu'une partie du corps est coincée sous un objet lourd. Le poids de l'objet provoque des contusions étendues et des complications telles que des fractures ou des ruptures d'organes. Si l'écrasement se limite à une main ou un pied, la blessure est grave, mais habituellement elle ne met pas la vie en danger. Cependant, une blessure étendue peut entraîner un état de choc grave et un **syndrome d'écrasement**, qui tous deux mettent la vie en danger.

Un état de choc grave peut apparaître après le dégagement de la victime. Une fois la pression relâchée, les fluides s'écoulent des tissus écrasés vers les tissus avoisinants, ce qui provoque un état de choc.

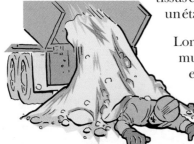

Lorsqu'un muscle est écrasé, le contenu de la cellule musculaire se déverse dans le sang. Si la blessure est importante, ce déversement peut causer une défaillance des reins ou **syndrome d'écrasement**, aussi nommé insuffisance rénale aiguë post-traumatique.

Les premiers soins de la blessure par écrasement

Soigner les plaies et les fractures de manière à arrêter l'hémorragie et à soulager la douleur. Stabiliser les autres blessures en attendant les secours médicaux.

1   Appliquer les principes de la PCSU ; procéder à un examen des lieux (voir la page 2-3) et effectuer un examen primaire (voir la page 2-5). Déplacer la victime le moins possible et faire ce qu'on peut pour soulager la douleur.

2   Donner immédiatement les premiers soins de l'état de choc ; même en l'absence de signes de l'état de choc, car il est probable qu'il apparaisse.

3   Donner les soins continus et transporter la victime au plus tôt vers des secours médicaux.

Les plaies par perforation

Toutes les plaies par perforation doivent être traitées comme des blessures graves parce qu'elles peuvent s'accompagner de lésions graves et d'une infection des tissus profonds.

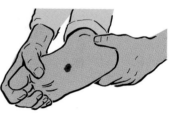

Les premiers soins des plaies par perforation

1   Appliquer les principes de la PCSU ; procéder à un examen des lieux (voir la page 2-3) et effectuer un examen primaire (voir la page 2-5). Se laver les mains et enfiler des gants (si on en a).

2   Commencer l'examen secondaire ; exposer la plaie. Même si on voit peu de sang, il faut soupçonner une hémorragie interne, surtout s'il s'agit d'une blessure thoracique ou abdominale.

3   Maîtriser l'hémorragie par compression directe, panser la plaie et transporter la victime vers des secours médicaux.

4   Donner les soins continus jusqu'à ce que quelqu'un prenne la relève.

Les plaies par balle

Les plaies par balle sont des plaies d'un type particulier (voir la page 6-13 pour plus de renseignements à ce sujet). Les premiers soins des plaies par balle sont présentés ci-dessous.

Les premiers soins des plaies par balle

Ici, l'objectif du secouriste est de donner les premiers soins vitaux et de transporter la victime au plus tôt vers des secours médicaux.

Si vous croyez qu'un crime a été commis...

. . . .

... ne touchez à rien; vous pourriez déranger les indices.

1 Appliquer les principes de la PCSU; procéder à un examen des lieux (voir la page 2-3). Si on pense être en danger, ne pas aller plus loin et appeler la police.

2 Effectuer un examen primaire (voir la page 2-5) et donner les premiers soins vitaux. En recherchant des signes d'hémorragie, examiner soigneusement toutes les parties du corps, car la plaie de sortie peut se trouver à un endroit inattendu. La rechercher attentivement.

3 Mettre la victime au repos et lui donner les premiers soins de l'état de choc. Ne rien lui donner par la bouche.

4 Donner les soins continus et transporter la victime au plus tôt vers des secours médicaux.

La plaie dans laquelle est logé un objet

Ne jamais retirer un objet qui est logé dans une plaie, car cela accroîtrait probablement l'hémorragie et pourrait causer d'autres blessures. Ici, l'objectif du secouriste est d'arrêter l'hémorragie, d'empêcher l'objet de bouger et de transporter la victime vers des secours médicaux. Que l'objet soit court ou long, les premiers soins sont pratiquement les mêmes.

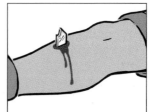

Ne pas retirer un objet logé dans une plaie car cela pourrait accroître l'hémorragie et causer d'autres blessures

Vérifier la circulation au-dessous de la blessure

Le soin d'une plaie dans laquelle est logé un objet court

1   Se laver les mains et mettre des gants (si on en a). Exposer la partie blessée et évaluer la plaie.

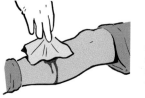

Poser sur l'objet un pansement propre, de préférence stérile

2   Pour arrêter l'hémorragie, il faut exercer une pression autour de l'objet. Si celui-ci est court, le tampon annulaire (voir la page 6-5) convient très bien. Soulever le pansement de manière à ne pas comprimer l'objet.

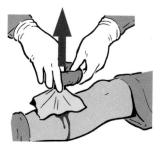

Tenir le tampon annulaire au-dessus du pansement

Passer le pansement à travers le tampon annulaire

Si on ne dispose pas d'un triangle pour fabriquer un tampon annulaire, placer du rembourrage autour de l'objet et fixer le tout avec une bande (voir la page 6-28).

3   Fixer le tampon annulaire avec une bande étroite.

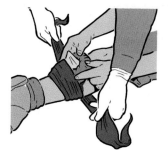

Serrer la bande suffisamment pour :

- maîtriser l'hémorragie
- maintenir en place le tampon et le pansement
- couvrir la plus grande partie possible du tampon

Ne pas trop serrer la bande pour éviter de couper la circulation au-dessous de la blessure

Si la circulation est entravée au-dessous de la blessure, et si elle ne l'était pas auparavant, desserrer la bande

Le soin d'une plaie
dans laquelle est logé un objet long

Vérifier la circulation au-dessous de la blessure

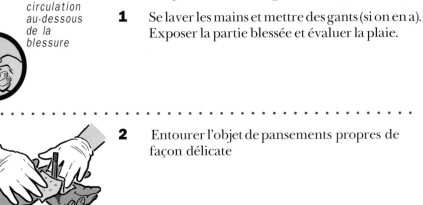

1   Se laver les mains et mettre des gants (si on en a). Exposer la partie blessée et évaluer la plaie.

2   Entourer l'objet de pansements propres de façon délicate

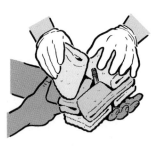

3   Poser des pansements épais autour de l'objet pour l'empêcher de bouger. Ces pansements exerceront une pression sur la plaie mais non sur l'objet.

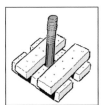

Utiliser la technique de la «cabane en rondins»

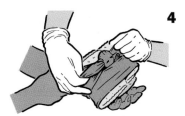

4   Retenir les pansements épais avec une bande étroite, en prenant soin de ne pas comprimer l'objet.

5   Vérifier la circulation au-dessous de la blessure. Si elle est entravée, et si elle ne l'était pas auparavant, desserrer la bande pour rétablir la circulation. Donner les soins continus et obtenir des secours médicaux.

L'enlèvement d'une écharde

L'écharde est un fragment pointu de bois, d'épine, de verre ou de métal qui a pénétré sous la peau. Ce type de blessure touche habituellement les mains et les pieds. Bien que les échardes puissent causer de l'inconfort et de la douleur, la plupart du temps, elles s'enlèvent aisément et sans complication.

Dans les cas graves, l'écharde peut être invalidante et causer une infection. Les matières organiques comme les épines et les éclats de bois ont particulièrement tendance à causer des infections.

On devrait retirer l'écharde si on ne risque pas de blesser les tissus avoisinants (l'écharde n'est pas trop grosse ou elle n'est pas enfoncée trop profondément dans la peau).

6

Retirer une écharde

1 Nettoyer la peau avec de l'eau tiède savonneuse.

2 Avec une pince stérile, saisir l'écharde le plus près possible de la peau.

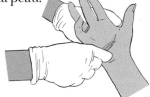

Avertissement

Ne pas retirer une écharde si elle :

- se trouve sur une articulation
- est enfoncée profondé-ment dans les chairs
- est logée dans l'œil ou proche de l'œil (voir la page 6-39)
- comporte un barbillon (p. ex., éclat de métal ou hameçon), pour éviter d'aggraver la blessure
- ne peut être retirée facilement

3 Tirer sur l'écharde en ligne droite dans la direction opposée à l'angle d'entrée.

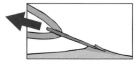

Ne pas tirer trop vite ni trop fort pour ne pas couper l'écharde et en laisser une partie dans la plaie

Donner les premiers soins décrits pour la plaie dans laquelle est logé un objet (voir la page 6-26). Rassurer la victime et obtenir des secours médicaux.

4 Une fois l'écharde retirée, donner les premiers soins de la plaie par perforation (voir la page 6-25). Obtenir des secours médicaux si on n'a enlevé qu'une partie de l'écharde, si la plaie est plus qu'une simple perforation ou si elle s'infecte (voir la page 6-14).

Les premiers soins de la contusion (meurtrissure)

La contusion ou meurtrissure est caractérisée par un épanchement de sang dans les tissus. En pareil cas, il faut soulager la douleur et réduire l'enflure par les quatre moyens suivants : repos, glace, compression, élévation (voir la page 7-7).

La bosse sur la tête

Cette blessure est très fréquente, particulièrement chez l'enfant. Celui-ci fait une chute et se heurte la tête contre un meuble ; il pleure, ses parents le consolent et finalement il se calme. Après quelques minutes, une grosse marque violette apparaît sur son front ; elle disparaît quelques heures plus tard et tout est oublié.

Habituellement, la bosse sur la tête est sans conséquence. Toutefois, comme toute blessure à la tête, elle devrait être prise au sérieux, car il existe toujours une possibilité de fracture du crâne et de lésions au cerveau. Si un enfant se heurte la tête, procéder comme suit :

Ne pas le relever!

Lorsqu'un enfant tombe, tous les adultes ont le réflexe de le relever et de le consoler. Toutefois, si l'enfant a subi une blessure grave, le relever pourrait aggraver son état.

Ne pas relever un enfant qui a fait une chute et ne pas le laisser bouger avant de s'être assuré qu'il n'est pas gravement blessé.

Avertissement

Toute victime qui a perdu conscience pendant quelques minutes devrait être transportée vers des secours médicaux. Sur les conseils du personnel médical, surveiller les signes et symptômes qui pourraient indiquer une blessure à la tête.

◆ appliquer les principes de la PCSU ; commencer l'examen des lieux (voir la page 2-3). Évaluer immédiatement le mécanisme de blessure ; le choc était-il suffisant pour provoquer des blessures graves? Si oui, ne pas déplacer l'enfant et l'empêcher de bouger jusqu'à ce qu'on l'ait examiné. Si on soupçonne une blessure grave, donner les premiers soins pour les blessures à la tête et à la colonne vertébrale (voir la page 7-9)

◆ si l'enfant ne semble pas avoir subi de blessures graves, le relever et le rassurer. Dès que possible, appliquer sur la blessure une compresse froide ou un sac de glace (laisser 15 minutes et enlever 15 minutes ; voir la page 6-42) afin de soulager la douleur et de réduire l'enflure

◆ surveiller l'enfant pour déceler les signes et symptômes :

❖ d'une fracture du crâne (voir la page 7-8)

❖ d'une commotion cérébrale (voir la page 7-11)

❖ d'une compression cérébrale (voir la page 7-12)

Si l'un ou l'autre de ces signes et symptômes apparaissent, même plusieurs jours plus tard, obtenir immédiatement des secours médicaux.

Les premiers soins du saignement de l'oreille

1   Appliquer les principes de la PCSU; procéder à un examen des lieux (voir la page 2-3) et évaluer le mécanisme de blessure. Si on soupçonne une blessure à la tête ou à la colonne vertébrale, dire à la victime de ne pas bouger.

2   Effectuer un examen primaire (voir la page 2-5) et donner les premiers soins vitaux.

3   Effectuer un examen secondaire au besoin; évaluer le saignement de l'oreille. Si le sang est mêlé à du liquide de couleur paille, il faut soupçonner une fracture du crâne; stabiliser et soutenir la tête et le cou. Couvrir l'oreille avec un pansement lâche et donner les premiers soins de la fracture du crâne (voir la page 7-9).

4   Si on ne soupçonne aucune blessure à la tête ou à la colonne vertébrale, simplement couvrir l'oreille avec un pansement lâche.

Le pansement absorbe le sang et protège la blessure

Si les blessures le permettent, mettre la victime dans une position qui favorise l'écoulement du sang de l'oreille.

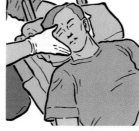

La position semi-assise, la tête penchée du côté blessé, favorise l'écoulement des liquides

Si la victime est inconsciente, lui couvrir l'oreille d'un pansement et, si ses blessures le permettent, la placer dans la position latérale de sécurité, sur son côté blessé.

5   Donner les soins continus jusqu'à la prise en charge par les secours médicaux.

Avertissement

Si du sang s'écoule de l'oreille, ne pas essayer d'arrêter l'hémorragie par compression ou par tamponnement.

Pour réduire le risque d'infection de l'oreille, il est préférable de laisser le sang s'écouler.

Les premiers soins du saignement de nez

Le saignement de nez peut n'avoir aucune cause connue; il peut aussi survenir après que la victime se soit mouchée, après une blessure au nez ou, dans les cas les plus graves, être causé par une blessure indirecte comme une fracture du crâne.

1 Appliquer les principes de la PCSU; procéder à un examen des lieux (voir la page 2-3) et évaluer le mécanisme de blessure. Si on soupçonne une blessure à la tête ou à la colonne vertébrale, dire à la victime de ne pas bouger.

2 Effectuer un examen primaire (voir la page 2-5) et donner les premiers soins vitaux.

3 Effectuer un examen secondaire au besoin; évaluer le saignement. Si le sang est mêlé à du liquide de couleur paille, il faut soupçonner une fracture du crâne. Laisser le sang s'écouler et donner les premiers soins de la fracture du crâne (voir la page 7-9).

4 Si on ne soupçonne aucune blessure à la tête ou à la colonne vertébrale, placer la victime en position assise, la tête légèrement penchée vers l'avant.

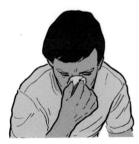

Dire à la victime de se pincer fermement les ailes du nez entre le pouce et l'index pendant environ 10 minutes ou jusqu'à l'arrêt de l'hémorragie

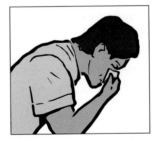

Se pencher vers l'avant permet au sang de s'écouler du nez et de la bouche au lieu de s'accumuler dans la gorge

5 Desserrer les vêtements trop ajustés au cou et à la poitrine. Garder la victime au repos pour éviter d'accroître le saignement. Lui dire de respirer par la bouche et de ne pas se moucher pendant quelques heures afin de ne pas déloger les caillots. Si le saignement persiste ou réapparaît, obtenir des secours médicaux.

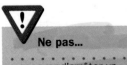

Ne pas...

... essayer d'arrêter un saignement de nez causé par une blessure à la tête. Laisser le sang s'écouler et obtenir des secours médicaux.

Le saignement du cuir chevelu

Le saignement du cuir chevelu est souvent abondant et peut se compliquer d'une fracture du crâne ou d'une plaie dans laquelle est logé un objet. En donnant les premiers soins, éviter de comprimer, d'explorer et de contaminer la plaie. Prendre soin :

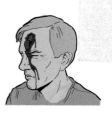

◆ de retirer les saletés superficielles

◆ d'appliquer un pansement épais et stérile d'une taille suffisante pour s'étendre au-delà des bords de la plaie et de le maintenir fermement en place en bandant la tête (voir la page 6-6)

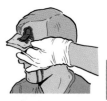

◆ si on soupçonne une fracture du crâne, donner les premiers soins appropriés (voir la page 7-9)

◆ si un objet est logé dans la plaie, poser un grand tampon annulaire sur le pansement pour comprimer le pourtour de la plaie mais non son centre (voir la page 6-27)

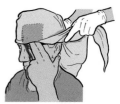

◆ donner les soins continus et transporter la victime vers des secours médicaux

Le saignement de la joue, des gencives ou de la langue

En présence d'un saignement de la gencive ou de la bouche, évaluer d'abord le mécanisme de blessure pour déterminer s'il existe une possibilité de blessure grave à la tête ou à la colonne vertébrale. Si oui, donner les premiers soins des blessures à la tête ou à la colonne vertébrale. En cas de saignement de la bouche, s'assurer que les voies respiratoires ne sont pas obstruées.

Le saignement des gencives doit être traité comme un signe de fracture de la mâchoire jusqu'à preuve du contraire (voir la page 7-9)

Pour maîtriser le saignement de la bouche, poser sur la plaie un pansement propre, ou mieux, un pansement stérile, et y exercer une pression directe.

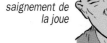
saignement de la joue

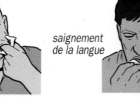
saignement de la langue

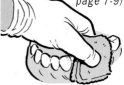

Ne pas rincer la bouche après l'arrêt du saignement, car cela pourrait déloger les caillots et provoquer une nouvelle hémorragie.

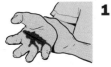

Les premiers soins
de l'hémorragie de la paume de la main

1 Appliquer les principes de la PCSU ; procéder à un examen des lieux (voir la page 2-3). Effectuer un examen primaire (voir la page 2-5) et donner les premiers soins vitaux. Ici, la victime a subi une plaie à la main qui saigne abondamment. Exposer la plaie.

2 Maîtriser l'hémorragie; en appliquant une pression directe. Pendant que vous cherchez la trousse de premiers soins, la victime peut appliquer une pression directe sur la plaie avec son autre main. Retenir les pansements avec une bande.

1. Poser un pansement sur la plaie et le recouvrir avec d'autres pansements ou un tampon épais

Vérifier la circulation dans les doigts et la comparer avec celle de l'autre main

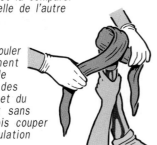

2. Replier les doigts sur le tampon et bander la main de manière à garder le poing bien fermé

Placer le centre d'une bande étroite sur la face interne du poignet et ramener les extrémités sur le dos de la main

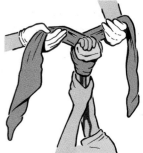

3. Enrouler fermement la bande autour des doigts et du poignet sans toutefois couper la circulation

4. Si possible, laisser le pouce exposé pour pouvoir vérifier la circulation

Nouer la bande au poignet et glisser les extrémités en-dessous

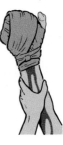

3 Soutenir la main blessée au moyen d'une écharpe tubulaire Saint-Jean (voir la page 6-10). Vérifier à nouveau la circulation au-dessous de la blessure.

4 Donner les soins continus et obtenir des secours médicaux.

Les premiers soins généraux des blessures à la main et au pied

Les blessures à la main et au pied sont fréquentes. On présente ici les premiers soins généraux de ce type de blessure.

1   Appliquer les principes de la PCSU; procéder à un examen des lieux (voir la page 2-3). Exposer et évaluer la blessure.

2   Donner les premiers soins de l'hémorragie grave ; pression directe et repos (voir la page 6-16).

3   Retirer les bijoux avant que la main se mette à enfler.

4   Si le saignement est peu abondant, débarrasser la plaie des saletés superficielles et la couvrir avec un pansement. Si les doigts ou les orteils sont blessés, les séparer par des pansements non-adhérents, si possible, pour les empêcher de coller l'un à l'autre.

5   En présence de signes de fracture ou d'une perte de fonction appréciable, immobiliser la main ou le pied de la manière décrite aux pages 7-29 et 7-37.

6   Obtenir des secours médicaux.

Dans un cas bénin, p. ex., une entorse ou une plaie mineure, si la victime décide de ne pas obtenir de soins médicaux, lui dire qu'après 48 heures, sa blessure devrait être en bonne voie de guérison. Si ce n'est pas le cas et si de la douleur, une perte de fonction ou même une infection est présente, lui conseiller d'obtenir des soins médicaux afin d'éviter les complications et d'assurer une pleine guérison de la blessure.

L'écrasement d'un ongle

Lorsque le doigt, le pouce ou un orteil est écrasé, la pression du sang sous l'ongle peut causer une douleur intense, qui peut être soulagée comme suit :

◆   placer la partie blessée sous de l'eau courante fraîche pour réduire la douleur et l'enflure

◆   si la douleur est intense et si du sang est visible sous l'ongle, prendre les mesures suivantes pour relâcher la pression :

❖ redresser un trombone et en chauffer une extrémité sur l'élément d'une cuisinière ou à la flamme d'un briquet; faire attention de ne pas se brûler

❖ placer l'extrémité chauffée du trombone sur l'ongle pour le perforer et laisser échapper le sang

❖ une fois la pression relâchée, laver la région à l'eau et au savon et la couvrir d'un pansement adhésif

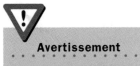

Avertissement

Ne pas utiliser d'aiguille car le trou serait trop petit pour permettre l'écoulement du sang.

6

Les blessures de l'œil

L'œil, qui permet la vision, est un des organes les plus délicats et les plus sensibles du corps humain. Comme il peut facilement être blessé, il faut prendre des précautions particulières pour le protéger. Dans les blessures de l'oeil, l'administration rapide des premiers soins peut prévenir une perte partielle ou totale de la vue.

Les corps étrangers de petite taille

La présence d'un grain de sable, de poussières ou de cils sur le globe oculaire ou sous la paupière peut provoquer de l'inconfort ainsi qu'une inflammation des tissus avoisinants. L'œil prend alors une coloration rose ou rougeâtre caractéristique et le larmoiement ne suffit pas toujours à déloger les corps étrangers.

Retirer un corps étranger logé sous la paupière supérieure

Abaisser la paupière supérieure par-dessus la paupière inférieure et la relâcher

Commencer par utiliser les cils de la paupière inférieure pour tenter de déloger le corps étranger. Dire à la victime de saisir délicatement les cils de la paupière supérieure et d'abaisser celle-ci sur la paupière inférieure, puis de les relâcher. Le glissement d'une paupière sur l'autre et le frottement des cils peuvent déloger le corps étranger.

Effectuer la manœuvre une ou deux fois. Si elle ne réussit pas, exposer l'intérieur de la paupière pour retirer le corps étranger.

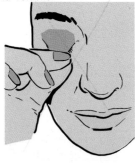

1 Appliquer les principes de la PCSU ; procéder à un examen des lieux (voir la page 2-3). Se laver les mains et enfiler des gants (si on en a).

2 Faire asseoir le sujet face à la lumière. Lui immobiliser la tête et lui demander de regarder vers le bas.

3 Pour exposer la paupière supérieure ; placer le bâtonnet d'un cure-oreille au bord de la paupière et presser délicatement la paupière vers l'arrière.

4 Saisir délicatement les cils entre le pouce et l'index.

5 Ramener la paupière par-dessus le bâtonnet en la roulant vers l'arrière de manière à en exposer la face interne.

6 Si le corps étranger est visible, s'il ne se trouve pas sur la partie pigmentée de l'œil et s'il n'adhère pas au globe oculaire, le retirer avec le coin humecté d'un mouchoir, d'un linge propre ou d'un cure-oreille.

7 Laisser la paupière reprendre sa position normale. Si la douleur et l'inconfort persistent, couvrir l'œil d'un pansement (voir la page 6-38) et obtenir des secours médicaux.

Si le sujet porte des verres de contact, le laisser les enlever avant d'essayer de retirer le corps étranger.

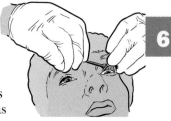

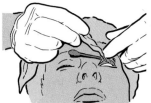

Retirer un corps étranger logé sous la paupière inférieure

1 Appliquer les principes de la PCSU; procéder à un examen des lieux (voir la page 2-3). Se laver les mains, enfiler des gants (si on en a) et faire asseoir le sujet face à la lumière.

2 Lui demander de regarder vers le haut et tirer doucement la paupière vers le bas en l'éloignant du globe oculaire.

3 Retirer le corps étranger avec le coin humecté d'un mouchoir, d'un linge propre ou d'un cure-oreille.

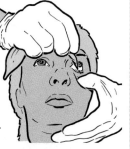

Avertissement...

Ne pas essayer de retirer un corps étranger :

◆ qui est logé dans le globe oculaire ou les tissus avoisinants

◆ qui adhère au globe oculaire

◆ que l'on ne peut voir, même si l'œil est inflammé ou douloureux

Voir à la page 6-38 comment procéder.

Retirer un corps étranger du globe oculaire

1   Appliquer les principes de la PCSU ; procéder à un examen des lieux (voir la page 2-3). Se laver les mains et enfiler des gants (si on en a).

2   Diriger un faisceau de lumière en travers de l'œil et non directement dans l'œil. La lumière crée souvent une ombre qui permet de localiser le corps étranger.

3   Si le corps étranger n'est pas incrusté sur la cornée, le retirer avec le coin humecté d'un mouchoir ou d'un linge propre. Si l'éclairage ne permet pas de localiser le corps étranger, ne pas aller plus loin, car cela pourrait aggraver la blessure.

4   Bander l'œil blessé de la manière décrite ci-dessous.

S'il est impossible de retirer le corps étranger sans danger

1   Appliquer les principes de la PCSU; procéder à un examen des lieux (voir la page 2-3). Se laver les mains et enfiler des gants (si on en a).

2   Dire au sujet de ne pas se frotter l'œil pour ne pas causer de douleur ni de lésions des tissus.

3   Fermer l'œil atteint et le couvrir d'une gaze ou d'un tampon oculaire. Couvrir également le front et la joue pour éviter de comprimer l'œil.

4   Fixer le tout sans serrer avec une bande ou du ruban adhésif.

5   Donner les soins continus et obtenir des secours médicaux.

Ne pas couvrir les deux yeux

Ne couvrir que l'œil le plus gravement atteint afin de réduire le stress psychologique résultant du bandage des deux yeux. S'il faut absolument couvrir les deux yeux (p. ex. brûlure causée par la lumière intense d'une soudeuse à l'arc), rassurer souvent la victime, lui dire ce que l'on fait et pourquoi on le fait.

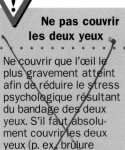

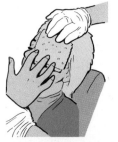

Panser l'œil de manière à ne pas comprimer le globe oculaire

Les plaies des tissus mous entourant l'œil

Les plaies de la paupière et des tissus mous entourant l'œil sont graves, parce qu'elles s'accompagnent souvent de blessures du globe oculaire. Si celui-ci n'est pas touché, la vue ne devrait pas être altérée après la guérison de la plaie.

Un choc avec un objet contondant peut causer des contusions et endommager les os qui entourent et protègent l'œil. Il peut également faire éclater les vaisseaux sanguins de l'œil et causer des lésions des structures internes de même qu'une perte de vision. Les blessures causées par la pénétration d'un objet pointu sont graves en raison des lésions internes qu'elles provoquent et de l'infection qui peut en résulter.

Les premiers soins des lacérations et contusions des tissus entourant l'œil

Les lacérations des paupières donnent lieu à un saignement abondant parce que leur tissu est riche en vaisseaux sanguins. Un pansement suffit habituellement à maîtriser l'hémorragie. Ne jamais comprimer le globe oculaire car cela pourrait entraîner la perte des liquides de l'œil et causer des lésions permanentes.

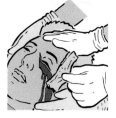 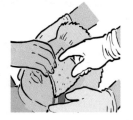 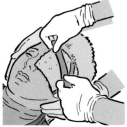

L'objet logé dans le globe oculaire ou à proximité du globe oculaire

Les premiers soins sont les mêmes que dans le cas d'un objet logé dans toute autre partie du corps. Laisser l'objet en place, arrêter l'hémorragie et obtenir des secours médicaux. Empêcher l'objet de bouger pour ne pas aggraver la blessure.

1 Appliquer les principes de la PCSU; procéder à un examen des lieux (voir la page 2-3). Faire étendre la victime et, si possible, demander à un passant de lui soutenir la tête pour limiter le mouvement. Se laver les mains et enfiler des gants (si on en a).

2   Entourer l'objet avec des pansements, stériles de préférence. Empiler des tampons ou des pansements autour de l'objet pour le stabiliser. Utiliser la technique de la «cabane en rondins».

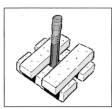

technique de la «cabane en rondins»

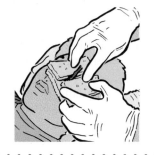

Utiliser des tampons ou des pansements pour stabiliser l'objet

6

3   Il existe différentes façons de retenir les pansements et d'empêcher l'objet de bouger. On peut maintenir les pansements en place et protéger l'objet au moyen d'un gobelet jetable, que l'on peut fixer de cette façon :

Fixer le gobelet avec un triangle de tissu

Faire une ouverture au centre d'une bande étroite et la poser sur le gobelet

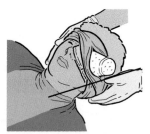

Si on ne dispose pas d'un gobelet jetable, on peut retenir le pansement au moyen d'un tampon annulaire fixé comme suit :

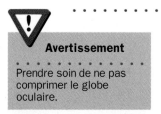

Passer une bande étroite dans un tampon annulaire

Passer la grande boucle autour de la tête

Ramener les extrémités de la bande autour de la tête et les nouer loin du visage

⚠ **Avertissement**

Prendre soin de ne pas comprimer le globe oculaire.

4   Placer la victime sur un brancard et la transporter au plus tôt vers des secours médicaux. Limiter le plus possible le mouvement de la tête pendant le transport. Donner les soins continus jusqu'à la prise en charge par les secours médicaux.

Les premiers soins de l'exorbitation du globe oculaire

L'exorbitation est la sortie du globe oculaire de son orbite. Ne pas essayer de replacer l'œil dans l'orbite.

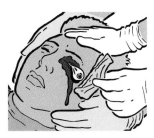

1 Appliquer les principes de la PCSU; procéder à un examen des lieux (voir la page 2-3). Faire étendre la victime et, si possible, demander à un passant de lui soutenir la tête afin de limiter le mouvement. Se laver les mains et enfiler des gants (si on en a).

2 Couvrir délicatement le globe oculaire et l'orbite avec un pansement humide. Retenir le pansement avec du ruban adhésif et d'autres pansements ou utiliser la méthode du gobelet ou du tampon annulaire décrite à l'étape 3 de la page ci-contre.

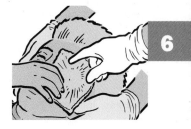

3 Faire allonger la victime sur le dos sur un brancard, lui immobiliser la tête et la transporter vers des secours médicaux.

4 Pour éviter l'aggravation de la blessure, veiller à ce que la victime reste calme et déplacer le brancard avec précaution. Donner les soins continus jusqu'à la prise en charge par les secours médicaux.

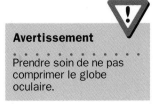

Avertissement

Prendre soin de ne pas comprimer le globe oculaire.

6

Quand et comment
appliquer du froid sur une blessure

L'application de froid sur les blessures est généralement bénéfique et elle devrait être entreprise au plus tôt de la manière suivante :

Appliquer du froid :

◆ dès que possible après la survenue de la blessure

◆ si les principaux symptômes sont la douleur, l'enflure et les contusions, p. ex., dans les cas d'élongation, d'entorse, de contusions, de luxation ou de spasme musculaire

◆ jusqu'à 48 heures après la survenue de la blessure

Ne pas appliquer de froid :

◆ sur une plaie ouverte

◆ si la circulation est entravée au-dessous de la blessure ou si la victime est atteinte de troubles de la circulation

◆ si la pression exercée par les os fracturés soulève la peau au siège de la blessure

◆ si la victime est inconsciente ou semi-consciente, car elle est incapable de signaler son inconfort ou les signes de gelure

◆ si la victime est sensible au froid (l'interroger à ce sujet) ou si le froid déclenche un urticaire

Les différents moyens employés

La **compresse froide** : tremper une serviette dans de l'eau froide, l'essorer et l'enrouler autour de la partie blessée.

De temps à autre, imbiber la compresse d'eau ou la remplacer

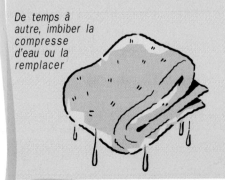

Le **sac de glace** : remplir un sac de caoutchouc ou de plastique aux deux tiers avec de la glace concassée, chasser l'air du sac et le fermer hermétiquement. L'envelopper dans une serviette et le déposer délicatement sur la blessure. Remplacer la glace au besoin.

un sac de glace

un sac de légumes congelés peut faire l'affaire

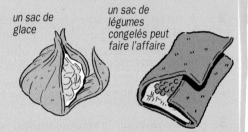

L'**enveloppement froid vendu dans le commerce** : suivre le mode d'emploi du fabricant pour activer le produit chimique. Enrouler le tout dans une serviette avant de l'appliquer sur la blessure. Faire attention, car ces enveloppements peuvent couler.

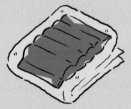

Comment appliquer le froid

Appliquer la compresse, le sac de glace ou l'enveloppement froid sur la partie blessée (placer un linge entre la peau et le sac de glace ou l'enveloppement froid). Le laisser en place pendant 15 minutes et l'enlever pendant 15 minutes afin d'éviter les gelures. Répéter ce cycle de 15 minutes pendant les 48 heures qui suivent la blessure.

Toujours surveiller les signes de gelures.

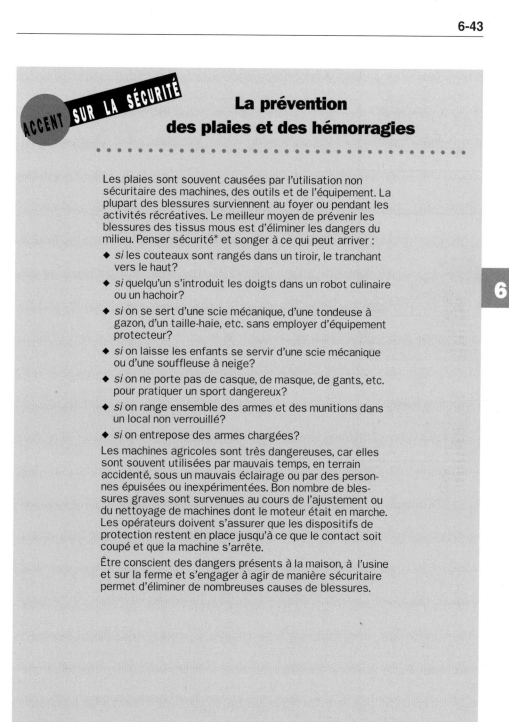

ACCENT SUR LA SÉCURITÉ

La prévention
des plaies et des hémorragies

Les plaies sont souvent causées par l'utilisation non sécuritaire des machines, des outils et de l'équipement. La plupart des blessures surviennent au foyer ou pendant les activités récréatives. Le meilleur moyen de prévenir les blessures des tissus mous est d'éliminer les dangers du milieu. Penser sécurité* et songer à ce qui peut arriver :

◆ *si* les couteaux sont rangés dans un tiroir, le tranchant vers le haut?

◆ *si* quelqu'un s'introduit les doigts dans un robot culinaire ou un hachoir?

◆ *si* on se sert d'une scie mécanique, d'une tondeuse à gazon, d'un taille-haie, etc. sans employer d'équipement protecteur?

◆ *si* on laisse les enfants se servir d'une scie mécanique ou d'une souffleuse à neige?

◆ *si* on ne porte pas de casque, de masque, de gants, etc. pour pratiquer un sport dangereux?

◆ *si* on range ensemble des armes et des munitions dans un local non verrouillé?

◆ *si* on entrepose des armes chargées?

Les machines agricoles sont très dangereuses, car elles sont souvent utilisées par mauvais temps, en terrain accidenté, sous un mauvais éclairage ou par des personnes épuisées ou inexpérimentées. Bon nombre de blessures graves sont survenues au cours de l'ajustement ou du nettoyage de machines dont le moteur était en marche. Les opérateurs doivent s'assurer que les dispositifs de protection restent en place jusqu'à ce que le contact soit coupé et que la machine s'arrête.

Être conscient des dangers présents à la maison, à l'usine et sur la ferme et s'engager à agir de manière sécuritaire permet d'éliminer de nombreuses causes de blessures.

6

---

* Association pour la prévention des accidents industriels, *Hazards Recognition and Control Seminar HRC 004*, novembre 1986.

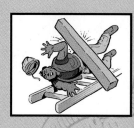

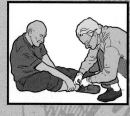

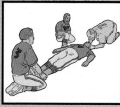

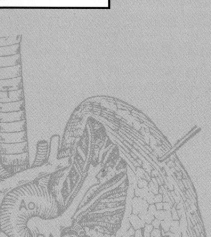

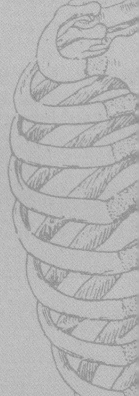

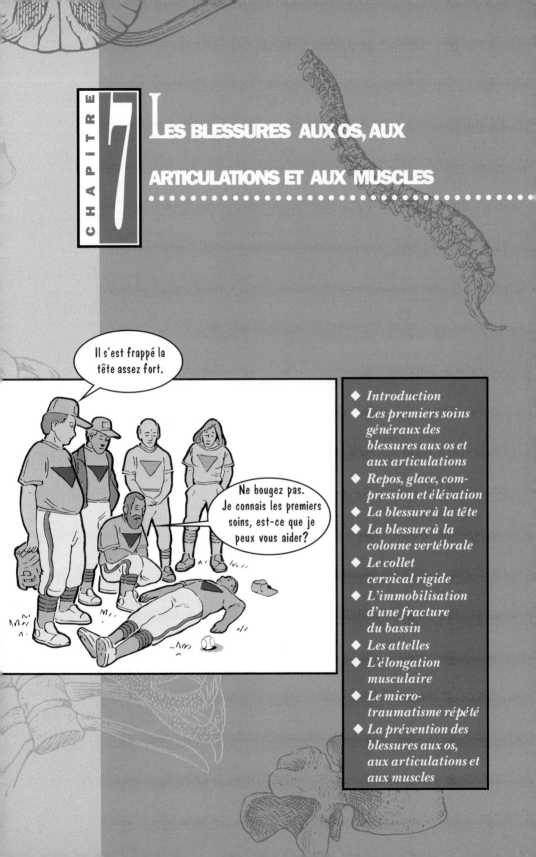

Le corps humain comprend 206 os

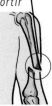

Introduction

Les blessures aux os, aux articulations et aux muscles peuvent aussi bien être bénignes que très graves. Ce sont des blessures fréquentes que le secouriste est susceptible de rencontrer. Elles ne mettent pas habituellement la vie en danger, mais elles peuvent être douloureuses et débilitantes et entraîner une invalidité ou une déformation permanente. L'administration des premiers soins appropriés rend ces blessures plus tolérables pour la victime et réduit le risque de complications à long terme.

On présente dans ce chapitre les différents types de blessures aux os, aux articulations et aux muscles ainsi que les premiers soins qu'elles nécessitent. Les fonctions des os, des articulations et des muscles sont décrites dans le Chapitre 16 intitulé *Le corps et son fonctionnement*.

Les blessures aux os

Les os sont sujets aux fractures et les fractures nécessitent des premiers soins. La cassure ou la fêlure d'un os se nomme une **fracture**. La fracture est dite ouverte ou fermée :

Il y a une plaie au point de fracture et des fragments osseux peuvent en sortir

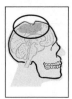

fracture
ouverte

fracture
fermée

◆ dans la **fracture fermée**, la peau qui recouvre la fracture n'est pas déchirée

◆ dans la **fracture ouverte**, la peau est déchirée et la plaie peut causer une infection grave, même si elle est très petite

On présente ci-dessous certains autres termes utilisés pour décrire des types particuliers de fractures. Le secouriste n'est pas toujours en mesure de reconnaître le type de fracture.

embarrure

enfoncement du crâne

fracture complexe

des fragments osseux ont causé des lésions internes

fracture transversale

l'os est fracturé à angle droit

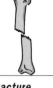

fracture en spirale

causée par une torsion

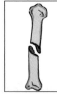

fracture oblique

le trait de fracture a un angle aigu

fracture en bois vert

fracture incomplète

Le mécanisme de blessure

Une fracture peut être causée par une force directe comme un choc, un coup ou une torsion ou par une force indirecte, par exemple si l'os est fracturé à distance du point d'impact. La fracture de la clavicule résultant d'une chute sur le bras tendu est un exemple de fracture indirecte. Le mouvement des muscles peut également provoquer des fractures. Ainsi, une fracture de la rotule peut survenir à la suite d'une contraction violente des muscles qui y sont attachés. Dans certaines affections, comme l'ostéoporose, les os sont très friables et se fracturent facilement.

Les signes et symptômes de la fracture

La fracture peut donner lieu à un ou plusieurs des signes et symptômes suivants :

◆ douleur et sensibilité ; aggravées par la palpation et le mouvement

◆ perte de fonction; la victime ne peut utiliser la partie blessée

◆ plaie ; des fragments osseux peuvent sortir de la plaie

◆ déformation; forme ou position anormale d'un os ou d'une articulation

◆ mobilité anormale

◆ état de choc ; augmente avec la gravité de la blessure

◆ crépitation; sensation ou bruit causé par le frottement des fragments osseux l'un contre l'autre (ne pas provoquer la crépitation)

◆ enflure et contusions; accumulation de liquides dans les tissus avoisinants

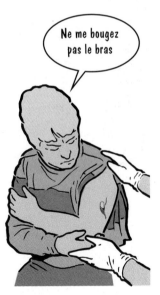

Ne me bougez pas le bras

Les blessures aux articulations

Les articulations sont formées par la jonction de deux ou de plusieurs os. Elles permettent aux os de se déplacer l'un par rapport à l'autre. Les blessures aux articulations surviennent lorsque les os et les tissus avoisinants sont forcés au-delà de leur amplitude normale; trois choses peuvent alors arriver :

Les os sont reliés entre eux aux articulations par des bandes de tissu résistant, les ligaments

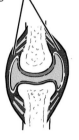

déchirement complet du ligament

◆ les os cassent ; c'est la **fracture**

◆ les ligaments s'étirent et peuvent se déchirer; c'est l'**entorse**

◆ les deux surfaces articulaires perdent leurs rapports naturels ; c'est la **luxation**

L'entorse

L'**entorse** est une blessure des ligaments. Dans l'entorse du premier degré, le ligament est étiré; dans celle du deuxième degré, il est partiellement déchiré et dans celle du troisième degré, il est complètement déchiré. Sans formation spécialisée, il est difficile de déterminer le type d'entorse , il faut donc agir avec prudence et traiter la victime comme si elle avait subi une blessure grave. Les entorses touchent le plus souvent le poignet, la cheville, le genou et l'épaule.

Les signes et symptômes de l'entorse comprennent :

◆ de la douleur, qui peut être intense et s'accroître avec le mouvement

◆ une perte de fonction

◆ de l'enflure et de la décoloration

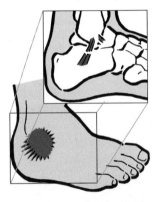

La luxation

Lorsque les deux surfaces osseuses d'une articulation ont perdu leurs rapports naturels, on est en présence d'une **luxation**. La capsule fibreuse qui enveloppe l'articulation est étirée et déchirée.

La luxation peut être causée par une torsion excessive de l'articulation ou par une force indirecte. Les articulations les plus sujettes à la luxation sont l'épaule, le coude, le pouce, les doigts, la mâchoire et le genou. La luxation de l'épaule peut être causée par une chute sur le coude ou le bras tendu. Parfois, une contraction musculaire soudaine peut provoquer une luxation. L'os déplacé peut comprimer les vaisseaux avoisinants et entraver ou couper la circulation au-dessous de la blessure ; il s'agit d'une complication grave que le secouriste doit rechercher.

Les signes et symptômes de la luxation

Les signes et symptômes de la luxation sont semblables à ceux de la fracture et peuvent comprendre :

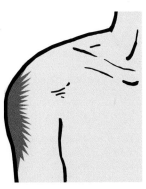

◆ une déformation ou un aspect anormal ; la luxation de l'épaule peut faire paraître le bras plus long

◆ de la douleur et de la sensibilité accentuées par le mouvement

◆ une perte de fonction et un blocage de l'articulation

◆ une enflure de l'articulation

Les premiers soins généraux des blessures aux os et aux articulations

7

On présente d'abord les premiers soins généraux des blessures aux os et aux articulations et ensuite les techniques d'immobilisation.

Ici, les premiers soins ont pour but de prévenir l'aggravation de la blessure et de réduire la douleur.

Précautions

1 Appliquer les principes de la PCSU ; effectuer un examen des lieux (voir la page 2-3). Évaluer le mécanisme de blessure. Si on soupçonne une blessure à la tête ou à la colonne vertébrale, appeler des secours médicaux puis stabiliser et soutenir la tête avant d'aller plus loin.

2 Effectuer un examen primaire (voir la page 2-5) et donner les premiers soins vitaux.

3 Stabiliser et soutenir les fractures ou luxations décelées au cours de l'examen primaire (examen rapide du corps). Panser les plaies visibles pour prévenir la contamination. Protéger les fragments osseux qui sortent des plaies.

4 Pratiquer un examen secondaire au besoin. Si on trouve une blessure à un os ou à une articulation, exposer délicatement la partie blessée. Pour y arriver sans déplacer la partie

◆ On doit immobiliser les fractures, luxations et entorses avant de déplacer la victime, sauf si elle court un danger immédiat.

◆ Vérifier la circulation au-dessous de la blessure avant et après l'immobilisation (voir comment procéder à la page 6-18). Si une entrave à la circulation est décelée avant l'immobilisation, la victime doit recevoir des soins médicaux de toute urgence. Si une telle entrave est décelée après l'immobilisation, il faut desserrer les bandes.

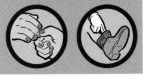

Avertissements

♦ Pour ne pas compliquer les soins médicaux, ne rien donner à boire à la victime d'une fracture. Si elle a soif, lui humecter les lèvres avec un linge mouillé.

♦ Ne redresser une articulation blessée que si le mouvement n'augmente pas la douleur et qu'on ne rencontre pas de résistance. S'il est difficile de redresser le membre, l'immobiliser dans la position la plus confortable pour la victime.

Pour plus d'information sur les blessures :

blessée, il peut être nécessaire de couper les vêtements. Bien examiner toute la région blessée pour déterminer l'étendue de la blessure. Rechercher la présence d'une plaie. Bien que la plaie soit très petite dans la plupart des cas de fracture ouverte, il y a toujours un risque d'infection grave.

Vérifier la circulation au-dessous de la blessure. Si elle est entravée, la victime doit recevoir des soins médicaux de toute urgence.

5 Stabiliser et soutenir la partie blessée ; le secouriste, un passant ou même la victime peut le faire. Soutenir la partie blessée jusqu'à la prise en charge par les secours médicaux ou jusqu'à ce que le membre soit immobilisé.

6 Décider ensuite quoi faire. Si les secours médicaux sont en route et doivent arriver prochainement, stabiliser et soutenir la partie blessée avec les mains jusqu'à leur arrivée. Si les secours sont retardés ou s'il faut transporter la victime, immobiliser la partie blessée. En prenant une décision, tenir compte de ce qui suit :

♦ y a-t-il d'autres dangers pour la victime ? Y a-t-il des dangers pour vous-même ou pour autrui ?

♦ si les secours médicaux peuvent se rendre sur les lieux, dans combien de temps arriveront-ils ?

♦ dispose-t-on du matériel nécessaire pour immobiliser correctement la blessure ?

♦ combien de temps faut-il pour immobiliser la blessure et combien de temps les secours médicaux mettront-ils à se rendre sur les lieux ?

7 Au besoin, appliquer du froid et de la pression sur la blessure et élever la partie blessée ; voir la page suivante.

8 Donner les soins continus jusqu'à l'arrivée des secours médicaux. Surveiller la circulation au-dessous de la blessure.

Le repos, la glace, l'immobilisation et l'élévation dans le traitement des blessures aux os, aux articulations et aux muscles

La plupart des blessures aux os, aux articulations et aux muscles bénéficient des soins suivants :

◆ le repos
◆ la glace
◆ l'immobilisation
◆ l'élévation

Le **repos.** Cesser l'activité qui est à l'origine de la blessure et dire à la victime d'éviter de porter du poids sur la partie blessée jusqu'à ce que le médecin le lui permette. Dans les cas mineurs, elle peut porter un peu de poids sur sa blessure à condition que la douleur soit facilement tolérable.

La **glace.** Appliquer du froid sur la blessure au plus tôt, dès qu'elle est immobilisée. Le froid réduit le diamètre des vaisseaux, ce qui diminue la douleur, l'enflure et les contusions. Utiliser un enveloppement froid vendu dans le commerce, un sac de glace improvisé ou une compresse froide (voir la page 6-42 pour de plus amples renseignements sur l'application de froid).

L'**élévation.** Elle consiste à élever la partie blessée, de préférence plus haut que le cœur. L'élévation aide à réduire l'enflure et les contusions et facilite l'écoulement des liquides hors de la blessure, ce qui réduit l'enflure (ne pas élever une articulation bloquée).

Quand utiliser le repos, la glace, l'immobilisation et l'élévation

Appliquer ces traitements en attendant les secours médicaux ou pendant le transport de la victime. Ils sont particulièrement utiles chez la victime qui a subi une entorse ou une élongation mineure et qui ne voit pas la nécessité de consulter un médecin; ils sont bénéfiques même dans le cas de blessures mineures.

Appliquer le froid sur toute la région blessée; cesser l'application de glace et la reprendre à des intervalles de 15 minutes

Ne pas appliquer la glace directement sur la peau

Immobilisez.

Une fracture est possible si une jambe ou un bras est blessé. Prenez des mesures qui empêchent le membre blessé de bouger. L'immobilisation correspond à l'emploi d'une attelle pour retenir toute blessure à l'articulation de l'épaule, ou pour immobiliser l'articulation au-dessus et au-dessous de la blessure.

Avertissements

◆ Ne pas poser le sac de glace directement sur la peau; toujours mettre une épaisseur de tissu entre la peau et la glace.

◆ Ne pas appliquer de froid si la peau est déchirée ni si elle est soulevée par un os fracturé.

◆ Ne pas utiliser de glace si la victime est sensible au froid–lui demander si elle réagit mal au froid et surveiller l'apparition d'un urticaire ou d'ampoules.

La blessure à la tête

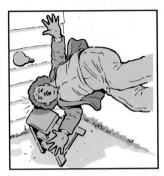

Les blessures à la tête sont des blessures graves dans lesquelles le fonctionnement du cerveau peut être altéré. Elles comprennent la fracture du crâne, la commotion cérébrale et la compression cérébrale et se compliquent souvent d'une perte de conscience. La fracture de la base du crâne est souvent accompagnée de lésions de la colonne vertébrale. Par conséquent, si on soupçonne une blessure à la tête, on doit également soupçonner une blessure au cou.

Les signes et symptômes d'une blessure à la tête

Les signes et symptômes suivants peuvent indiquer une fracture du crâne ou des os faciaux, une commotion cérébrale ou une compression cérébrale

déformation du crâne

enflure, contusion ou hémorragie du cuir chevelu

écoulement de sang ou de liquide couleur paille du nez ou des oreilles

contusions sous les yeux (œil au beurre noir) ou derrière les oreilles

nausées et vomissements, particulièrement chez les enfants

confusion, hébétement

sujet semi-conscient ou inconscient

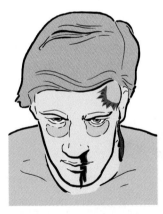

arrêt respiratoire

ralentissement marqué du pouls

inégalité des pupilles

douleur au siège de la blessure

faiblesse ou paralysie des bras ou des jambes

douleur à la déglutition ou au mouvement de la tête

plaies à l'intérieur de la bouche

dents arrachées

état de choc

convulsions

La fracture du crâne

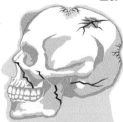

La fracture du crâne peut être due à une force directe ou à une force indirecte transmise par les os. Elle peut se situer sur la boîte crânienne, à la base du crâne ou sur le visage. Les fractures faciales comprennent les fractures du nez, des os entourant les yeux, de la mâchoire supérieure et de la mâchoire inférieure. La fracture de la mâchoire se complique souvent de plaies à l'intérieur de la bouche.

Les différents sièges de la fracture du crâne

7

Les premiers soins de la blessure à la tête, y compris la fracture du crâne

Les premiers soins de la fracture du crâne varient selon le siège de la fracture et les signes observés.

En cas de fracture du crâne, on doit soupçonner une fracture du cou. Donner les premiers soins de la fracture du cou et immobiliser la tête et le cou.

> **Avertissement**
>
> Une victime inconsciente qui a subi une blessure à la tête peut se mettre à vomir. Se tenir prêt à la tourner sur le côté (en un seul bloc, si possible) et à lui dégager rapidement les voies respiratoires.

1 Appliquer les principes de la PCSU; commencer l'examen des lieux (voir la page 2-3). Dès qu'on reconnaît une blessure possible à la tête, dire à la victime de ne pas bouger et obtenir des secours médicaux. Stabiliser et soutenir la tête avec les mains dès que possible.

2 Évaluer la faculté de réponse et effectuer l'examen primaire (voir la page 2-5). Si la personne ne respire pas, inclinez sa tête vers l'arrière en relevant son menton (ou procédez à une subluxation de la mâchoire si vous avez reçu une formation appropriée) afin d'ouvrir ses voies respiratoires.

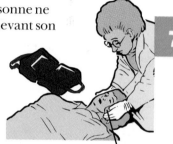

3 Si du sang ou des liquides s'écoulent du canal auditif, couvrir l'oreille avec un pansement stérile lâche, de manière à permettre l'écoulement du liquide.

si du sang ou des liquides s'écoulent du canal auditif, couvrir l'oreille avec un pansement stérile lâche

4 Si on soupçonne une fracture du crâne, protéger les régions enfoncées, les bosses et les plaies du cuir chevelu au moyen de pansements épais, souples et compressibles. Éviter de comprimer le siège de la fracture.

5 Si du sang ou des liquides s'écoulent du nez, dire à la victime de ne pas se moucher. Ne pas empêcher le sang de s'écouler. Essuyer le sang pour l'empêcher de s'écouler dans la bouche et de causer des troubles respiratoires.

6 Donner les soins continus jusqu'à la prise en charge par les secours médicaux (voir la page 7-12). S'il faut transporter la victime, l'immobiliser comme si elle avait subi une blessure au cou (voir la page 7-14).

Les premiers soins des fractures des os faciaux et de la mâchoire

Si les os du visage et de la mâchoire sont fracturés, déterminer le mécanisme de blessure afin de déceler les blessures à la tête ou à la colonne vertébrale.

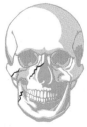

1 Appliquer les principes de la PCSU ; commencer l'examen des lieux (voir la page 2-3).

Si on soupçonne une blessure à la tête, dire à la victime de ne pas bouger et obtenir des secours médicaux. Stabiliser et soutenir la tête avec les mains dès que possible.

2   Effectuer un examen primaire (voir la page 2-5). Vérifier les voies respiratoires et s'assurer qu'il n'y a rien dans la bouche. Enlever toute dent arrachée ou les prothèses dentaires lâches et faciliter l'écoulement du sang et de la salive.

3   Mettre la victime en position. Si on ne soupçonne pas de blessure à la tête ou à la colonne vertébrale :

◆ installer la victime consciente en position assise, la tête bien penchée vers l'avant, afin de permettre l'écoulement des liquides

> *Soutenir la mâchoire avec un tampon souple tenu dans la main. Ne pas utiliser de bande ni fermer la bouche à l'aide d'une bande*

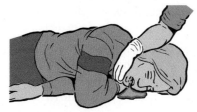

◆ si la victime n'est pas à l'aise en position assise, la placer dans la position latérale de sécurité

◆ placer la victime inconsciente dans la position latérale de sécurité. Si elle vomit, lui soutenir la mâchoire avec la paume de la main et lui tourner la tête du côté indemne

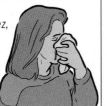

En cas de fracture du nez, appliquer un sac de glace sur le nez et obtenir des secours médicaux

Garder la mâchoire vers l'avant pour permettre l'écoulement des liquides

Si on soupçonne une blessure à la tête ou à la colonne vertébrale, stabiliser et soutenir la victime dans la position où elle se trouve jusqu'à la prise en charge par les secours médicaux ou l'immobiliser comme dans un cas de blessure à la colonne vertébrale (voir la page 7-14).

4   Obtenir des secours médicaux et donner les soins continus. Vérifier souvent le degré de conscience et les voies respiratoires.

Si on transporte la victime sur un brancard, la positionner de manière à faciliter l'écoulement des liquides de la bouche et du nez et à prévenir l'obstruction respiratoire.

La commotion et la compression cérébrales

La **commotion cérébrale** est une perturbation temporaire de la fonction cérébrale qui est habituellement causée par un choc à la tête ou au cou. Il peut y avoir une perte de conscience, qui ne dure généralement que quelques minutes. La victime peut dire qu'elle « voit des étoiles ». Les causes courantes de la commotion cérébrale sont les collisions de la route, les chutes et les accidents de sport. Généralement, la récupération est rapide, mais il existe un risque de blessure grave au ce

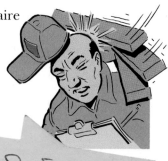

Rechercher le mécanisme de blessure et la présence ... et symptômes énumérés ci-dessous afin de détermin... victime a subi une commotion ou une compression c...

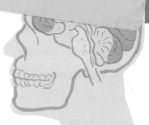

Q: Examen

Les signes et symptômes de la commotion cérébrale

◆ perte de conscience partielle ou totale, habituellement de courte durée

◆ respiration superficielle

◆ nausées et vomissements à la reprise de conscience

◆ la victime dit qu'elle voit ou qu'elle a vu des étoiles

◆ amnésie des événements précédant et suivant immédiatement la blessure

*La **commotion** est une perturbation temporaire de la fonction cérébrale qui ne cause pas de lésions permanentes*

Dans la **compression cérébrale**, une partie du cerveau subit une pression excessive. Cette pression peut être créée par une accumulation de liquides dans la boîte crânienne ou par une fracture avec enfoncement dans laquelle les fragments osseux compriment le cerveau. La compression cérébrale est une forme d'hypertension intracrânienne.
Ainsi, lorsqu'un coup à la tête provoque une hémorragie et que le sang ne peut s'écouler, il s'accumule dans la boîte crânienne et comprime le cerveau. Les signes de compression peuvent apparaître immédiatement après la blessure ou quelques heures, quelques jours ou même quelques semaines plus tard. Chez la victime qui a reçu un coup à la tête, il est très important de surveiller les signes vitaux ainsi que l'apparition d'autres symptômes.

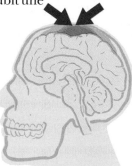

*La **compression** est l'accumulation dans la boîte crânienne de liquides qui compriment le cerveau; elle peut mettre la vie en danger*

Les signes de la compression cérébrale

Les signes de la compression cérébrale apparaissent graduellement; habituellement, ils s'aggravent avec le temps et avec le degré de pression.

◆ diminution du degré de conscience

◆ inconscience qui peut être profonde dès la survenue de la blessure

◆ nausées et vomissements

◆ inégalité des pupilles

◆ absence de réaction à la lumière d'une ou des deux pupilles

Les soins continus de la blessure à la tête

Si, après avoir reçu un choc à la tête, une victime est inconsciente ou semi-consciente, il faut immédiatement soupçonner une blessure au cou. Lui dire de ne pas bouger, lui stabiliser et lui soutenir la tête et prendre les précautions indiquées dans les cas de blessures du cou.

La personne qui a subi une commotion cérébrale peut sembler se rétablir rapidement, mais le danger de blessure grave est toujours présent. La surveiller pour déceler les signes de compression et lui conseiller de faire évaluer immédiatement la blessure par du personnel médical. Si la victime est inconsciente, placez-la dans la position de récupération HAINES en prenant soin de soutenir sa tête et son cou.

Si on place la victime sur le dos en raison de la nature des blessures, surveiller continuellement sa respiration.
Au besoin, inclinez sa tête vers l'arrière en relevant son menton (ou procédez à une subluxation de la mâchoire si vous avez reçu une formation appropriée) afin de garder ses voies respiratoires ouvertes. Envoyer chercher des secours médicaux et donner les soins continus.

La victime qui a reçu un coup sur la tête et qui montre des signes de compression, même après plusieurs jours, doit immédiatement recevoir des soins médicaux.

Les blessures à la colonne vertébrale

La colonne vertébrale est sujette aux blessures sur toute sa longueur, depuis la base du crâne jusqu'au coccyx. Ces blessures peuvent toucher la moelle épinière et ses ramifications nerveuses. Les lésions de la moelle épinière et des nerfs peuvent provoquer une perte complète et permanente de sensation ainsi qu'une paralysie au-dessous de la blessure. Les lésions de la partie inférieure de la moelle épinière peuvent toucher uniquement les jambes. Celles qui se produisent à la hauteur du cou peuvent paralyser les muscles qui règlent le mouvement du thorax et la respiration. Dans chaque situation d'urgence, il faut évaluer la possibilité d'une blessure à la colonne vertébrale et, au besoin, donner les premiers soins appropriés.

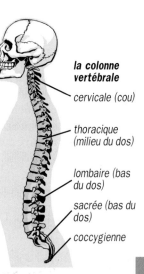

la colonne vertébrale

cervicale (cou)

thoracique (milieu du dos)

lombaire (bas du dos)

sacrée (bas du dos)

coccygienne

7

Comment reconnaître les blessures à la colonne vertébrale

Les blessures à la colonne vertébrale, même si elles sont graves, ne s'accompagnent pas toujours de signes et de symptômes évidents. Il faut donc se fonder sur les circonstances de l'incident, et particulièrement sur le mécanisme de blessure, pour déterminer si la victime a subi ou non une telle blessure. Si les circonstances de l'incident laissent supposer une blessure à la colonne vertébrale, donner les premiers soins indiqués en pareil cas, même en l'absence des signes et symptômes décrits ci-dessous.

Obtenir des secours médicaux...

... dès que possible si on soupçonne une blessure à la colonne vertébrale. L'administration de soins médicaux dans l'heure qui suit la blessure peut prévenir les lésions permanentes.

Se fonder sur les circonstances de l'incident pour évaluer la possibilité de blessure à la colonne vertébrale

Les signes et symptômes des blessures à la colonne vertébrale

◆ enflure ou contusions au siège de la blessure

◆ engourdissement, picotement ou perte de sensation dans les bras et les jambes, d'un côté ou des deux côtés du corps

◆ incapacité de mouvoir les bras ou les jambes, d'un côté ou des deux côtés du corps

◆ douleur au siège de la blessure

◆ signes de l'état de choc (voir la page 1-26)

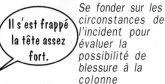

Il s'est frappé la tête assez fort.

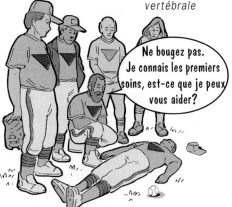

Ne bougez pas. Je connais les premiers soins, est-ce que je peux vous aider?

Les premiers soins d'une blessure à la tête ou à la colonne vertébrale

Ici, l'objectif des premiers soins est de prévenir d'autres blessures, surtout les lésions de la moelle épinière que peut entraîner le déplacement de la partie blessée. Le secouriste doit donc empêcher la colonne vertébrale de bouger. S'il faut absolument déplacer la victime, la soutenir de façon à limiter le plus possible le mouvement de la tête et de la colonne vertébrale.

1 Appliquer les principes de la PCSU ; commencer l'examen des lieux (voir la page 2-3). Dès qu'on soupçonne une blessure à la tête ou à la colonne vertébrale, dire à la victime de ne pas bouger.

2 Stabiliser et soutenir la tête et le cou dès que possible; montrer à un passant comment le faire. Montrer à un autre passant comment stabiliser et soutenir les pieds. La tête et les pieds doivent être maintenus jusqu'à l'immobilisation complète de la victime ou jusqu'à la prise en charge par les secours médicaux.

Appuyer les coudes sur le sol pour stabiliser les bras

Tenir fermement la tête avec les mains, les doigts posés le long de la mâchoire

Soutenir les pieds

si 3 Évaluer la faculté de réponse et effectuer un examen primaire (voir la page 2-5). Si la victime ne répond pas, vérifier sa respiration **avant** d'ouvrir ses voies respiratoires. Si elle ne respire pas, incliner sa tête vers l'arrière en relevant son menton et vérifier à nouveau si elle donne signe de vie. Si elle respire, maintenez ses voies respiratoires ouvertes. Si la personne arrête de respirer amorcer la RCR.

Si vous avez reçu une formation appropriée

Si la personne ne respire pas, procéder à une subluxation de la mâchoire afin d'ouvrir ses voies respiratoires et.

Si la respiration se rétablit, garder les voies respiratoires ouvertes en déplaçant la mâchoire vers l'avant sans renverser la tête ou utiliser une canule oropharyngée (voir la page 7-16).

Si la victime ne respire toujours pas, pratiquer la RA (voir l'étape 5 de la page 4-23).

Vérifier la circulation; rechercher les signes de l'hémorragie grave et de l'état de choc.

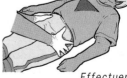

Effectuer un examen rapide du corps pour déceler une hémorragie grave

4 Effectuer l'examen secondaire nécessaire sans déplacer la victime ni toucher ou explorer une blessure possible à la colonne vertébrale. Si on soupçonne une blessure au bassin, ne pas s'en assurer en pressant les os de la hanche l'un vers l'autre.

5 Décider s'il faut ou non transporter la victime. Si les secours médicaux peuvent se rendre sur les lieux, il est probablement préférable de stabiliser et de soutenir la victime dans la position où elle se trouve et de lui donner les soins continus.

> Nous vous gardons immobile jusqu'à l'arrivée de l'ambulance...

Si les secours médicaux sont retardés ou s'ils ne peuvent se rendre sur les lieux, immobiliser la victime sur une planche dorsale—voir l'étape 6.

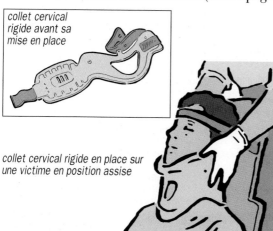

Stabiliser et soutenir la victime dans la position où elle se trouve

6 Stabiliser et soutenir la tête et les pieds jusqu'à l'immobilisation complète de la victime sur une planche dorsale longue. Assembler le matériel et le personnel nécessaires avant d'entreprendre l'immobilisation (voir l'encadré).

7 Si on dispose d'un collet cervical rigide, et si on sait comment l'utiliser, penser à s'en servir pour immobiliser la tête et le cou (voir la page 7-16).

collet cervical rigide avant sa mise en place

collet cervical rigide en place sur une victime en position assise

Matériel nécessaire à l'immobilisation de la colonne vertébrale

◆ collet cervical rigide
◆ planche dorsale longue ou autre surface plane et rigide, p. ex., une porte ou un morceau de contreplaqué
◆ au moins 12 triangles de tissu, courroies, etc.
◆ au moins une couverture et deux petits oreillers ou une autre couverture
◆ quatre personnes en plus de vous-même

L'utilisation du collet cervical rigide

Le meilleur moyen d'immobiliser la tête et le cou est d'utiliser un collet cervical rigide. La pose d'un collet cervical rigide chez une victime qui n'est pas pleinement consciente, ou qui risque de perdre conscience, requiert l'utilisation d'autres appareils pour garder les voies respiratoires ouvertes. Un secouriste peut utiliser ces appareils s'il a reçu une formation adéquate et s'il dispose des appareils appropriés et que ceux-ci sont de la bonne taille.

Le collet cervical rigide

Le collet cervical rigide employé par les équipes d'urgence, et aussi par les secouristes, est spécialement conçu pour être utilisé sur les lieux d'une urgence. Même s'il est relativement simple, son utilisation requiert une formation particulière sur les sujets suivants :

◆ le choix de la taille appropriée

◆ le déplacement de la tête et son alignement avec le cou

◆ la mise en place du collet

◆ les complications possibles de l'emploi du collet cervical rigide

Il y a plusieurs fabricants de collets cervicaux rigides et on doit être rompu à l'utilisation de la marque de collet que l'on compte employer.

Le collet cervical rigide et les voies respiratoires

Avant de poser un collet cervical rigide, évaluer les voies respiratoires de la victime. Se rappeler que si elle n'est pas pleinement consciente, la langue peut retomber dans l'arrière-gorge et obstruer les voies respiratoires. Si un collet rigide est en place, il sera impossible de déplacer la mâchoire vers l'avant ou même de renverser la tête pour ouvrir les voies respiratoires. Si on pose un collet cervical rigide, il faut maintenir les voies respiratoires ouvertes au moyen d'une canule oropharyngée.

La canule oropharyngée est employée par le personnel médical pour garder les voies respiratoires ouvertes chez une personne inconsciente. Une canule de la taille appropriée insérée correctement empêche la langue d'obstruer les voies respiratoires. Toutefois, même si une canule est en place,

de la salive et d'autres liquides peuvent s'accumuler dans l'arrière-gorge et obstruer les voies respiratoires. La seule manière de retirer ces liquides en gardant la victime étendue sur le dos est d'utiliser un appareil d'aspiration spécialement conçu pour s'adapter à une canule oropharyngée. N'utiliser ce type de canule

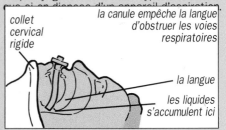

collet cervical rigide

la canule empêche la langue d'obstruer les voies respiratoires

la langue

les liquides s'accumulent ici

Quand utiliser un collet cervical rigide et une canule oropharyngée

Utiliser ces appareils seulement si on a reçu une formation appropriée. Se fonder sur l'information ci-dessous pour savoir quand utiliser ces appareils.

◆ si la victime est pleinement consciente, n'a pas subi de blessure à la tête et ne risque pas de perdre conscience, poser un collet cervical rigide même si on ne dispose pas d'une canule oropharyngée

◆ si la victime n'est pas pleinement consciente ou si elle a subi une blessure pouvant provoquer une perte de conscience, ne poser un collet cervical rigide que si on dispose d'une canule oropharyngée et d'un appareil d'aspiration approprié

Se rappeler les points ABC

Si on pose un collet cervical rigide, toujours garder à l'esprit le risque d'obstruction des voies respiratoires et surveiller les points ABC. Si l'état de la victime se détériore, il peut être nécessaire de desserrer ou d'enlever le collet pour déplacer la mâchoire vers l'avant et ouvrir les voies respiratoires. Il faudra peut-être tourner la victime sur le côté pour empêcher les liquides d'obstruer les voies respiratoires. Prendre toutes les mesures nécessaires pour garder les voies respiratoires ouvertes et donner les premiers soins en fonction des points ABC.

8 Installer la victime sur la planche dorsale en utilisant la technique du pivotement, qui consiste à rouler le corps d'un seul bloc sur le côté. Cette technique réduit le risque de blessures. D'abord, attacher ensemble les poignets et les chevilles. Il sera ainsi plus facile de rouler la victime en un seul bloc.

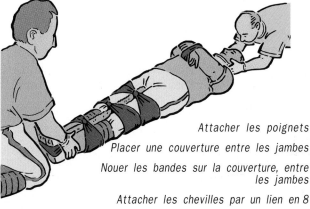

Attacher les poignets

Placer une couverture entre les jambes

Nouer les bandes sur la couverture, entre les jambes

Attacher les chevilles par un lien en 8

Tout en préparant la victime pour le transport, continuer à lui parler et lui expliquer ce qu'on fait et pourquoi on le fait.

La planche dorsale

Généralement, la planche dorsale longue a les dimensions indiquées ci-dessous. Elle est lisse, vernie et bien cirée pour laisser glisser le corps de la victime.

La planche dorsale longue est fabriquée de contreplaqué fort. Des ouvertures pratiquées sur les côtés et aux extrémités servent de poignées et de points d'attache pour les bandes et les courroies; des rails aux extrémités effilées sont fixés sous la planche et facilitent son glissement sur les surfaces rugueuses. La planche étant légèrement élevée par les rails, il est facile de glisser les mains dans les ouvertures.

Pour préparer une planche dorsale, passer des bandes étroites dans les ouvertures comme le montre l'illustration.

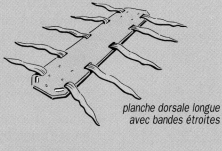

planche dorsale longue avec bandes étroites

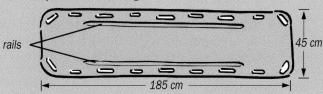

planche dorsale longue

rails

45 cm

185 cm

9   Placer la planche dorsale préparée le long du corps de la victime. Les sauveteurs et le secouriste se placent comme suit :

◆ le **secouriste** (vous-même) porte une attention particulière au cou et au haut du dos tout au long du déplacement

◆ les sauveteurs sont en position à la tête et aux pieds de la victime

◆ un sauveteur se place à côté du secouriste, à la hauteur des hanches et des cuisses de la victime

◆ si un autre sauveteur se trouve sur les lieux, il se place de l'autre côté de la planche dorsale et se tient prêt à la glisser sous la victime

Le secouriste contrôle l'équipe de sauvetage de sa position à la tête de la victime

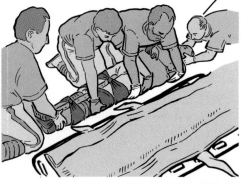

Préparation de la planche dorsale
. . . .
Passer des bandes dans les ouvertures. Centrer une couverture sur la planche et en replier les bords vers le centre de manière à faciliter le déplacement de la planche, des bandes et de la couverture.

10   Le secouriste donne des instructions détaillées sur la façon de procéder :

◆ il dit aux sauveteurs placés à la tête et aux pieds qu'au commandement « Roulez », ils soulèvent et tournent la tête et les pieds avec le reste du corps, en un seul bloc

◆ il dit au sauveteur placé près de lui qu'au commandement « Roulez », il doit tourner la victime vers lui en tenant fermement le corps

◆ il dit au sauveteur placé de l'autre côté de la planche qu'au commandement « Planche dorsale », il doit placer la planche le long du corps de la victime

◆ il dit à l'équipe qu'une fois la planche en place, il donnera le commandement « Roulez » et que tous doivent alors rouler le corps lentement, mais fermement, sur la planche dorsale

Insister sur le fait que le corps doit toujours être tourné en un seul bloc. Demander aux sauveteurs s'ils ont des questions à poser.

11 Dire aux sauveteurs de se préparer et de s'assurer qu'ils tiennent fermement la victime. Faire pivoter la victime et mettre la planche dorsale en place.

12 Une fois la planche en place, faire pivoter le corps sur la planche et le centrer en tirant sur la couverture.

13 Une fois la victime installée sur la planche, lui entourer la tête de rembourrage et l'envelopper dans la couverture. L'attacher sur la planche avec des bandes étroites ou des liens.

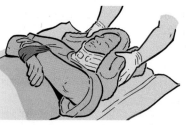

14 Donner les soins continus; vérifier souvent la respiration. Transporter la victime de toute urgence et le plus doucement possible vers des secours médicaux. Transporter la planche dorsale de la manière décrite à la page 14-13.

Bien qu'il faille transporter les blessés de la colonne vertébrale le plus rapidement possible vers des secours médicaux, il faut se rappeler qu'un déplacement lent et sans heurts est moins dommageable qu'un déplacement rapide et brusque.

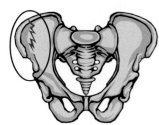

L'immobilisation d'une fracture du bassin

Si on soupçonne une fracture du bassin, il faut également soupçonner une blessure à la colonne vertébrale. Si la force exercée était suffisante pour fracturer le bassin, il peut y avoir blessure à la colonne vertébrale. En plus des premiers soins indiqués en pareil cas (voir la page 7-14), donner les soins suivants :

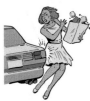

mécanismes possibles de blessure

◆ la région du bassin peut être instable. Si on soupçonne une blessure du bassin, ne pas presser les os de la hanche l'un vers l'autre en examinant la victime

◆ si les secours médicaux peuvent se rendre sur les lieux, stabiliser et soutenir la victime dans la position où elle se trouve

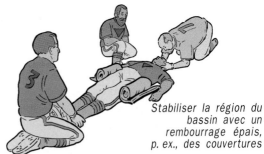

Stabiliser la région du bassin avec un rembourrage épais, p. ex., des couvertures

◆ s'il faut transporter la victime :

❖ l'immobiliser sur une planche dorsale et ajouter une bande additionnelle à la hauteur du bassin

Dites-moi si cette bande augmente la douleur.

Blessure du bassin

. . . .

Signes et symptômes

◆ signes de l'état de choc (il peut y avoir hémorragie interne)

◆ incapacité de se tenir debout ou de marcher

◆ besoin impérieux d'uriner

◆ incapacité d'uriner ou urine teintée de sang

◆ douleur aiguë à l'aine et au creux du dos

◆ douleur accentuée par le mouvement

Complications

◆ blessure de la partie basse de la colonne vertébrale

◆ blessure de la vessie pouvant entraîner une infection

7

Autres blessures aux os et aux articulations

☞ Les premiers soins des fractures des côtes et du sternum

Ici, les premiers soins ont pour but de prévenir d'autres blessures, de diminuer la douleur et de faciliter la respiration.

1 Appliquer les principes de la PCSU ; procéder à un examen des lieux (voir la page 2-3). Effectuer un examen primaire (voir la page 2-5). Donner les premiers soins vitaux.

2 Exposer la région blessée et rechercher la présence d'une plaie. Si on en trouve une, vérifier s'il s'agit d'une plaie pénétrante du thorax (voir la page 4-7) et la couvrir avec un pansement approprié. Obtenir des secours médicaux de toute urgence.

3 Placer la victime en position semi-assise et penchée légèrement du côté blessé ; cela facilite la respiration. Soutenir la partie blessée avec les mains peut faciliter la respiration.

4 Soutenir le bras du côté blessé à l'aide d'une écharpe tubulaire Saint-Jean afin d'en transférer le poids vers le côté indemne.

5 Donner les soins continus ; vérifier souvent la respiration. Obtenir des secours médicaux.

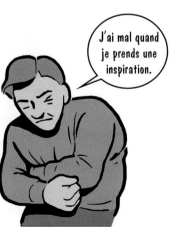

J'ai mal quand je prends une inspiration.

Une victime consciente protège sa blessure et se plaint de douleur à la respiration

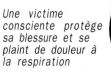

Avertissement

La fracture d'une ou de deux côtes est très douloureuse. La respiration est superficielle, mais habituellement la victime ne montre pas de difficultés respiratoires graves ni de signes de choc. En présence de signes de choc, voir à la page 4-6 les soins à donner en cas d'urgence respiratoire grave.

Blessures aux côtes ou au sternum

Signes et symptômes

◆ douleur au siège de la blessure déclenchée par le mouvement, la toux ou la respiration profonde

◆ respiration superficielle

◆ protection de la blessure par la victime

◆ déformation et décoloration

◆ présence possible d'une plaie

◆ possibilité de crachement de sang écumeux (si le poumon est perforé)

◆ signes de l'état de choc

Complications

◆ pneumothorax ou pneumothorax suffocant

◆ perforation du poumon

◆ troubles respiratoires graves

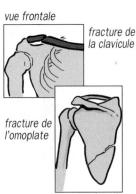

vue frontale

fracture de la clavicule

fracture de l'omoplate

vue dorsale

 # L'immobilisation de la clavicule ou de l'omoplate*

La clavicule et l'omoplate donnent sa forme à l'épaule. Ces deux os peuvent être fracturés soit par une force directe, comme un coup sur l'épaule, soit par une force indirecte, comme une chute sur la main tendue. Immobiliser la blessure comme suit :

1 Vérifier la circulation au-dessous de la blessure. Si elle est entravée, obtenir des secours médicaux de toute urgence.

2 Immobiliser le bras dans la position qui offre le plus de confort. Une écharpe tubulaire Saint-Jean peut convenir (voir la page 6-10).

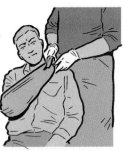

L'écharpe tubulaire Saint-Jean permet de transférer le poids du bras vers le côté indemne

3 Fixer le bras au thorax avec une bande large pour l'empêcher de bouger.

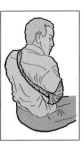

Au besoin, placer du rembourrage sous le coude pour plus de confort

Nouer la bande du côté indemne. Ne pas la serrer au point de déplacer le bras

Pour plus de confort, insérer du rembourrage sous le nœud

4 Vérifier la circulation au-dessous de la blessure. Si elle est entravée, et si elle ne l'était pas auparavant, desserrer l'écharpe et la bande.

Fracture de la clavicule ou de l'omoplate

Signes et symptômes

◆ douleur au siège de la blessure

◆ enflure et déformation

◆ perte de fonction du bras du côté blessé

◆ la victime peut se tenir le bras si elle en est capable et pencher la tête du côté blessé

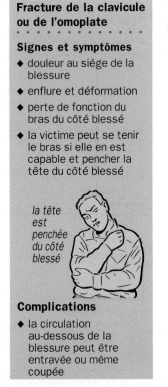

la tête est penchée du côté blessé

Complications

◆ la circulation au-dessous de la blessure peut être entravée ou même coupée

---

* On traite uniquement de l'immobilisation—voir *Les premiers soins généraux des blessures aux os et aux articulations* à la page 7-5.

L'immobilisation d'une luxation*

Pour immobiliser une luxation, on peut employer du rembourrage, des bandes, des écharpes et des attelles. Habituellement, l'articulation luxée ne se déplace facilement dans aucune direction et le mouvement est toujours douloureux. Immobiliser le membre dans la position qui offre le plus de confort à la victime ; c'est habituellement la position dans laquelle on l'a trouvée.

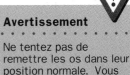

Avertissement

Ne tentez pas de remettre les os dans leur position normale. Vous pourriez endommager les vaisseaux, les nerfs, les tendons, les ligaments et les muscles.

On illustre ci-dessous deux façons d'immobiliser une luxation de l'épaule ; il est aussi possible que la victime préfère soutenir elle-même le membre blessé. Si le bras fléchit, l'écharpe tubulaire Saint-Jean (illustration de gauche) pourrait offrir le plus grand confort.

Si possible, appliquer du froid sur la blessure

7

Si le bras fléchit

Poser une écharpe tubulaire Saint-Jean pour déplacer le poids du bras vers l'autre côté (voir la page 6-10)

Appliquer des bandes larges pour empêcher le mouvement

Insérer du rembourrage sous le coude pour soutenir le bras

Si le bras ne fléchit pas

Soutenir le poids du bras au moyen d'une bande passée autour du cou

Fixer le bras au corps pour l'empêcher de bouger

Au besoin, insérer du rembourrage sous le coude pour plus de confort

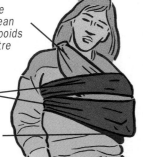

L'immobilisation est efficace dans la mesure où elle prévient le mouvement du bras, qui est douloureux et peut aggraver la blessure. Un bon truc est d'insérer entre le bras et le thorax juste assez de rembourrage pour que les bandes gardent le bras dans la meilleure position. Bien nouer les bandes sans toutefois les serrer au point de comprimer le membre blessé.

Une fois que la blessure est immobilisée, appliquer du froid pour réduire la douleur et l'enflure (voir la page 6-42).

vérifier la circulation au-dessous de la blessure

Vérifier souvent la circulation au-dessous de la blessure ; vérifier la coloration et la température de la peau, faire le test de décoloration de l'ongle et palper le pouls. Comparer le côté blessé avec le côté indemne. Si l'immobilisation a entravé la circulation, desserrer les bandes. Si la circulation ne se rétablit pas, obtenir des secours médicaux de toute urgence.

---

* On traite uniquement de l'immobilisation—voir *Les premiers soins généraux des blessures aux os et aux articulations* à la page 7-5.

L'immobilisation du bras*

On illustre ici comment immobiliser une fracture ouverte du bras (humérus). Pour immobiliser une fracture fermée, procéder comme à l'étape 3.

1 Exposer la blessure. Couvrir la plaie avec un pansement stérile et vérifier la circulation. Voir la page 7-34 pour de plus amples renseignements sur l'application d'un pansement sur une fracture ouverte.

les pansements stériles aident à prévenir la contamination

Vérifier la circulation au-dessous de la blessure et la comparer avec celle du côté opposé si la circulation est entravée, obtenir des secours médicaux de toute urgence

---

Rembourrer en longueur de chaque côté de la blessure

Le rembourrage doit être assez épais pour protéger les extrémités osseuses

Au besoin, fixer le tout avec du ruban adhésif

2 Couvrir le pansement avec un coussinet et le fixer avec une bande.

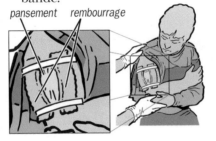

pansement   rembourrage

Appliquer une bande assez serrée pour retenir le pansement et le rembourrage

La bande ne doit pas comprimer les extrémités osseuses

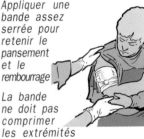

---

3 Immobiliser le bras avec une écharpe simple (voir la page 6-9) et des bandes larges.

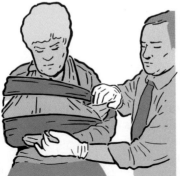

L'écharpe simple soutient entièrement le bras

Les bandes larges placées au-dessus et au-dessous du siège de la fracture empêchent le bras de bouger

Au besoin, rembourrer le dessous du coude pour plus de confort

Vérifier la circulation au-dessous de la blessure et la comparer avec celle du côté opposé. Si l'immobilisation a entravé la circulation, desserrer l'écharpe ou les bandes

---

* On traite uniquement de l'immobilisation–voir *Les premiers soins généraux des blessures aux os et aux articulations* à la page 7-5.

L'immobilisation du coude*

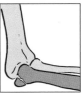
fracture du coude

Le coude est sujet aux entorses, aux fractures et aux luxations graves. Immobiliser ces blessures dans la position où se trouve le membre, si on le peut, ou dans la position qui offre le plus de confort

1 Exposer la blessure et rechercher la présence de plaies ouvertes. Vérifier la circulation au-dessous de la blessure et la comparer avec celle du côté opposé. Si la circulation est entravée, obtenir des secours médicaux de toute urgence.

2 Si le coude est fléchi et si le bras se trouve devant la poitrine, immobiliser le bras au moyen d'une écharpe simple (voir la page 6-9).

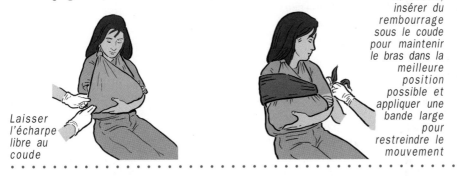

Au besoin, insérer du rembourrage sous le coude pour maintenir le bras dans la meilleure position possible et appliquer une bande large pour restreindre le mouvement

Laisser l'écharpe libre au coude

3 S'il est impossible de fléchir le coude, soutenir le bras à la hauteur du poignet et l'immobiliser au moyen de bandes larges et de rembourrage.

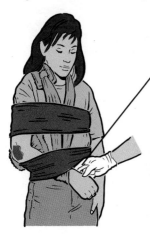

Poser des bandes larges au-dessus et au-dessous de la blessure

Vérifier la circulation au-dessous de la blessure et la comparer avec celle du côté opposé. Si l'immobilisation a entravé la circulation, desserrer l'écharpe ou les bandes

Blessure du coude

Signes et symptômes

◆ douleur au siège de la blessure

◆ enflure et déformation

◆ perte de fonction du bras blessé

◆ la victime soutient et protège sa blessure

Complications

◆ la circulation et l'innervation du bras pourraient être entravées ou coupées au-dessous de la blessure

---

* On traite uniquement de l'immobilisation–voir *Les premiers soins généraux des blessures aux os et aux articulations* à la page 7-5.

Les attelles

Définition

Tout matériau employé pour prévenir le mouvement inutile des os fracturés est une attelle. Les fractures du bras, de la main, des doigts, de la jambe, du pied et des orteils peuvent toutes être immobilisées au moyen d'une attelle.

Une bonne attelle doit être...

◆ suffisamment rigide, pour soutenir le membre blessé

◆ bien rembourrée, pour offrir soutien et confort

◆ suffisamment longue, c'est-à-dire :

   ❖ qu'elle doit s'étendre aux deux articulations situées de part et d'autre de la fracture

   ❖ dans le cas d'une blessure, qu'elle doit permettre l'immobilisation de l'articulation

De nombreux modèles d'attelles sont vendus dans le commerce. Vous pourrez avoir à les utiliser dans un milieu de travail, un événement sportif, etc. Apprenez comment vous en servir et suivez le

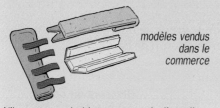

modèles vendus dans le commerce

N'importe quel objet peut servir d'attelle, pourvu qu'il permette d'immobiliser la blessure.

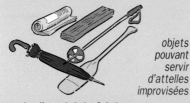

objets pouvant servir d'attelles improvisées

mode d'emploi du fabricant.

On peut aussi utiliser une partie du corps comme attelle, p. ex., attacher la jambe blessée à l'autre jambe, le doigt ou l'orteil blessé aux autres doigts ou orteils. C'est ce qu'on nomme l'attelle naturelle.

Matériel nécessaire

Pour installer une attelle, on a besoin de rembourrage et de bandes.

Le **rembourrage** a deux fonctions :

◆ il remplit les creux naturels du corps et assure un soutien approprié

◆ il rend l'attelle plus confortable

Toujours insérer du rembourrage entre l'attelle et le membre blessé et entre deux parties du corps attachées l'une à l'autre.

Les **bandes** servent à fixer l'attelle au corps. Si on dispose de triangles de tissu, les plier et s'en servir comme bandes larges (voir la page 6-4).

Lorsqu'on utilise des bandes :

◆ s'assurer qu'elles sont suffisamment larges pour soutenir fermement le membre sans causer d'inconfort

◆ les passer sous les creux naturels du corps; sous les genoux, le creux du dos, les chevilles

◆ les nouer suffisamment serré pour empêcher le mouvement, mais pas au point de couper la circulation. Toutes les 15 minutes, vérifier la circulation au-dessous des bandes qu'on a nouées

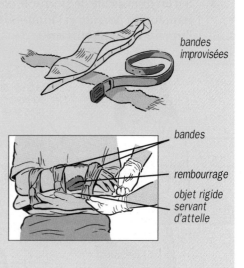

bandes improvisées

bandes

rembourrage

objet rigide servant d'attelle

L'immobilisation de l'avant-bras et du poignet*

Si on soupçonne une fracture de l'avant-bras ou du poignet ou une grave entorse du poignet, immobiliser le membre de la manière décrite ci-dessous.

1 Examiner la blessure et déterminer dans quelle position immobiliser le membre; la meilleure position est habituellement celle dans laquelle il se trouve. Demander à la victime ou à un passant de stabiliser et de soutenir le bras pendant qu'on prépare le matériel nécessaire.

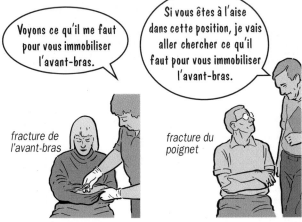

Voyons ce qu'il me faut pour vous immobiliser l'avant-bras.

Si vous êtes à l'aise dans cette position, je vais aller chercher ce qu'il faut pour vous immobiliser l'avant-bras.

fracture de l'avant-bras

fracture du poignet

2 Poser l'attelle contre l'avant-bras pour s'assurer qu'elle est de la bonne longueur. Ajouter du rembourrage pour rendre l'attelle plus confortable et pour soutenir la fracture. Poser l'avant-bras sur l'attelle en le déplaçant le moins possible.

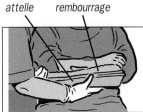

attelle rembourrage

l'attelle s'étend des doigts au-delà du coude et est rembourrée sur toute sa longueur pour soutenir fermement la fracture

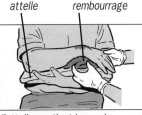

attelle rembourrage

l'attelle soutient le coude, l'avant-bras et la main et elle est rembourrée afin de maintenir le poignet fracturé dans la position où il se trouve

L'attelle aide à prévenir :
- le mouvement des os fracturés
- d'autres blessures aux tissus mous comme les nerfs, la moelle épinière et les vaisseaux sanguins
- la transformation d'une fracture fermée en une fracture ouverte
- les entraves à la circulation au-dessous de la blessure
- une hémorragie excessive dans les tissus au siège de la fracture

De plus, l'attelle :
- aide à réduire la douleur
- facilite le transport de la victime

La mise en place de l'attelle
- d'abord, exposer la blessure pour bien l'évaluer
- vérifier la circulation au-dessous de la blessure avant et après la mise en place de l'attelle
- en cas de doute, mettre une attelle en place
- panser et bander les plaies avant d'installer l'attelle
- avant d'installer l'attelle, vérifier sa longueur en la posant contre le membre
- si possible, ne pas poser l'attelle sur des plaies
- n'utiliser les attelles commerciales que si on a appris à s'en servir
- après la mise en place, vérifier toutes les bandes ainsi que la circulation au-dessous de la dernière bande

7

---

* On traite uniquement de l'immobilisation–voir *Les premiers soins généraux des blessures aux os et aux articulations* à la page 7-5.

3   Une fois l'attelle en place, demander à la victime ou à un passant de la soutenir pendant qu'on installe les bandes.

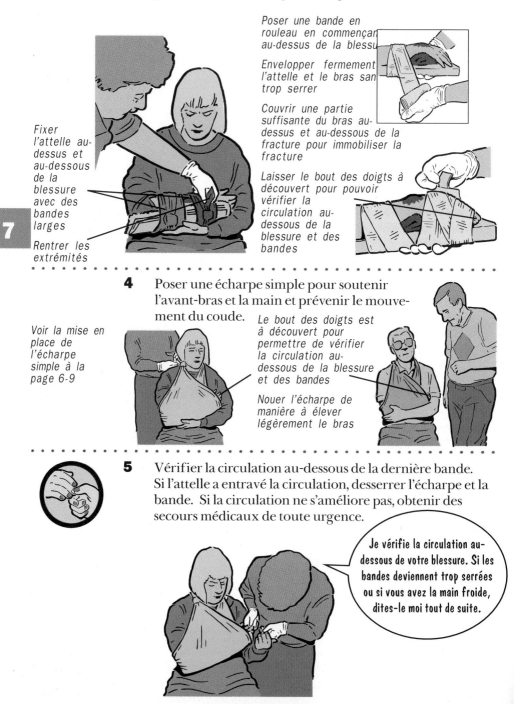

Poser une bande en rouleau en commençant au-dessus de la blessure

Envelopper fermement l'attelle et le bras sans trop serrer

Couvrir une partie suffisante du bras au-dessus et au-dessous de la fracture pour immobiliser la fracture

Laisser le bout des doigts à découvert pour pouvoir vérifier la circulation au-dessous de la blessure et des bandes

Fixer l'attelle au-dessus et au-dessous de la blessure avec des bandes larges

Rentrer les extrémités

7

4   Poser une écharpe simple pour soutenir l'avant-bras et la main et prévenir le mouvement du coude.

Voir la mise en place de l'écharpe simple à la page 6-9

Le bout des doigts est à découvert pour permettre de vérifier la circulation au-dessous de la blessure et des bandes

Nouer l'écharpe de manière à élever légèrement le bras

5   Vérifier la circulation au-dessous de la dernière bande. Si l'attelle a entravé la circulation, desserrer l'écharpe et la bande. Si la circulation ne s'améliore pas, obtenir des secours médicaux de toute urgence.

> Je vérifie la circulation au-dessous de votre blessure. Si les bandes deviennent trop serrées ou si vous avez la main froide, dites-le moi tout de suite.

L'immobilisation de la main*

Si on soupçonne une fracture de la main, l'immobiliser de la manière décrite ci-dessous.

1 Examiner la main blessée et déterminer dans quelle position il est préférable de l'immobiliser ; c'est habituellement dans la position de fonction (voir l'encadré). Demander à la victime ou à un passant de stabiliser et de soutenir la main pendant qu'on prépare le matériel nécessaire. S'il y a des plaies ouvertes, insérer des pansements stériles non adhérents entre les doigts pour les empêcher de coller les uns aux autres.

2 Poser l'attelle contre la main et le bras indemnes pour s'assurer qu'elle est de la bonne longueur. Poser le bras sur l'attelle en le déplaçant le moins possible. Les illustrations suivantes montrent deux types d'attelles : l'oreiller et la planche.

> **La position de fonction**
>
> La position de fonction est la position que prend naturellement une main non blessée. Il est plus sécuritaire et plus confortable pour la victime de placer la main en position de fonction que de l'étendre sur une surface plane.
>
>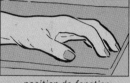
>
> *position de fonction*

7

Avec un oreiller

L'oreiller convient bien car :
- il laisse la main adopter la position de fonction
- il est rembourré et ferme à la fois
- il soutient complètement le poignet et l'avant-bras

Fixer l'oreiller avec deux bandes larges sans comprimer la main

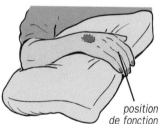

position de fonction

Avec une planche

La planche convient bien à cause de sa rigidité; il faut toutefois lui ajouter du rembourrage pour garder la main en position de fonction

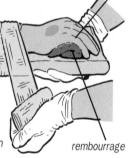

rembourrage

Fixer l'attelle avec une bande en rouleau

laisser le bout des doigts à découvert pour vérifier la circulation

3 Immobiliser le bras avec une écharpe simple de manière à garder l'avant-bras et la main légèrement élevés (voir la page 6-9). Vérifier la circulation dans les doigts.

---

* On traite uniquement de l'immobilisation–voir *Les premiers soins généraux des blessures aux os et aux articulations* à la page 7-5.

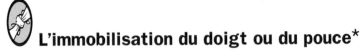

L'immobilisation du doigt ou du pouce*

Immobiliser un doigt ou un pouce luxé ou fracturé dans la position où il se trouve.

1   Exposer la blessure. Vérifier la circulation au-dessous de la blessure.

. . . .

2   Immobiliser le doigt dans la position qui offre le plus de confort, habituellement la position de fonction. Installer une attelle de la manière illustrée ci-dessous ou, faute d'attelle, attacher le doigt blessé au doigt voisin.

fracture du doigt

fracture du pouce

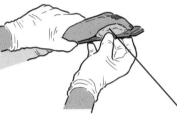

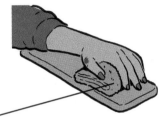

soutenir le doigt blessé
en position de fonction
avec du rembourrage

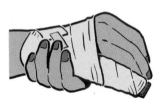

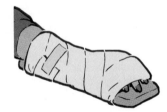

. . . .

3   Élever le membre à l'aide d'une écharpe tubulaire. Prendre soin de ne pas comprimer la blessure. Vérifier la circulation au-dessous de la blessure.

. . . .

4   Donner les soins continus et obtenir des secours médicaux.

---

* On traite uniquement de l'immobilisation–voir *Les premiers soins généraux des blessures aux os et aux articulations* à la page 7-5.

L'immobilisation de la cuisse (fémur)*

Une des blessures fréquentes de l'os de la cuisse est la fracture du col du fémur. Communément appelée fracture de la hanche, elle touche surtout les personnes âgées et est habituellement causée par une chute. Chez une personne jeune et en santé, il faut habituellement une très grande force pour fracturer le fémur. Toujours rechercher une blessure à la tête ou à la colonne vertébrale.

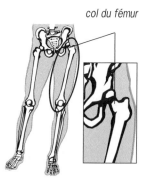

col du fémur

1 Si on soupçonne une fracture du fémur, demander à un passant de stabiliser et soutenir la jambe blessée.

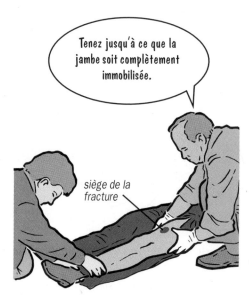

Tenez jusqu'à ce que la jambe soit complètement immobilisée.

siège de la fracture

> **Fracture de l'os de la cuisse**
> . . . .
> **Signes et symptômes**
> ◆ douleur qui peut être intense
> ◆ pied et jambe tournés vers l'extérieur
> ◆ déformation et raccourcissement de la jambe
>
> **Complications**
> ◆ possibilité d'hémorragie interne pouvant causer un état de choc grave

7

---

* On traite uniquement de l'immobilisation–voir *Les premiers soins généraux des blessures aux os et aux articulations* à la page 7-5.

2   Choisir une des techniques d'immobilisation illustrées ici. Rassembler le matériel nécessaire. Poser l'attelle contre la jambe indemne pour s'assurer qu'elle est de la bonne longueur. Mettre les bandes en place.

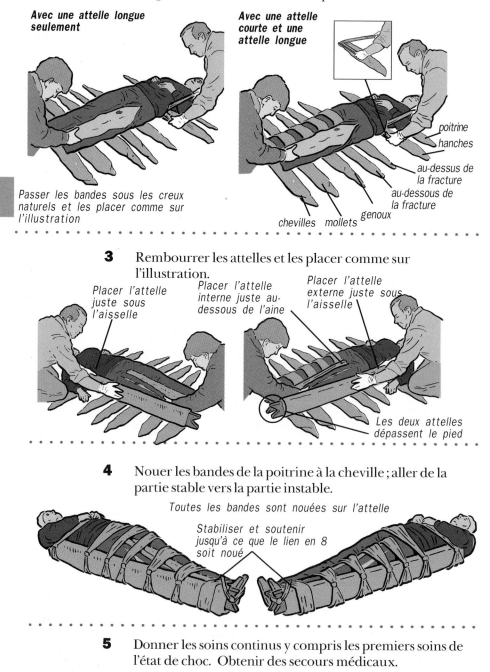

Avec une attelle longue seulement

Passer les bandes sous les creux naturels et les placer comme sur l'illustration

Avec une attelle courte et une attelle longue

poitrine
hanches
au-dessus de la fracture
au-dessous de la fracture
chevilles   mollets   genoux

3   Rembourrer les attelles et les placer comme sur l'illustration.

Placer l'attelle juste sous l'aisselle

Placer l'attelle interne juste au-dessous de l'aine

Placer l'attelle externe juste sous l'aisselle

Les deux attelles dépassent le pied

4   Nouer les bandes de la poitrine à la cheville ; aller de la partie stable vers la partie instable.

Toutes les bandes sont nouées sur l'attelle

Stabiliser et soutenir jusqu'à ce que le lien en 8 soit noué

5   Donner les soins continus y compris les premiers soins de l'état de choc. Obtenir des secours médicaux.

L'immobilisation du genou*

Demander à un passant de stabiliser et de soutenir la jambe blessée. Exposer la blessure et l'évaluer. Si la jambe est étendue, l'immobiliser de la manière décrite ci-dessous. Si elle est fléchie, essayer de la redresser. Selon la nature de la blessure, la victime peut être capable de se redresser elle-même la jambe si on l'aide. Si la blessure est grave, redresser la jambe avec soin. S'il est impossible de fléchir la jambe (voir l'avertissement), l'immobiliser dans la position où elle se trouve.

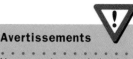

Avertissements

Ne pas redresser la jambe :

◆ si cela augmente la douleur

◆ si on ne peut la déplacer facilement

Si la jambe est étendue

Exposer et évaluer la blessure

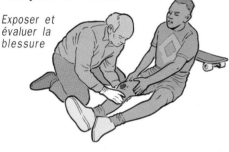

Si la jambe est fléchie

Exposer et évaluer la blessure

Soulever soigneusement la jambe blessée et mettre en place une attelle rembourrée

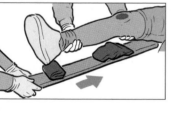

Glisser cinq bandes larges sous la jambe-deux au-dessus du genou et trois au-dessous

Ajuster le rembourrage aux creux naturels

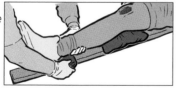

Placer une attelle rembourrée de chaque côté de la jambe

Fixer l'attelle avec 2 bandes larges et un lien en 8 à la cheville

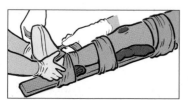

Fixer les attelles avec des bandes en gardant la jambe fléchie

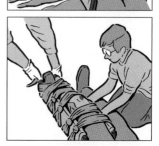

---

* On traite uniquement de l'immobilisation–voir *Les premiers soins généraux des blessures aux os et aux articulations* à la page 7-5.

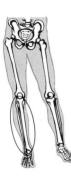

L'immobilisation d'une fracture de la jambe (tibia et péroné)*

La fracture de la jambe est un accident de sport courant. On décrit ici l'immobilisation d'une fracture ouverte. Procéder de la même manière dans le cas d'une fracture fermée en omettant cependant l'application des pansements et des bandes sur la plaie.

1 Exposer la blessure. Le secouriste se rend compte qu'il s'agit d'une fracture ouverte.

Couper les vêtements pour réduire le mouvement de la jambe blessée

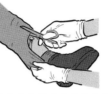

La fracture est ouverte si la peau est déchirée–l'os peut sortir de la plaie

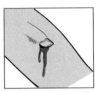

7

2 Montrer à un passant comment stabiliser et soutenir la jambe. Vérifier la circulation au-dessous de la blessure. Donner les premiers soins des plaies.

Couvrir la plaie avec un pansement stérile

Le pansement doit s'étendre au-delà des bords de la plaie

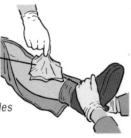

Poser un rembourrage épais en longueur de chaque côté de la fracture et par-dessus le pansement, pour protéger les extrémités osseuses

Il peut être utile de fixer le rembourrage avec du ruban adhésif

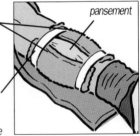

pansement

Ne pas enlever la chaussure sauf si c'est nécessaire pour examiner une plaie

> ⚠️ **Pansement de la plaie dans une fracture ouverte**
>
> En cas de fracture ouverte, traiter la plaie avant d'immobiliser la fracture. La couvrir d'un pansement stérile pour prévenir la contamination. Pour arrêter l'hémorragie, exercer une pression autour de la fracture mais non directement dessus. Poser un pansement et du rembourrage de chaque côté de la fracture. Fixer le tout avec une bande large nouée assez serré pour comprimer le rembourrage. Toujours vérifier la circulation avant et après l'application d'un pansement sur ce type de plaie.

Nouer une bande large sur le pansement et le rembourrage; la nouer assez serré pour comprimer le rembourrage sans couper la circulation. Après avoir noué la bande, vérifier la circulation au-dessous de la blessure

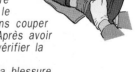

S'assurer que les extrémités osseuses ne sont pas comprimées

---

* On traite uniquement de l'immobilisation–voir *Les premiers soins généraux des blessures aux os et aux articulations* à la page 7-5.

3   Immobiliser la jambe. Poser les bandes et les attelles.

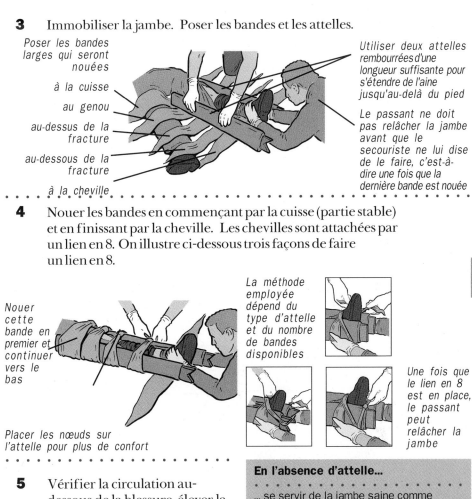

Poser les bandes larges qui seront nouées

à la cuisse

au genou

au-dessus de la fracture

au-dessous de la fracture

à la cheville

Utiliser deux attelles rembourrées d'une longueur suffisante pour s'étendre de l'aine jusqu'au-delà du pied

Le passant ne doit pas relâcher la jambe avant que le secouriste ne lui dise de le faire, c'est-à-dire une fois que la dernière bande est nouée

4   Nouer les bandes en commençant par la cuisse (partie stable) et en finissant par la cheville. Les chevilles sont attachées par un lien en 8. On illustre ci-dessous trois façons de faire un lien en 8.

7

Nouer cette bande en premier et continuer vers le bas

La méthode employée dépend du type d'attelle et du nombre de bandes disponibles

Une fois que le lien en 8 est en place, le passant peut relâcher la jambe

Placer les nœuds sur l'attelle pour plus de confort

5   Vérifier la circulation au-dessous de la blessure, élever la jambe blessée et donner les soins continus. Obtenir des secours médicaux.

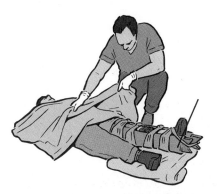

En l'absence d'attelle...

... se servir de la jambe saine comme attelle naturelle et attacher les deux jambes ensemble.

placer les nœuds sur le rembourrage pour plus de confort

rembourrer l'entre-jambe (couverture roulée)

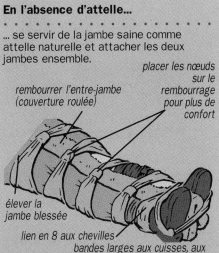

élever la jambe blessée

lien en 8 aux chevilles

bandes larges aux cuisses, aux genoux, au-dessus et au-dessous de la blessure et aux chevilles

L'immobilisation
d'une blessure à la cheville*

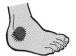

Il faut immobiliser la cheville chaque fois que l'on soupçonne une entorse ou une fracture. Si on soupçonne une blessure grave, y compris une fracture ouverte, immobiliser la jambe de la manière décrite à la page 7-34. Si la blessure ne semble pas grave, ou si le transport vers des secours médicaux peut se faire en douceur, immobiliser la cheville avec un oreiller ou une couverture comme illustré ci-dessous.

1 Vérifier la circulation au-dessous de la blessure. Si la circulation est entravée, voir comment procéder à la page 6-18.

2 Desserrer la chaussure et immobiliser la cheville.

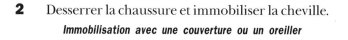

Immobilisation avec une couverture ou un oreiller

Utiliser un oreiller ou une couverture roulée et deux bandes larges

S'assurer que l'attelle dépasse la cheville

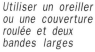

Placer des attelles de bois de chaque côté de la couverture et nouer les bandes–faire un lien en 8 à la cheville

Fixer l'oreiller avec deux bandes larges–faire un lien en 8 à la cheville

3 Vérifier la circulation au-dessous de la blessure. Élever le membre blessé et y appliquer du froid (voir le repos, la glace, la compression et l'élévation à la page 7-7). Donner les soins continus et obtenir des secours médicaux.

L'immobilisation du pied ou des orteils*

1 Vérifier la circulation au-dessous de la blessure. Si elle est entravée, obtenir des secours médicaux de toute urgence.

2 Immobiliser la cheville en faisant un double lien en 8.

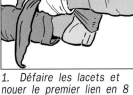

1. Défaire les lacets et nouer le premier lien en 8 en allant de la plante du pied vers la jambe

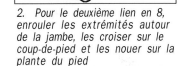

2. Pour le deuxième lien en 8, enrouler les extrémités autour de la jambe, les croiser sur le coup-de-pied et les nouer sur la plante du pied

7

3. À des intervalles de quelques minutes, demander à la victime si la bande est trop serrée; elle peut le devenir avec l'enflure

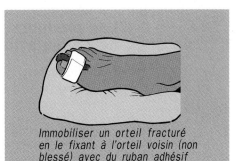

Immobiliser un orteil fracturé en le fixant à l'orteil voisin (non blessé) avec du ruban adhésif

Quand les soins médicaux sont-ils nécessaires?

Il est toujours préférable qu'une personne blessée reçoive des soins médicaux. Les blessures mineures peuvent être plus graves qu'elles ne paraissent et elles peuvent nécessiter des soins médicaux.

Le secouriste peut être obligé d'essayer de convaincre une victime d'obtenir des soins médicaux. On précise ici les situations dans lesquelles il faut cesser toute activité et obtenir des soins médicaux.

Cesser toute activité et obtenir des soins médicaux :

◆ s'il y a diminution de l'amplitude du mouvement, c'est-à-dire si la partie blessée ne bouge pas normalement

◆ si l'activité usuelle provoque de la douleur

Si la victime boite, protège son côté blessé ou montre des signes de blessure, elle doit recevoir des soins médicaux.

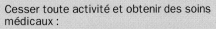

---

* On traite uniquement de l'immobilisation–voir *Les premiers soins généraux des blessures aux os et aux articulations* à la page 7-5.

L'élongation musculaire

L'élongation musculaire est un étirement excessif ou une déchirure d'un muscle ou d'un tendon. Le secouriste peut difficilement en préciser le degré de gravité, qui peut varier d'un léger inconfort à l'invalidité. L'élongation musculaire du bas du dos est fréquente.

Les signes et symptômes

Les signes et symptômes de l'élongation musculaire peuvent n'apparaître que plusieurs heures après la survenue de la blessure.

- ◆ douleur aiguë et soudaine dans le muscle étiré

- ◆ enflure des muscles provoquant des crampes graves (la crampe d'athlète)

- ◆ contusions et raideur musculaire

- ◆ perte de fonction possible (la victime ne peut utiliser la partie blessée)

Les premiers soins de l'élongation musculaire

1   Appliquer les principes de la PCSU ; procéder à un examen des lieux (voir la page 2-3). Demander à la victime de cesser l'activité qui a causé la blessure.

2   La placer dans la position qui lui offre le plus grand confort et évaluer sa blessure. S'il y a perte de fonction, immobiliser le membre de la même manière que dans un cas de fracture. Traiter par le repos, la glace, la compression et l'élévation (voir à la page 7-7).

3   Donner les soins continus. Obtenir des secours médicaux.

Causes de l'élongation et mécanismes de blessure

- ◆ torsion ou étirement soudain d'un muscle
- ◆ soulèvement d'un objet effectué sans respecter les principes de la mécanique corporelle
- ◆ absence de réchauffement musculaire avant l'activité physique
- ◆ utilisation excessive et répétée d'un muscle ou d'un tendon

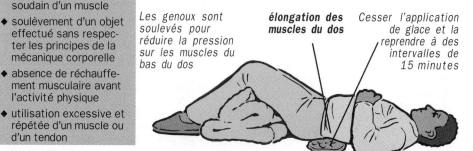

Les genoux sont soulevés pour réduire la pression sur les muscles du bas du dos

élongation des muscles du dos

Cesser l'application de glace et la reprendre à des intervalles de 15 minutes

ACCENT SUR LA SÉCURITÉ

La prévention des blessures aux os, aux articulations et aux muscles

Prévenir les fractures

On peut prévenir la plupart des fractures si on adopte de bonnes pratiques de sécurité.

Un grand nombre de blessures aux os sont causées par les accidents de la route. La conduite préventive réduit le nombre d'accidents et le port de la ceinture de sécurité diminue la fréquence et la gravité des blessures.

Évaluez dans une optique de prévention* chaque situation dangereuse qui pourrait exister au travail ou à domicile. Les chutes peuvent se produire partout. Prévenez-les et évitez les blessures. Pensez à ce qui peut arriver :

◆ **si** les aires de travail sont encombrées et en désordre, si les outils, les boyaux et les fils de rallonge traînent un peu partout?

◆ **si** les planchers sont mouillés, graisseux et glissants, si les revêtements de sol; les carpettes, les tapis placés en haut et en bas des escaliers, les tuiles et les planches sont mal fixés?

◆ **si** les escaliers sont mal éclairés, encombrés par des chaussures, des jouets ou des journaux, n'ont pas de rampe, ou sont couverts de glace ou de neige, si les chaises sur lesquelles on doit monter et les escabeaux sont en mauvais état et si les échelles ne sont pas fixées?

◆ **si** on n'utilise pas de corde de sauvetage ni de ceinture de sécurité pour travailler en hauteur.

◆ **si** des enfants sont laissés seuls sur un balcon?

Il ne faut qu'un moment pour corriger ces situations dangereuses et ainsi prévenir des chutes qui pourraient entraîner des jours, des semaines ou des mois de douleur et de souffrance.

Prévenir les élongations, les entorses et les luxations

Les élongations, les entorses et les luxations sont causées par une torsion ou un étirement soudain et excessif d'un muscle ou d'une articulation. L'élongation et l'entorse sont souvent dues à un mouvement qui contrevient aux principes de la mécanique corporelle ou encore, à la pratique d'un sport ou d'une activité physique sans préparation suffisante. La luxation est habituellement causée par un mouvement violent.

◆ appliquer les principes de la mécanique corporelle pour soulever des objets (voir la page 14-3)

◆ si on n'est pas certain de pouvoir soulever ou déplacer seul un objet lourd, demander de l'aide

◆ bien se réchauffer avant l'exercice physique et ne pas dépasser ses limites

Le microtraumatisme répété

Les muscles et les tendons peuvent être endommagés si on exécute trop souvent le même mouvement, surtout si ce mouvement crée un stress dans les tissus. Même s'il ne se manifeste pas avant des jours, des semaines ou des mois, le microtraumatisme répété peut être extrêmement invalidant.

Ce microtraumatisme est aussi nommé **syndrome de surutilisation**, qui inclut l'épicondylite du joueur de tennis, la bursite et le syndrome du canal carpien.

Les premiers soins du microtraumatisme répété

◆ cesser l'activité qui cause le microtraumatisme

◆ confier la victime à des secours médicaux

---

* Industrial Accident Prevention Association, *Hazards Recognition and Control Seminar HRC 004*, novembre 1986.

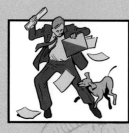

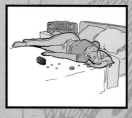

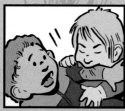

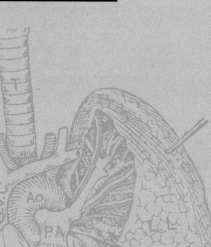

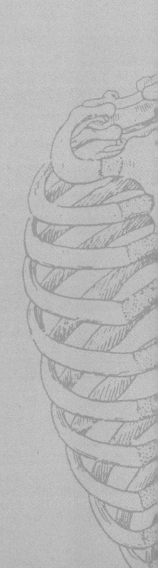

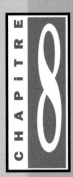
L'EMPOISONNEMENT, LES MORSURES ET LES PIQÛRES

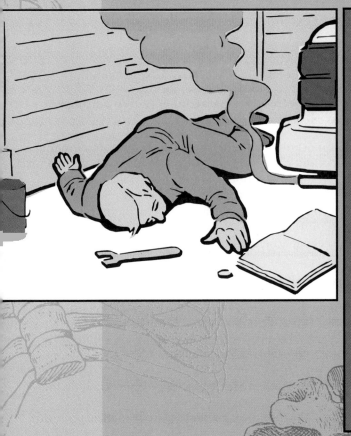

Les poisons

symbole de poison

Un poison est une substance qui peut causer une maladie ou entraîner la mort si elle pénètre dans l'organisme. Nous sommes entourés de poisons. Les produits toxiques d'usage courant portent une étiquette sur laquelle figure le symbole de poison. De nombreuses autres substances toxiques ne portent aucun avertissement; ce sont l'alcool, certaines plantes d'intérieur, les aliments contaminés et les médicaments pris contrairement à l'ordonnance du médecin. Un grand nombre de substances qui sont inoffensives en petites quantités peuvent être toxiques en grandes quantités.

Les catégories de poisons

Les poisons sont classés en quatre catégories selon leur voie de pénétration dans l'organisme :

- **les poisons ingérés** ; par la bouche

- **les poisons inhalés** ; par les poumons

- **les poisons absorbés** ; par la peau et les muqueuses

- **les poisons injectés** ; par une aiguille creuse ou un objet pointu (p. ex., un crochet de serpent)

Un élément important des premiers soins de l'empoisonnement consiste à téléphoner au centre antipoison le plus près pour obtenir des conseils. Avant de téléphoner, le secouriste doit rapidement recueillir le plus de renseignements possible sur l'incident. Déterminer les circonstances de l'incident et les signes et symptômes manifestés par la victime afin de pouvoir répondre aux questions posées par le personnel du centre antipoison.

Les circonstances de l'incident

Un empoisonnement est toujours possible, même lorsqu'on prend toutes les précautions raisonnables. S'il survient, il faut agir rapidement et rester calme. Avant de donner les premiers soins, il y a quatre choses à faire :

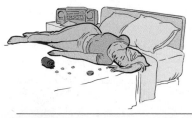

- identifier le poison. S'il y a des contenants, lire leur étiquette; sinon, apporter les vomissures au personnel médical pour fins d'analyse

◆ évaluer la quantité absorbée. D'après ce qu'on voit ou ce qu'on que nous dit ; p. ex., le nombre de pilules que pouvait contenir la bouteille, la quantité de produit restant dans le contenant, etc. Évaluer le poids et l'âge de la victime.

◆ déterminer la voie de pénétration. Les premiers soins varient selon que le poison a été ingéré par la bouche, absorbé par la peau, injecté dans le sang ou inhalé par les poumons

◆ établir le temps écoulé depuis la prise du poison. Le temps pendant lequel le poison a séjourné dans le corps aide à décider des premiers soins et du traitement médical nécessaires

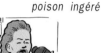

poison ingéré

Les signes et symptômes de l'empoisonnement

Si les circonstances de l'incident ne permettent pas de déterminer la nature du poison ni sa voie de pénétration, les signes et symptômes peuvent aider. Les poisons peuvent modifier le degré de conscience, la respiration et le pouls. Les signes et symptômes peuvent également varier selon la voie de pénétration du poison.

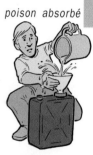

poison absorbé

8

◆ les poisons ingérés causent habituellement des nausées, des crampes abdominales, de la diarrhée et des vomissements. Ils peuvent décolorer les lèvres, brûler l'intérieur ou le pourtour de la bouche ou donner à l'haleine une odeur particulière

◆ les poisons absorbés par la peau peuvent causer des rougeurs, des ampoules, une enflure et des brûlures

◆ les poisons injectés à travers la peau causent habituellement une irritation au point d'entrée

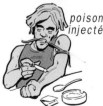

poison injecté

◆ les poisons inhalés par les poumons peuvent causer des troubles respiratoires. Les signes et symptômes peuvent inclure de la toux, des douleurs thoraciques et des difficultés respiratoires. Une exposition prolongée au gaz naturel utilisé comme chauffage ou au monoxyde de carbone (CO) dégagé par les moteurs à combustion peut causer des maux de tête, des étourdissements, une perte de conscience, un arrêt respiratoire ou un arrêt cardiaque

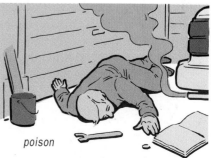

poison

Les premiers soins généraux de l'empoisonnement

1 Appliquer les principes de la PCSU; effectuer un examen des lieux (voir la page 2-3). Recueillir le plus d'information possible au sujet du poison en cause. Évaluer la faculté de réponse de la victime.

  ◆ si la victime réagit, appeler le centre antipoison régional ou le service d'urgence de l'hôpital. Répondre aux questions et suivre les conseils donnés

  ◆ si elle ne réagit pas, appeler immédiatement des secours médicaux (p. ex., une ambulance) et passer à l'étape 2

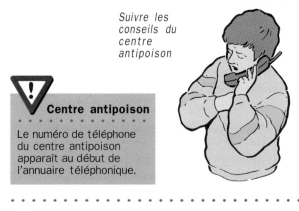

Suivre les conseils du centre antipoison

Centre antipoison

Le numéro de téléphone du centre antipoison apparaît au début de l'annuaire téléphonique.

2 Effectuer un examen primaire (voir la page 2-5). Si la personne arrête de respirer amorcer la RCR.

Vérifier d'abord s'il se trouve des substances toxiques autour de la bouche. Utiliser un moyen de protection si on en a un.

3 Placer la victime inconsciente qui respire dans la position latérale de sécurité.

4 Donner les soins continus jusqu'à la prise en charge par les secours médicaux.

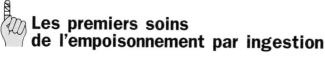

Les premiers soins de l'empoisonnement par ingestion

1   Appliquer les principes de la PCSU ; effectuer un examen des lieux (voir la page 2-3) et un examen primaire (voir la page 2-5).

2   Ne pas diluer un poison qui a été ingéré par la bouche (ne pas donner de liquides), sauf sur les conseils du centre antipoison.

3   Si la victime est consciente, lui essuyer le visage pour éliminer les substances toxiques ou corrosives et lui rincer ou essuyer la bouche.

Position latérale de sécurité

Vérifier souvent la respiration

4   Ne jamais provoquer le vomissement, sauf sur les conseils du centre antipoison. Dans le cas de nombreux poisons, le vomissement peut aggraver les brûlures.

Pour en savoir plus sur les premiers soins

Pour plus d'information sur chaque type de poison, voir les pages suivantes :

◆ poisons ingérés .... page 8-5

◆ poisons inhalés .... page 8-6

◆ poisons absorbés .... page 8-7

◆ poisons injectés .... page 8-8

8

Les premiers soins de l'empoisonnement par inhalation

1 Appliquer les principes de la PCSU; effectuer un examen des lieux (voir la page 2-3). Évaluer les dangers en portant une attention particulière aux gaz ou aux vapeurs toxiques. Rendre les lieux sûrs.

2 Les poisons inhalés comme les gaz doivent être éliminés des poumons le plus rapidement possible. Éloigner la victime de la source de danger et la placer au grand air.

placer la victime au grand air au plus tôt

3 Si la victime ne réagit pas, appeler immédiatement des secours médicaux.

4 Pratiquer un examen primaire (voir la page 2-5) et donner les premiers soins en fonction des points ABC. Si la personne arrête de respirer amorcer la RCR. Si on risque d'être incommodé par le poison en donnant les premiers soins, il faut utiliser un masque ou un écran facial muni d'une soupape unidirectionnelle.

5 Si la victime vomit, lui nettoyer la bouche pour garder les voies respiratoires ouvertes et la placer dans la position latérale de sécurité.

6 Si elle fait des convulsions, prendre les moyens nécessaires pour l'empêcher de se blesser.

7 Obtenir des secours médicaux. Donner les soins continus et surveiller étroitement la victime.

Le monoxyde de carbone est un gaz incolore et inodore qui cause de nombreux décès chaque année–il s'en trouve dans les gaz d'échappement des automobiles

le gaz des silos (dioxyde d'azote) est un danger sur la ferme

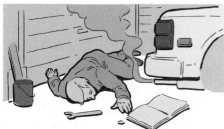

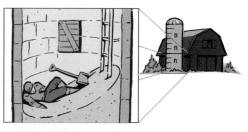

Les premiers soins de l'empoisonnement par absorption

La plupart des poisons absorbés par la peau causent de l'irritation au point de contact, mais n'ont aucun effet sur le reste du corps. L'irritation, nommée **dermite de contact**, apparaît sous forme de rougeurs, de démangeaisons et d'ampoules.

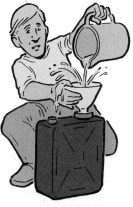

Cependant, certains produits chimiques absorbés par la peau exercent un effet sur le reste du corps et peuvent provoquer une urgence qui met la vie en danger.

1 Appliquer les principes de la PCSU ; procéder à un examen des lieux (voir la page 2-3).

2 Effectuer un examen primaire (voir la page 2-5) et donner les premiers soins pour les urgences vitales.

Toute substance qui irrite la peau est une substance toxique

3 Rincer la région atteinte avec de grandes quantités d'eau fraîche.

◆ si la substance toxique est une poudre, l'enlever avec un linge sec avant de rincer la peau

4 Retirer les vêtements qui sont entrés en contact avec le poison. Ne pas les toucher tant qu'ils n'ont pas été bien lavés. Essayer de ne pas toucher la partie atteinte ni les autres parties du corps.

L'herbe à puce (une plante commune des régions boisées) produit une huile très irritante pour la peau de nombreuses personnes

5 Bien laver la région atteinte à l'eau et au savon.

◆ porter une attention particulière aux endroits difficiles d'accès, p. ex., sous les ongles et dans les cheveux

6 Donner les soins continus jusqu'à la prise en charge par les secours médicaux.

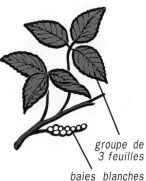

groupe de 3 feuilles

baies blanches

Les premiers soins de l'empoisonnement par injection

Donner les premiers soins généraux de l'empoisonnement (voir la page 8-4). Il faut empêcher le poison de s'étendre à partir du point d'injection. Pour retarder son entrée dans la circulation sanguine, mettre la victime au repos et garder le membre atteint au-dessous du niveau du cœur. Si on se pique avec une aiguille qui a peut-être été contaminée par le VIH ou par une autre maladie contagieuse, frotter vigoureusement le lieu de la piqûre avec de l'iode ou un désinfectant semblable.

Les morsures et les piqûres

Les morsures d'animaux et d'humains

Une lacération ou une plaie par perforation causée par une morsure d'animal ou d'humain peut laisser pénétrer de la salive contaminée dans l'organisme. Les morsures d'humains et

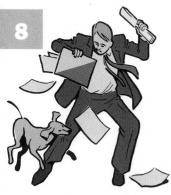

d'animaux domestiques sont dangereuses parce qu'elles peuvent provoquer des infections. Les morsures d'humains les plus fréquentes chez l'adulte sont celles des mains et des jointures des doigts. La victime mordue par un animal sauvage comme la chauve-souris, le renard, la mouffette ou le raton-laveur peut être infectée par le virus de la rage et même mourir si elle ne reçoit pas rapidement des secours médicaux. En donnant les premiers soins pour ce type de morsure, toujours présumer que l'animal avait la rage, jusqu'à preuve du contraire. Toute morsure qui déchire la peau est une morsure grave.

Pour en savoir plus sur la rage

La rage est une maladie virale aiguë qui attaque le système nerveux et qui est toujours fatale si elle n'est pas traitée. On doit soupçonner la rage lorsqu'un animal domestique se comporte de manière inhabituelle (le chat ou le chien doux qui attaque sans raison apparente ou qui ne craint pas son maître) et dans tous les cas d'attaque par un animal sauvage. On peut contracter le virus de la rage si on manipule un animal mort ou si on touche à une plaie contaminée par le virus de la rage.

Être particulièrement prudent en donnant les premiers soins à une personne susceptible d'avoir été exposée à la rage et en manipulant l'animal vivant ou mort. Porter des gants ou se brosser les mains à fond après le contact afin de réduire le risque d'infection.

Si on peut capturer l'animal sans danger pour soi et pour autrui, le conserver pour qu'on puisse l'examiner. S'il faut l'abattre, essayer de conserver la tête intacte pour qu'on puisse rechercher la présence du virus de la rage dans le cerveau.

Après un contact avec un animal enragé, l'administration rapide du vaccin peut prévenir l'apparition de la maladie.

Les premiers soins des morsures d'animaux et d'humains

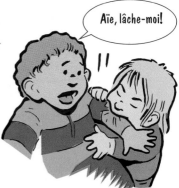

Aïe, lâche-moi!

1 Appliquer les principes de la PCSU ; procéder à un examen des lieux (voir la page 2-3). Comme mesure de protection, porter des gants pour donner les premiers soins ou pour manipuler un animal susceptible d'être infecté.

2 Effectuer un examen primaire et donner les premiers soins vitaux (voir la page 2-5).

3 Examiner la plaie pour voir si la peau est déchirée.

4 Si la plaie saigne, la laisser saigner modérément; cela aide à la nettoyer.

5 Laver la plaie au savon antiseptique ou au détergent. Appliquer un pansement et une bande.

Toute morsure d'animal ou d'humain qui déchire la peau doit être traitée par du personnel médical.

8

6 Si la peau est déchirée, obtenir des secours médicaux au plus tôt.

Les morsures de serpents

Le serpent à sonnettes est le seul serpent venimeux vivant dans la nature au Canada. Malgré la présence de quelques espèces venimeuses dans certaines parties de la Colombie-Britannique, de l'Alberta, de la Saskatchewan et de l'Ontario, les morsures de serpents sont plutôt rares au pays. Si on se rend dans une région où se trouvent d'autres espèces de serpents venimeux, se renseigner sur les premiers soins des morsures causées par les serpents présents dans la région.

La morsure du serpent à sonnettes laisse sur la peau une ou deux petites perforations. Il peut y avoir ou non injection de venin. Si du venin est injecté, la victime éprouve une sensation de brûlure, qui est suivie d'enflure et de décoloration, de douleur intense, de faiblesse, de transpiration, de nausées, de vomissements et de frissons. Des troubles respiratoires peuvent apparaître.

Précautions à prendre face aux serpents et aux morsures de serpents

• la plupart des serpents restent dans un rayon de 10 mètres du lieu de l'attaque; faire attention

• ne pas laisser marcher une victime qui a été mordue par un serpent si on peut la transporter par un autre moyen vers des secours médicaux

• ne pas lui donner de boissons alcoolisées

• ne pas inciser la morsure ni essayer d'aspirer le venin avec la bouche

• ne pas appliquer de glace; cela pourrait aggraver la blessure

• si on abat le serpent, l'apporter au personnel médical pour qu'il soit identifié, mais ne pas le toucher directement. Éviter de lui toucher la tête, car même mort, le serpent peut avoir le réflexe de mordre.

Les premiers soins des morsures de serpents

1 Appliquer les principes de la PCSU; procéder à un examen des lieux (voir la page 2-3). Écarter tout danger d'une deuxième attaque contre soi-même ou contre la victime.

2 Effectuer un examen primaire (voir la page 2-5).

3 Placer la victime au repos en position semi-assise et garder le membre atteint au-dessous du niveau du cœur. En mettant la victime au repos, on ralentit la dispersion du venin dans l'organisme.

4 Rincer la morsure à l'eau savonneuse, si possible, mais ne pas appliquer de glace ni de compresses froides.

5 Immobiliser le membre comme s'il était fracturé (voir le chapitre 7).

6 Donner les soins continus et transporter la victime au plus tôt vers des secours médicaux.

Mettre la victime au repos

La jambe est immobilisée comme si elle était fracturée et elle est maintenue au-dessous du niveau du cœur

Les morsures et piqûres d'insectes

Chez la plupart des gens, une morsure ou une piqûre d'insecte ne cause qu'une enflure douloureuse, de la rougeur et des démangeaisons. Cependant, chez d'autres personnes, ces piqûres peuvent déclencher une réaction allergique grave qui peut mettre leur vie en danger.

Demander à la victime si elle a déjà fait une réaction allergique à la suite d'une piqûre et en rechercher les signes. Si on soupçonne une réaction allergique à une piqûre d'insecte, placer la victime au repos et lui donner les premiers soins de la réaction allergique grave (voir la page 4-16).

Les premiers soins des morsures ou des piqûres d'insectes

1 Appliquer les principes de la PCSU—procéder à un examen des lieux (voir la page 2-3). Effectuer un examen primaire et donner les premiers soins en fonction des points ABC (voir la page 2-5). Examiner soigneusement la piqûre pour voir si le dard est resté dans la peau. Gratter délicatement le dard et le sac de venin pour les détacher de la peau. Ne pas comprimer le sac avec des pinces, avec les doigts ni avec un instrument pour éviter d'injecter encore plus de poison dans l'organisme.

2 Pour soulager l'irritation, appliquer de l'alcool à friction, une solution faible d'ammoniaque ou une pâte de bicarbonate de soude et d'eau. On peut également appliquer de la glace. Ne pas appliquer d'alcool ni d'ammoniaque autour des yeux.

Les signes et symptômes de la morsure ou de la piqûre

- ◆ douleur soudaine
- ◆ enflure
- ◆ chaleur
- ◆ rougeur
- ◆ démangeaisons

Les signes et symptômes de la réaction allergique à une morsure ou à une piqûre

- ◆ démangeaisons et urticaire généralisé
- ◆ présence d'une bosse blanche, rose, rougeâtre ou décolorée sur la peau
- ◆ enflure généralisée; surtout des voies respiratoires
- ◆ faiblesse, mal de tête
- ◆ fièvre
- ◆ troubles respiratoires parfois graves
- ◆ anxiété, crampes abdominales, vomissements

si

Si la piqûre se trouve dans la bouche, faire rincer la bouche avec un verre d'eau additionné d'une cuillerée à thé de bicarbonate de soude ou donner un cube de glace à sucer. Si l'intérieur de la bouche est enflé ou si la respiration est difficile, surveiller étroitement la victime et obtenir des secours médicaux.

le dard et le sac de poison

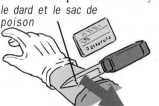

Gratter le dard avec le bord d'un couteau ou d'une carte de crédit pour le détacher de la peau

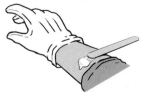

Pour soulager l'irritation, appliquer une pâte de bicarbonate de soude et d'eau

Les tiques

tiques

Les tiques sont abondantes dans certaines forêts du Canada. Elles tombent du feuillage, se déposent sur les animaux et les humains, leur piquent la peau et s'y accrochent par leurs pièces buccales barbelées. Après s'être gorgée du sang de son hôte (humain ou animal) pendant de nombreuses heures, la tique peut être très grosse. À la fin de son repas, elle se détache de son hôte.

Le venin injecté par la tique peut être nuisible et transmettre des maladies à l'homme. Si on trouve une tique sur soi, il faut l'enlever. Si on en trouve une, bien examiner son corps et ses vêtements, car il peut y en avoir d'autres.

Dimension réelle avant le repas de sang

Les premiers soins des morsures de tiques

1 Appliquer les principes de la PCSU; procéder à un examen des lieux (voir la page 2-3). Retirer la tique logée dans la peau. La saisir le plus près possible de la peau et tirer d'un geste ferme et continu. Éviter d'écraser une tique gorgée de sang, car du sang infecté pourrait pénétrer dans les yeux ou la bouche ou encore, dans une lacération de la peau.

Porter des gants

Si la tique est gorgée de sang, se protéger aussi les yeux

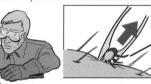

Saisir la tiqu le plus pr possible de peau et tir d'un ges ferme conti

Si on ne dispose pas d'une pince à épiler, utiliser les doigts protégés par un gant, un sac de plastique ou un papier-mouchoir.

2 Conserver la tique et l'apporter au personnel médical pour fins d'identification.

3 Laver la région atteinte à l'eau et au savon et appliquer un antiseptique pour prévenir l'infection. Se laver les mains.

4 Les tiques peuvent transporter plusieurs maladies telles que la fièvre pourprée des montagnes Rocheuses dont les symptômes peuvent se manifester plusieurs jours après l'exposition. Si des signes d'infection apparaissent sur la piqûre ou si d'autres signes et symptômes inquiétants se manifestent au cours de la semaine suivante, la victime devrait obtenir des secours médicaux.

Les sangsues

Les sangsues vivent dans les marais, les étangs, les lacs et les eaux stagnantes. Certaines espèces se nourrissent du sang chaud de l'animal ou de l'homme. La sangsue fait une minuscule incision qui peut passer inaperçue sur le coup et ensuite, elle se colle sur la peau pour sucer le sang. Si on essaie de l'enlever, on risque de la défaire en morceaux, ce qui complique son extraction et augmente le risque d'infection.

Les premiers soins des morsures de sangsues

1   Appliquer les principes de la PCSU; procéder à un examen des lieux (voir la page 2-3).

2   Pour détacher la sangsue, y appliquer du sel ou la toucher avec la flamme d'une allumette, le feu d'une cigarette, une goutte de kérosène, de térébenthine ou d'huile. Elle se détachera de la peau en une seule pièce. Ne pas essayer de la détacher en tirant ou en grattant la peau.

3   Nettoyer la région atteinte avec une pâte de bicarbonate de soude et d'eau ou une solution faible d'ammoniaque afin de soulager l'irritation.

4   Si des signes d'infection apparaissent sur la lésion au cours de la semaine suivante, la victime devrait obtenir des secours médicaux.

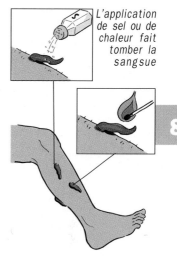

L'application de sel ou de chaleur fait tomber la sangsue

ACCENT SUR LA SÉCURITÉ

Comment
prévenir l'empoisonnement

La prévention de l'empoisonnement

On peut prévenir la plupart des empoisonnements si on connaît les poisons et si on les manipule et les entrepose de façon sécuritaire. Dans la maison moyenne, on trouve jusqu'à 250 substances toxiques sous forme de médicaments et de produits servant au nettoyage, au soin des plantes et à l'artisanat. Pour prévenir les empoisonnements, prendre les précautions suivantes :

◆ garder les produits d'entretien ménager et les médicaments dans leur contenant d'origine, car l'étiquette porte le nom du produit et son mode d'emploi et indique quoi faire en cas d'empoisonnement

◆ lire attentivement l'étiquette avant d'utiliser le produit et suivre le mode d'emploi du fabricant

◆ ne pas mettre de substances dangereuses dans des contenants à nourriture ou à boisson

◆ jeter les aliments que l'on croit contaminés

◆ bien aérer les locaux où on utilise des produits toxiques; ouvrir portes et fenêtres pour éviter une trop forte concentration de vapeurs

◆ faire fonctionner les moteurs à combustion dans des endroits bien ventilés, de préférence à l'extérieur

◆ éviter les erreurs d'administration de médicaments en respectant la règle suivante : donner la **bonne dose** du **bon médicament** à la **bonne personne** au **bon moment** et selon la **bonne méthode**

◆ enseigner aux enfants à reconnaître les étiquettes de mise en garde apposées sur les produits dangereux et à ne pas toucher à ces produits

◆ bon nombre de plantes d'intérieur sont toxiques. Si on a des enfants à la maison, jeter toutes les plantes toxiques. Étiqueter chaque plante pour pouvoir l'identifier rapidement

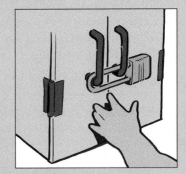

les produits dangereux doivent être gardés sous clé et hors de portée des enfants

◆ ne pas laisser de médicaments à portée des enfants, p. ex., dans un sac à main ou sur une table de chevet

◆ ne pas prendre de médicaments devant les enfants parce qu'ils peuvent imiter le geste

DANGER

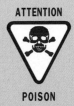

POISON

ATTENTION

POISON

ACCENT SUR LA SÉCURITÉ

Comment
prévenir les morsures et les piqûres

Le meilleur moyen de prévenir les morsures et les piqûres est d'éviter le contact avec l'insecte ou l'animal, ce qui n'est pas toujours possible. Normalement, les insectes et les animaux ne mordent ou ne piquent que s'ils se sentent menacés. En leur laissant de l'espace et en évitant de les surprendre, on réduit le risque de morsure ou de piqûre. Pour diminuer encore ce risque, prendre les précautions énumérées ci-dessous.

La prévention des morsures d'animaux

◆ si on se déplace dans la brousse, faire beaucoup de bruit; les animaux entendront le bruit et s'éloigneront

◆ en camping, prendre les précautions nécessaires pour entreposer la nourriture, laver la vaisselle, etc., se renseigner dans les guides d'expéditions

◆ ne pas nourrir les animaux sauvages

◆ ne pas s'approcher des animaux qui semblent anormalement braves ou amicaux

La prévention des morsures de serpents

Les serpents ne cherchent pas à attaquer ni à mordre; ils ne le font que s'ils se sentent menacés. Si on se rend dans une région où vivent des serpents :

◆ se renseigner sur leurs habitudes de manière à pouvoir les éviter

◆ ne pas poser les mains ni les pieds dans des endroits qu'on ne peut voir :

  ❖ si on escalade un rocher, ne pas s'agripper sur une saillie où un serpent peut se chauffer au soleil

  ❖ ne pas déplacer un arbre mort avec le pied; utiliser plutôt un bâton, car l'arbre peut cacher un serpent

◆ si on aperçoit un serpent venimeux et si on réussit à l'éviter, se rappeler que le serpent se déplace lentement et qu'on pourrait le trouver au même endroit sur le chemin du retour

La prévention des morsures et piqûres d'insectes

◆ éviter d'utiliser des produits qui attirent les insectes piqueurs :

  ❖ certains parfums et certains produits odorants

  ❖ les shampoings particulièrement odorants

◆ si on découvre un nid d'insectes piqueurs près de la maison, le faire détruire au plus tôt de façon sécuritaire. Plus on retarde, plus le nid grossit et plus il contient d'insectes

◆ apprendre aux enfants à ne pas s'agiter à l'approche d'une abeille ou d'une guêpe; cela ne fait qu'exciter l'insecte. Leur apprendre à attendre calmement que l'insecte s'éloigne ou à le chasser avec un tue-mouches

La prévention des morsures de tiques

◆ pour marcher dans l'herbe longue ou les broussailles, porter une chemise à manches longues fermée au cou et aux poignets et rentrer le bas du pantalon dans les chaussettes

◆ après une marche dans l'herbe ou les broussailles, s'assurer qu'on n'a pas de tiques sur soi. Elles sont très petites peuvent ressembler à une tache de rousseur en mouvement

◆ si on trouve une tique sur soi, bien s'examiner car il peut y en avoir d'

8

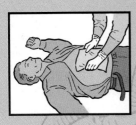

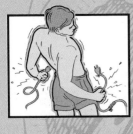

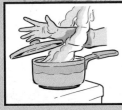

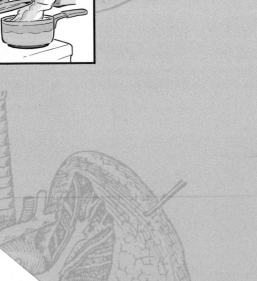

utres

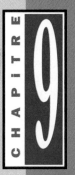

CHAPITRE 9

LES BRÛLURES

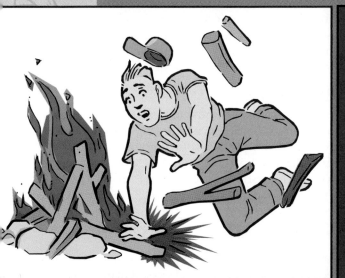

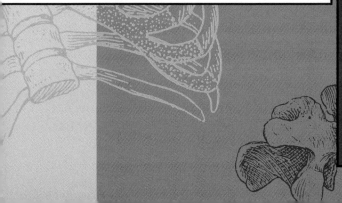

Les brûlures sont des lésions de la peau et des tissus causées par la chaleur, le rayonnement ou les produits chimiques. Elles sont une des principales causes de blessures au foyer. Les jeunes enfants et les personnes âgées sont plus particulièrement à risque et les brûlures qu'ils subissent sont plus graves. On peut prévenir un grand nombre de brûlures au foyer —voir la page 9-15 pour plus de renseignements sur la prévention des brûlures.

Les types de brûlures

Le mécanisme de blessure permet de définir quatre types de brûlures.

Les brûlures par la chaleur (aussi nommées brûlures thermiques)

Les brûlures causées par une application excessive de chaleur sur le corps sont les plus fréquentes. Les sources de chaleur les plus courantes sont la flamme nue, comme celle d'une chandelle ou d'un feu, et les objets chauds comme une cuisinière ou un moteur d'automobile. L'échaudure est une brûlure thermique causée par des liquides chauds ou de la vapeur. Le frottement peut également provoquer des brûlures thermiques.

Les brûlures chimiques

Les brûlures chimiques sont souvent graves parce que les produits chimiques continuent à brûler tant qu'ils restent en contact avec la peau. Des produits chimiques à usage industriel, comme les acides, les alcalis, les phénols et le phosphore, et des produits à usage domestique, comme les décapants à peinture, les nettoyeurs à four, les débouche-tuyaux et les décapants pour la rouille, peuvent aussi être à l'origine de brûlures.

Les brûlures électriques

Les brûlures électriques sont causées par un contact avec le courant électrique. Bien que ces brûlures soient en fait causées par la chaleur, elles sont étudiées séparément en raison des complications liées à l'électricité.

Les brûlures par rayonnement

La plupart des gens ont déjà eu un coup de soleil, qui est une brûlure par rayonnement causée par les rayons solaires; parmi les autres sources d'énergie rayonnante pouvant causer des brûlures, on compte les rayons-X, l'arc électrique et les matières radioactives.

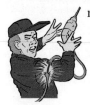

La gravité d'une brûlure

Une brûlure peut être **grave**, **modérée** ou **mineure**. Il importe de déterminer la gravité des brûlures s'il y a plus d'une victime et s'il faut décider de la priorité des soins médicaux. On évalue la gravité d'une brûlure au moyen des caractéristiques suivantes:

◆ la profondeur de la brûlure; c'est-à-dire le **degré** de brûlure

◆ la surface corporelle brûlée

◆ la partie du corps qui est brûlée

◆ l'âge et l'état physique de la victime

La profondeur d'une brûlure

La peau se compose d'une couche externe et d'une couche interne. Sous la peau, se trouvent une couche de tissu adipeux et une autre de tissu musculaire. La peau sert à protéger le corps contre les bactéries, à régler la température corporelle et à conserver les liquides. Si elle est brûlée, il peut y avoir une perte partielle ou totale de ces fonctions.

La profondeur des lésions tissulaires détermine le degré de la brûlure. Plus les lésions sont profondes, plus la brûlure est grave. En secourisme, on définit trois classes de brûlures, soit les brûlures du premier, du deuxième et du troisième degré. Les brûlures du troisième degré sont les plus graves.

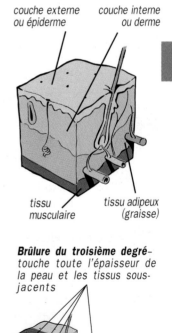

couche externe   couche interne
ou épiderme   ou derme

tissu   tissu adipeux
musculaire   (graisse)

Brûlure du premier degré- touche uniquement la couche externe de la peau

Brûlure du deuxième degré- touche les deux couches de la peau

Brûlure du troisième degré- touche toute l'épaisseur de la peau et les tissus sous-jacents

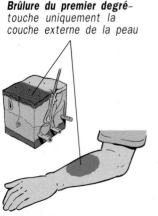

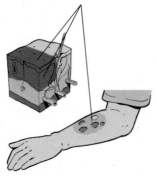

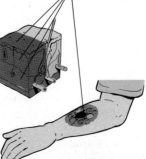

Évaluation de la surface brûlée par la règle des multiples de neuf

Le secouriste peut évaluer rapidement l'étendue des brûlures au moyen de la **règle des multiples de neuf**. Selon cette règle, le corps se divise en régions représentant chacune 9 ou 18 p. 100 de la surface corporelle totale. En additionnant les pourcentages correspondant aux régions brûlées, on obtient rapidement une estimation de la surface corporelle touchée. Les pourcentages sont légèrement différents pour l'enfant.

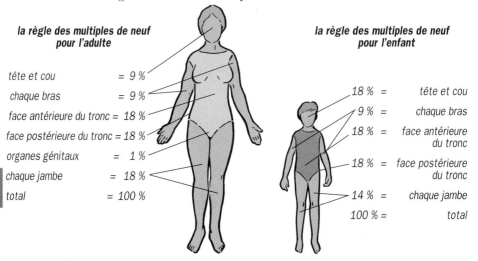

la règle des multiples de neuf pour l'adulte

tête et cou	= 9 %
chaque bras	= 9 %
face antérieure du tronc	= 18 %
face postérieure du tronc	= 18 %
organes génitaux	= 1 %
chaque jambe	= 18 %
total	= 100 %

la règle des multiples de neuf pour l'enfant

18 % =	tête et cou
9 % =	chaque bras
18 % =	face antérieure du tronc
18 % =	face postérieure du tronc
14 % =	chaque jambe
100 % =	total

Les brûlures graves, modérées et mineures

Les brûlures décrites ci-dessous sont des brûlures graves, c'est-à-dire qu'elles peuvent mettre la vie en danger et entraîner une invalidité grave et permanente ou une défiguration.

◆ les brûlures qui entravent la respiration, y compris celles du visage et de la gorge et les brûlures par inhalation (voir la page 4-12)

◆ les brûlures accompagnées d'une fracture ou d'une blessure grave des tissus mous

◆ les brûlures touchant les points de flexion de la peau comme les coudes, le cou, les genoux, etc.

◆ les brûlures électriques

◆ la plupart des brûlures chimiques

◆ les brûlures survenant chez les moins de deux ans et les plus de cinquante ans; ces personnes tolèrent mal les brûlures

Autre méthode d'estimation de la surface brûlée

La paume de la main correspond à un pour cent de la surface corporelle. Se servir de cette mesure pour estimer l'étendue des brûlures.

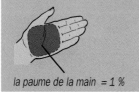

la paume de la main = 1 %

◆ les brûlures survenant chez les personnes atteintes de diabète, d'épilepsie, d'hypertension, de troubles respiratoires ou de maladies mentales.

On présente dans le tableau suivant la gravité des brûlures selon le degré de la brûlure, la partie du corps et l'étendue de la surface brûlée.

Gravité des brûlures			
Pourcentage de la surface corporelle brûlée			
Gravité	1er degré	2e degré	3e degré
brûlure mineure	< 20 % **pas de brûlures** du visage, des mains, des pieds ni des organes génitaux	< 15 % (< 10 % chez l'enfant)	< 2 %
brûlure modérée	50 – 70 %	15 – 30 % (10–20 % chez l'enfant)	2 – 10 % pas de brûlures du visage, des mains ni des pieds
brûlure grave	> 70 %	> 30 % (>20 % chez l'enfant)	> 10 % (>2 % chez l'enfant) ou toute partie du visage, des mains, des pieds ou des organes génitaux

9

Les complications des brûlures

Souvent, les effets des brûlures ne se limitent pas aux tissus brûlés. Dans les brûlures graves, tous les grands systèmes de l'organisme peuvent être atteints. Par conséquent, les victimes de brûlures doivent être examinées immédiatement par du personnel médical, qui évaluera l'étendue des blessures. Parmi les complications courantes des brûlures, on compte :

◆ l'**état de choc**, qui résulte de la fuite de sang ou de plasma dans les tissus avoisinants. La douleur peut également aggraver l'état de choc

◆ l'**infection**, parce que la peau brûlée ne protège plus le corps contre les bactéries et que celles-ci se multiplient facilement sur les brûlures

◆ les **troubles respiratoires**, si les brûlures touchent le visage ou la gorge ou si la victime a inhalé de la fumée, des gaz ou de la vapeur

◆ l'**enflure**, parce que les bijoux et les vêtements serrés coupent la circulation en cas d'enflure de la partie brûlée

Les blessures par inhalation

Les brûlures s'accompagnent souvent de blessures par inhalation, qui surviennent lorsqu'une victime inspire de la vapeur, de la fumée ou des gaz. Les signes des blessures par inhalation peuvent apparaître rapidement ou seulement plusieurs heures après l'incident. Il faut donc surveiller étroitement la victime et lui demander fréquemment si elle respire bien. Si elle commence à tousser ou si sa respiration devient sifflante, il faut soupçonner une blessure par inhalation. Les signes, les symptômes et les premiers soins des blessures par inhalation sont présentés à la page 4-12.

Comment reconnaître les brûlures

Se servir des signes et symptômes pour reconnaître les brûlures et déterminer s'il s'agit de brûlures du 1er, du 2e ou du 3e degré (ce qui peut être difficile). Le mécanisme de blessure peut aussi être utile pour déterminer la gravité de la brûlure.

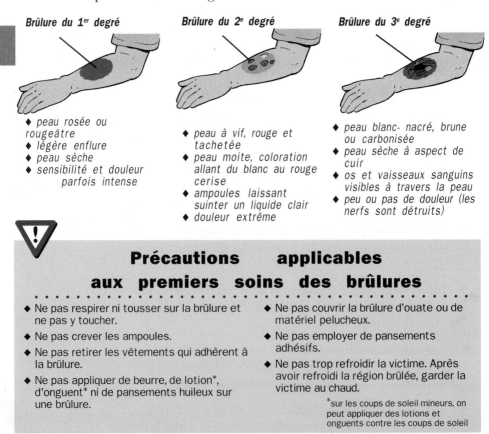

Brûlure du 1er degré

- peau rosée ou rougeâtre
- légère enflure
- peau sèche
- sensibilité et douleur parfois intense

Brûlure du 2e degré

- peau à vif, rouge et tachetée
- peau moite, coloration allant du blanc au rouge cerise
- ampoules laissant suinter un liquide clair
- douleur extrême

Brûlure du 3e degré

- peau blanc- nacré, brune ou carbonisée
- peau sèche à aspect de cuir
- os et vaisseaux sanguins visibles à travers la peau
- peu ou pas de douleur (les nerfs sont détruits)

Précautions applicables aux premiers soins des brûlures

- Ne pas respirer ni tousser sur la brûlure et ne pas y toucher.
- Ne pas crever les ampoules.
- Ne pas retirer les vêtements qui adhèrent à la brûlure.
- Ne pas appliquer de beurre, de lotion*, d'onguent* ni de pansements huileux sur une brûlure.

- Ne pas couvrir la brûlure d'ouate ou de matériel pelucheux.
- Ne pas employer de pansements adhésifs.
- Ne pas trop refroidir la victime. Après avoir refroidi la région brûlée, garder la victime au chaud.

*sur les coups de soleil mineurs, on peut appliquer des lotions et onguents contre les coups de soleil

Les premiers soins des brûlures thermiques

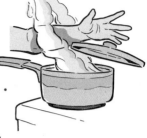

1 Appliquer les principes de la PCSU ; effectuer un examen des lieux (voir la page 2-3). Pratiquer un examen primaire (voir la page 2-5).

. . . .

2 Refroidir immédiatement la région brûlée en l'immergeant dans de l'eau fraîche. Si cela est impossible, verser de l'eau fraîche sur la brûlure ou la couvrir avec un linge mouillé propre.

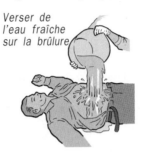

Immerger la région brûlée dans de l'eau fraîche

Verser de l'eau fraîche sur la brûlure

Couvrir la région brûlée avec un linge imbibé d'eau fraîche

Refroidir la brûlure tant que la douleur n'a pas diminué. La baisse de température réduit les lésions des tissus, l'enflure et la formation d'ampoules et soulage la douleur.

. . . .

3 Desserrer ou retirer le plus tôt possible les bijoux ou vêtements serrés qui se trouvent sur la région brûlée avant que l'enflure n'apparaisse. Ne rien enlever qui adhère à la peau.

. . . .

4 Lorsque la douleur est moins intense, couvrir la brûlure sans trop serrer avec un pansement propre et non pelucheux. Se servir d'un drap si la brûlure est étendue. Fixer le pansement avec du ruban adhésif, sans en appliquer sur la brûlure.

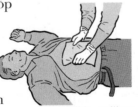

Si possible, utiliser un pansement

. . . .

5 Donner les soins continus, obtenir des secours médicaux, donner les premiers soins de l'état de choc et surveiller la victime.

Les pansements pour brûlures

Un bon pansement pour brûlures est stérile, non pelucheux et n'adhère pas à la peau lorsqu'on l'enlève. Si on ne dispose pas d'un tel pansement, employer un linge propre et non pelucheux comme un drap.

Il existe un type de pansement pour brûlures à base d'eau gélifiée. Ce pansement stérile est enduit d'une substance gélifiée contenant surtout de l'eau. Il est efficace pour refroidir la brûlure, la garder propre et soulager la douleur. Suivre le mode d'emploi figurant sur l'emballage.

9

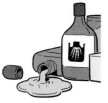

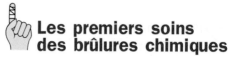

Les premiers soins des brûlures chimiques

Les produits chimiques corrosifs continuent de brûler tant qu'ils restent sur la peau. Plus on les enlève rapidement, moins la brûlure est grave.

1 Appliquer les principes de la PCSU ; effectuer un examen des lieux (voir la page 2-3). Pratiquer un examen primaire (voir la page 2-5).

2 Pour enlever le produit chimique, rincer abondamment la région atteinte avec de l'eau fraîche. Si le produit est une poudre, l'essuyer rapidement avec un linge avant de rincer.

Ne pas retarder le rinçage pour enlever les vêtements

Enlever les vêtements tout en rinçant la région atteinte

3 Poursuivre le rinçage pendant 15 à 20 minutes.

4 Après le rinçage, couvrir la brûlure sans trop serrer avec un pansement propre et non pelucheux, de préférence un pansement stérile. Si la brûlure est étendue, utiliser un drap. Fixer le pansement avec du ruban adhésif, sans en appliquer sur la brûlure.

5 Donner les soins continus, obtenir des secours médicaux, donner les premiers soins de l'état de choc et surveiller la victime. Si elle ressent une sensation de brûlure plus intense, rincer à nouveau la région atteinte pendant au moins 10 minutes.

⚠ Les neutralisants chimiques

· · · · · · · · · · · ·

Ne pas employer de neutralisants comme le vinaigre, le bicarbonate de soude ou l'alcool pour traiter une brûlure chimique, sauf sur les conseils d'un médecin.

Si vous utilisez des produits chimiques dans votre lieu de travail, assurez-vous de connaître les premiers soins appropriés, qui figurent sur la FTSS* du produit.

Fiche technique santé-sécurité–voir la page 15-7.

Les premiers soins d'une brûlure chimique de l'œil

Les produits chimiques corrosifs sous forme solide ou liquide peuvent causer des lésions permanentes aux yeux. Habituellement, la victime éprouve une douleur intense et ses yeux sont très sensibles à la lumière. Lui donner les premiers soins décrits ci-dessous.

1   Appliquer les principes de la PCSU; effectuer un examen des lieux (voir la page 2-3). Si possible, enfiler des gants ou se laver les mains.

2   Faire asseoir ou faire étendre la victime. Lui renverser la tête vers l'arrière, la tournant légèrement du côté blessé. Si un seul œil est atteint, protéger l'autre œil.

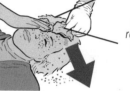

protéger l'œil non blessé

enlever le reste de le poudre du visage avec un linge

3   S'il s'agit d'un produit chimique en poudre, essuyer la poudre qui reste sur la peau.

4   Rincer l'œil atteint avec de l'eau fraîche. Comme la douleur peut empêcher la victime d'ouvrir les yeux, écarter délicatement les paupières avec les doigts. Rincer l'œil pendant au moins 15 minutes.

Là où il existe un risque de brûlure chimique de l'œil, on devrait avoir sous la main du matériel d'irrigation oculaire bouteille de rinçage vendue dans le commerce

rincer délicatement l'œil à l'eau courante fraîche

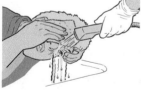
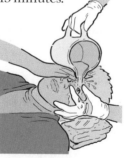

5   Couvrir l'œil atteint avec un pansement. Si les deux yeux sont atteints, couvrir celui qui est le plus gravement atteint. Ne bander les deux yeux que si la victime est d'accord. Le fait de bander les deux yeux accroît le stress. Si on doit le faire, rassurer la victime en lui expliquant ce que l'on fait et pourquoi on le fait.

6   Obtenir immédiatement des secours médicaux et donner les soins continus.

9

⚠ Si la victime porte des verres de contact

Ne pas perdre de temps à essayer de les enlever. Rincer les yeux pendant 15 minutes. Il est possible que le rinçage déloge les verres. S'ils sont toujours en place, ne pas essayer de les enlever. Il faut jeter les verres de contact qui ont été exposés à un produit chimique (par conséquent, il importe peu qu'ils soient délogés par le rinçage).

Les premiers soins des brûlures électriques

Une brûlure électrique peut être plus grave qu'il n'y paraît. Le passage d'un courant électrique dans l'organisme peut provoquer un arrêt de la respiration ou un arrêt cardiaque. Sous l'effet du choc, la victime peut aussi être projetée violemment au sol ou contre des objets et subir des blessures à la tête ou à la colonne vertébrale de même que des fractures ou des luxations. Le secouriste est lui aussi exposé aux blessures causées par l'électricité.

Couper le courant à la source avant de s'approcher de la victime

1 Appliquer les principes de la PCSU ; effectuer un examen des lieux (voir la page 2-3). S'assurer que le courant électrique ne présente plus de danger. En cas de doute, ne pas courir de risque ; appeler les services d'électricité ou les autorités responsables pour qu'ils rendent les lieux sûrs. Ne couper le courant qu'à la source et ne jamais essayer de couper ni de déplacer des fils sous tension. S'il s'agit de fils à haute tension, la seule chose à faire est de ne laisser personne s'approcher des lieux de l'accident jusqu'à ce que le courant soit coupé.

Examiner soigneusement les lieux et se demander si le choc a pu projeter la victime au sol ou contre un objet. En pareil cas, il faut soupçonner une blessure à la tête ou à la colonne vertébrale.

2 Procéder à un examen primaire (voir la page 2-5) et donner les premiers soins vitaux.

Les deux types de brûlures électriques

La brûlure électrique peut être une **brûlure par l'éclair** ou une **brûlure par contact**. Bien qu'il soit difficile de les distinguer sur les lieux d'une urgence, connaître ces deux types de brûlures permet de mieux comprendre les brûlures électriques.

La **brûlure par l'éclair** survient lorsque le courant saute de la source d'électricité vers la victime. L'arc électrique produit une chaleur intense de très courte durée qui provoque une brûlure du troisième degré souvent très profonde; dans certains cas, la brûlure complète des tissus laisse un trou. Dans ce type de brûlure, il n'y a pas habituellement de lésions internes graves parce que l'électricité n'est pas transmise à travers le corps.

Dans la **brûlure par contact**, l'électricité est transmise à travers le corps. Celui-ci la conduit d'un endroit à un autre sur un parcours donné. Le corps peut être brûlé au point d'entrée et au point de sortie de l'électricité. Il peut également y avoir des lésions internes graves des tissus sur le parcours de l'électricité.

brûlure d'entrée

brûlure de sortie

3   Effectuer un examen secondaire pour localiser les brûlures, les fractures, les luxations, etc. Rechercher les brûlures d'entrée et de sortie.

4   Pour traiter les brûlures d'entrée et de sortie, les couvrir avec des pansements secs et propres. Les fixer avec du ruban adhésif, sans toutefois en appliquer sur la peau brûlée.

5   Au besoin, donner les premiers soins pour les fractures et les luxations (voir le Chapitre 7).

6   Donner les soins continus, obtenir des secours médicaux, donner les premiers soins de l'état de choc et surveiller la victime.

La prise en charge d'une situation d'urgence en cas de bris de lignes électriques

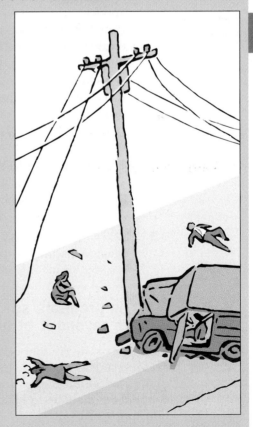

◆ Inspecter immédiatement les lieux. S'il est possible qu'un fil soit coupé ou qu'un poteau soit ébranlé, ne pas aller plus loin. Ne pas quitter son véhicule avant d'avoir examiné les environs pour voir si des fils électriques sont tombés au sol.

◆ Rester à l'intérieur du véhicule si celui-ci est en contact avec des fils électriques.
Attendre l'arrivée des responsables et suivre leurs directives.

◆ Si on constate ou si on soupçonne que des fils électriques sont tombés, s'assurer que personne ne s'approche des lieux. Notifier ensuite les services d'électricité.

◆ L'énergie transportée par les fils électriques à haute tension peut être transmise dans le sol avoisinant. Si on ressent des picotements dans la plante des pieds, c'est qu'on s'est trop avancé–il faut alors reculer.

◆ Toujours présumer qu'un fil électrique tombé au sol est sous tension, sauf indication contraire des services d'électricité. Un fil à haute tension peut se déplacer de façon désordonnée et être attiré par un objet lui assurant une meilleure mise à la terre. Se tenir loin de ces fils électriques.

◆ Se rappeler que les véhicules, les glissières de sécurité, les clôtures métalliques, etc. conduisent l'électricité.

9

Les premiers soins des brûlures par rayonnement

Ce type de brûlure est dû à l'effet de l'énergie rayonnante. Le soleil cause des brûlures par rayonnement, p. ex. l'ophtalmie des neiges et le coup de soleil. Les lampes solaires utilisées dans les salons de bronzage peuvent également brûler la peau et les yeux. Les rayons-X et l'éclair du soudage à l'arc sont deux autres causes de brûlures par rayonnement.

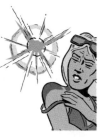

Les premiers soins du coup de soleil

Les manifestations du coup de soleil sont variables; elles peuvent aller d'un léger inconfort à une brûlure grave et étendue accompagnée d'un coup de chaleur. Traiter le coup de soleil mineur de la manière suivante :

1 Appliquer les principes de la PCSU; procéder à un examen des lieux (voir la page 2-3) et effectuer un examen primaire (voir la page 2-5). Mettre la victime à l'abri du soleil. Éponger délicatement la région brûlée avec de l'eau fraîche ou la couvrir avec une serviette mouillée pour soulager la douleur. Répéter cette étape au besoin pour soulager la douleur.

2 Assécher la peau et appliquer une lotion ou un onguent médicamenteux contre les coups de soleil (attention: ces produits peuvent provoquer une réaction allergique chez certaines personnes). Les appliquer conformément au mode d'emploi figurant sur l'emballage.

3 Protéger du soleil les régions brûlées.

4 Ne pas crever les ampoules; cela pourrait provoquer une infection. Si des ampoules se forment sur une grande partie du corps, obtenir des secours médicaux.

5 Si la victime vomit ou fait de la fièvre, lui donner les premiers soins du coup de chaleur (voir la page 10-13) et obtenir des secours médicaux.

Les premiers soins des brûlures causées par les rayons-X et le rayonnement nucléaire

Il n'existe pas de premiers soins particuliers pour les brûlures causées par les rayons-X et les matières radioactives. En pareil cas, donner les premiers soins des brûlures thermiques. Si le milieu contient des matières radioactives, prendre les mesures de protection appropriées.

Les premiers soins des brûlures de l'œil par lumière intense

La lumière solaire directe ou réfléchie et l'éclair de la soudure à l'arc peuvent causer des brûlures de l'œil, p. ex., l'ophtalmie des neiges. Comme dans le coup de soleil, la victime peut ne rien ressentir sur le moment, mais montrer des symptômes plusieurs heures après l'exposition. Les signes et symptômes de ces brûlures sont les suivants :

◆ sensibilité à la lumière

◆ douleur

◆ sensation de corps étranger dans l'œil

Donner les premiers soins décrits ci-dessous :

1 Appliquer les principes de la PCSU; effectuer un examen des lieux (voir la page 2-3) et un examen primaire. Se laver les mains ou enfiler des gants si possible.

2 Bander les yeux pour les refroidir et les protéger de la lumière.

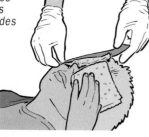

Appliquer des pansements épais, humides et frais

Retenir les pansements avec du ruban adhésif ou une bande étroite

La victime éprouvant une perte de vision temporaire, il faut la rassurer fréquemment et lui expliquer ce que l'on fait. Si elle ne souhaite pas avoir les deux yeux bandés, même après avoir reçu des explications, ne lui couvrir qu'un seul œil.

3 Obtenir des secours médicaux et donner les soins continus.

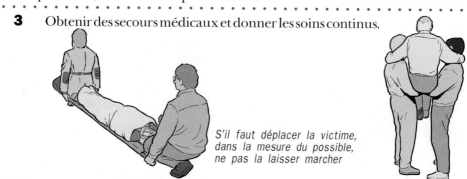

S'il faut déplacer la victime, dans la mesure du possible, ne pas la laisser marcher

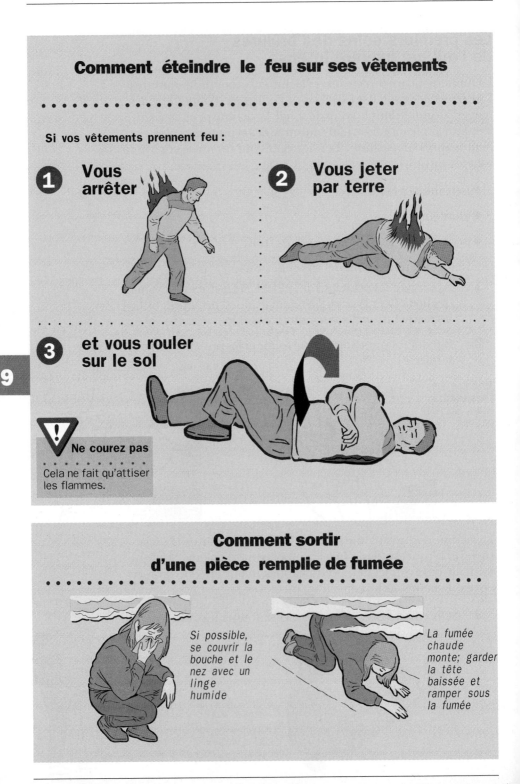

Comment éteindre le feu sur ses vêtements

Si vos vêtements prennent feu :

1 **Vous arrêter**

2 **Vous jeter par terre**

3 **et vous rouler sur le sol**

⚠ Ne courez pas
Cela ne fait qu'attiser les flammes.

Comment sortir d'une pièce remplie de fumée

Si possible, se couvrir la bouche et le nez avec un linge humide

La fumée chaude monte; garder la tête baissée et ramper sous la fumée

ACCENT SUR LA SÉCURITÉ

La prévention des brûlures

Les brûlures thermiques

◆ régler le thermostat du chauffe-eau à une température ne dépassant pas 54 °C (130 °F)

◆ pour préparer le bain d'un enfant, d'abord faire couler de l'eau froide, puis ajouter de l'eau chaude jusqu'à l'obtention de la température désirée; ensuite, faire couler de l'eau froide pour refroidir les robinets

◆ garder les liquides chauds (café, thé, etc.) hors de portée des enfants

◆ enseigner aux enfants les dangers de la chaleur dégagée par la cuisinière, le four, le foyer, les chandelles et les allumettes

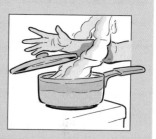

◆ s'assurer que les vêtements portés sont ininflammables (surtout ceux des jeunes enfants et des personnes âgées). Les travailleurs exposés à des situations dangereuses devraient porter des vêtements ininflammables

◆ éloigner les enfants et les personnes âgées de la cuisinière et de la flamme nue, surtout s'ils portent des vêtements amples, une chemise de nuit, etc.

◆ surveiller l'utilisation de la cuisinière, du feu et des articles pour fumeurs; garder les allumettes, les briquets et autres articles pour fumeurs hors de portée des enfants

Les brûlures chimiques

◆ porter des lunettes ou un écran de protection lorsqu'on utilise des produits chimiques

◆ ranger les produits chimiques dans des armoires fermées à clé pour protéger les enfants

◆ placer les produits chimiques au bas de l'armoire de manière à réduire le risque de les renverser en les sortant de l'armoire

Les brûlures électriques

◆ empêcher les enfants de mordre les fils électriques, ces derniers peuvent causer de graves brûlures à la bouche

◆ garder les fils électriques hors de portée des enfants pour les empêcher de tirer sur le fer à repasser, la bouilloire, etc.

◆ toujours couper le courant avant de démonter ou de réparer des appareils ou des outils électriques

Les brûlures par rayonnement

◆ protéger toute la famille contre les coups de soleil par des vêtements et un écran solaire

◆ porter des lunettes qui bloquent les rayons solaires nuisibles

◆ prendre garde aux médicaments qui rendent la peau plus sensible au soleil; s'informer auprès du pharmacien

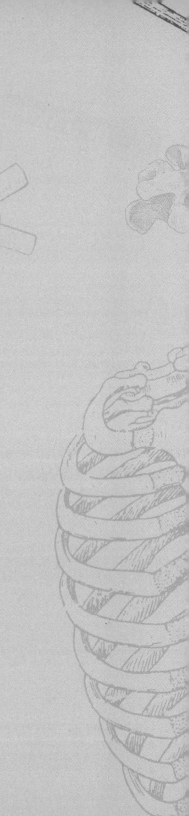
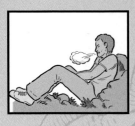
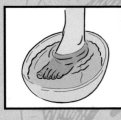
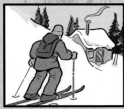
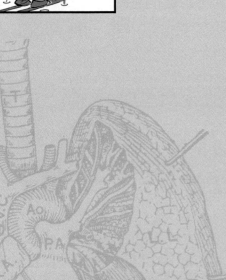

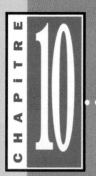

CHAPITRE 10

BLESSURES ET MALADIES DUES AU FROID OU À LA CHALEUR

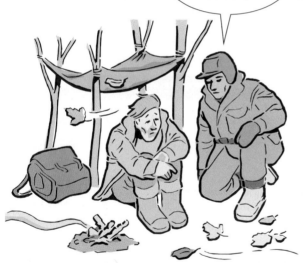

L'hypothermie

Normalement, la température centrale du corps est de $37\,^{\circ}C$ (98,6 $^{\circ}F$). Si cette température s'abaisse de plus de deux degrés, les tissus ne peuvent plus fonctionner correctement. Ce refroidissement généralisé et graduel se nomme **hypothermie**. Également décrite comme une **exposition au froid**, l'hypothermie tue chaque année de nombreux Canadiens. Toutefois, si on la reconnaît assez tôt, on peut prendre des mesures pour la corriger.

Les mécanismes de perte de chaleur

La température centrale chute lorsque le corps perd plus de chaleur qu'il n'en produit. Le corps peut perdre de la chaleur de cinq façons, comme le montre le tableau ci-bas. Si la victime se trouve à l'extérieur, la perte de chaleur par conduction et convection (peau mouillée et vent) est souvent la principale cause de l'hypothermie. Pour empêcher le corps de perdre sa chaleur, il faut examiner tous les mécanismes de perte de chaleur.

rayonnement   respiration
conduction   évaporation   convection

Exemples de pertes de chaleur et moyens de les prévenir

Perte de chaleur	Explication	Exemple	Moyen de prévention
1. Rayonnement	La chaleur irradie du corps vers l'air ambiant.	Une grande quantité de chaleur irradie de la tête.	Porter un chapeau chaud.
2. Respiration	L'inhalation d'air froid, qui est réchauffé par le corps puis expiré, fait perdre de la chaleur.	La vapeur que vous voyez en expirant dehors en hiver est formée par de l'air réchauffé par le corps et perdu par transpiration.	Porter un parka avec un capuchon -tempête ou une cagoule de skieur. L'air inspiré sera plus chaud que l'air ambiant.
3. Évaporation	La chaleur corporelle fait évaporer le liquide présent sur la peau.	La transpiration sert à rafraîchir le corps par temps chaud.	Garder la peau aussi sèche que possible.
4. Conduction	La chaleur du corps est transmise directement à l'objet froid avec lequel il est en contact.	Si on s'assoit sur le sol froid ou si on porte des vêtements mouillés, la chaleur se déplace du corps vers le sol ou les vêtements.	Ne pas se mouiller. Porter des sous-vêtements qui absorbent l'humidité et l'éloignent de la peau (polypropylène).
5. Convection (facteur de refroidissement)	La fine couche d'air chaud qui enveloppe le corps est remplacée par de l'air plus froid qui doit être réchauffé par le corps.	En pénétrant par les ouvertures des vêtements, le vent chasse la couche d'air chaud qui entoure le corps.	Porter des vêtements résistants au vent qui sont bien fermés au col et aux poignets.

L'adaptation du corps à la perte de chaleur

Le corps dispose d'un certain nombre de moyens pour réduire la perte de chaleur et maintenir sa température centrale. Une de ses premières réactions à la perte de chaleur est le grelottement, qui est une activité musculaire génératrice de chaleur. En grelottant, le corps tente de se réchauffer. S'il continue à se refroidir, les vaisseaux sanguins des bras, des jambes et de la surface de la peau se rétrécissent, ce qui garde le sang dans le centre du corps, là où la température est la plus élevée. C'est ainsi que le corps utilise ses tissus superficiels pour s'isoler du froid.

Si la perte de chaleur se poursuit, il y a ralentissement des fonctions comme la pensée, l'activité musculaire et la sensibilité. Le grelottement diminue pour ensuite s'arrêter. Les muscles raidissent et les mouvements deviennent saccadés. La pensée est confuse, l'élocution est difficile et les sens sont émoussés. Le rythme cardiaque et la respiration ralentissent et la victime finit par perdre conscience. À ce moment, la situation est très grave. Le rythme cardiaque est irrégulier et faible et le cœur cesse finalement de battre.

Lorsque le cœur ne bat plus, on considère que la personne est morte. Cependant, le manque d'oxygène n'est pas aussi dommageable pour les tissus lorsque ceux-ci sont froids. C'est pourquoi il est souvent possible de réanimer une victime d'hypothermie qui ne montre aucun signe de vie. Cela signifie que tant qu'il n'y a pas de danger pour vous-même ou pour les autres, vous devriez vous efforcer de transporter la victime d'hypothermie vers des secours médicaux.

Toute victime d'hypothermie devrait être réchauffée même si elle semble morte.

1 0

Qui peut être atteint d'hypothermie?

Même si tout le monde peut être atteint d'hypothermie, les groupes suivants y sont plus particulièrement exposés :

- ◆ les personnes âgées, parce que leur circulation et leur capacité de sentir le froid sont moins bonnes et qu'elles prennent parfois des médicaments qui favorisent la perte de chaleur

- ◆ les bébés récupèrent plus difficilement d'une hypothermie légère ou modérée parce qu'ils perdent leur chaleur plus rapidement et ne la régulent pas aussi efficacement que les adultes

- ◆ les personnes qui sont déjà affaiblies par une maladie, des blessures, le manque de nourriture, la fatigue ou la consommation de drogues ou d'alcool

- ◆ les adolescents, parce que souvent, ils ne se vêtent pas suffisamment pour se protéger du froid

Les signes de l'hypothermie

L'hypothermie peut être légère, modérée ou grave. On trouvera dans le tableau ci-bas les signes caractéristiques de chaque stade de l'hypothermie; toutefois, il peut être difficile de déterminer le moment exact auquel la victime passe d'un stade à l'autre. La température corporelle n'est pas indiquée parce que le secouriste n'est pas équipé pour prendre la température centrale.

Les signes de l'hypothermie			
Signe	**Légère**	**Modérée**	**Grave**
pouls	normal	lent et faible	faible, irrégulier ou absent
respiration	normale	lente et superficielle	lente ou absente
apparence	grelottement, difficulté à parler	grelottement violent pouvant cesser, maladresse, trébuchement, dilatation des pupilles, bleuissement de la peau	cessation du grelottement
état mental	sujet conscient, attitude renfermée ou insouciance	confusion, somnolence, irrationalité	inconscience

Reconnaître l'hypothermie

Ici, l'objectif des premiers soins est de déterminer au plus tôt l'état de la victime et d'empêcher l'hypothermie de s'aggraver. L'hypothermie vient plus facilement à l'esprit à la fin d'un jour d'hiver particulièrement froid que lorsque la température est au-dessus du point de congélation. Penser à la possibilité d'hypothermie si la température est inférieure à 20 °C, s'il vente ou s'il pleut ou si la victime appartient à un des groupes à risque.

L'hypothermie est parfois confondue avec d'autres troubles, par exemple avec l'ivresse, l'accident cérébro-vasculaire ou l'abus de drogues. Cela arrive souvent dans les villes, où il nous semble facile de se garder au chaud. Ainsi, la maison d'une personne âgée peut vous sembler chaude parce que vous êtes bien habillé, mais si la température ambiante est de 15 ° et la personne n'est pas assez habillée, elle pourrait être en hypothermie.

Pensez aussi à vous; dès que vous commencez à grelotter, dites-vous que vous devez prévenir une plus grande perte de chaleur. Si vous ne faites rien, l'hypothermie affectera votre état mental et vous n'aurez plus la lucidité nécessaire pour prendre les bonnes décisions.

Les premiers soins de l'hypothermie

Les premiers soins de l'hypothermie visent à prévenir une plus grande perte de chaleur et à obtenir des secours médicaux.

1 Appliquer les principes de la PCSU ; effectuer un examen des lieux (voir la page 2-3). Si la température est inférieure à 15 °C, soupçonner que l'hypothermie est le trouble principal dont souffre la victime, ou qu'elle est une complication d'une autre blessure. Effectuer un examen primaire (voir la page 2-5).

2 Prendre les moyens nécessaires pour prévenir une plus grande perte de chaleur :

- couvrir la peau nue avec un vêtement ou tout autre article approprié; s'assurer que la tête est bien isolée

- ajuster les vêtements de la victime de façon à la protéger contre le vent ou les courants d'air. L'envelopper dans quelque chose qui ne laisse pas passer le vent ; une "couverture spatiale" réfléchissante ou un sac de couchage fera l'affaire

- dans la mesure du possible, retirer la victime de la source de froid. Si on ne peut l'amener à l'intérieur, la protéger contre le vent

- desserrer ou enlever les vêtements trop ajustés

- les vêtements mouillés entraînent une grande perte de chaleur. Si on se trouve dans un abri et si on dispose de vêtements de rechange secs, enlever les vêtements mouillés et les remplacer par des vêtements secs. Si on ne dispose pas de vêtements secs, tordre les vêtements mouillés pour en faire sortir le plus d'eau possible et envelopper la victime dans quelque chose qui ne laisse pas passer le vent

- éviter tout contact entre la victime et les objets froids ; la faire asseoir sur un veston roulé ou la faire étendre sur une couverture

3 Obtenir des secours médicaux. Si on doit transporter la victime vers des secours médicaux, l'installer dans la position latérale de sécurité.

4 Donner les soins continus, en surveillant les points ABC. Si la respiration est inefficace, pratiquer la respiration assistée si vous avez reçu une formation appropriée, (voir la page 4-33). Si la personne arrête de respirer amorcez la RCR , mais ne pas retarder le transport de la victime vers les secours médicaux.

Précautions applicables aux premiers soins de l'hypothermie

- Manipuler la victime très délicatement et, si possible, la garder à l'horizontale. Le froid agit sur les influx électriques qui font battre le cœur. Par conséquent, le cœur d'une victime en hypothermie est très fragile et toute manipulation brusque peut provoquer un arrêt cardiaque.

- Si on soupçonne de l'hypothermie, vérifier le pouls carotidien; **continuer à palper le pouls pendant 30-45 secondes** car le battement cardiaque peut être très lent ou très faible–il faut donc prendre plus de temps pour le repérer.

- Ne pas donner d'alcool, de café ni de boissons à base de caféine à la victime et ne pas la laisser fumer–cela pourrait augmenter la perte de chaleur.

- Ne pas frictionner le corps pour améliorer la circulation–le sang froid mis en circulation le refroidirait encore plus.

10

L'hypothermie par immersion

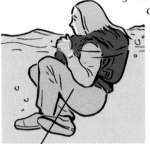

L'hypothermie par immersion est une hypothermie causée par un séjour dans l'eau froide. À température égale, la perte de chaleur est de 25 à 30 fois plus rapide dans l'eau que dans l'air. L'hypothermie par immersion peut survenir très rapidement, souvent quelques minutes après que la personne soit tombée dans l'eau froide. Soupçonner une hypothermie chaque fois que quelqu'un tombe à l'eau, même en été. L'hypothermie par immersion peut aussi survenir chez les personnes qui pratiquent la natation ou la plongée sous-marine dans un lac. En pareil cas, elle apparaît très lentement et il se peut qu'elle ne soit pas détectée immédiatement.

Si possible, adopter la position fœtale, ou position HELP (heat escape lessening position) (position la perte de chaleur aidant à reduire)

Si la victime se trouve dans l'eau, procéder comme suit :

◆ lui dire de ne pas retirer ses vêtements ; ils aident à conserver la chaleur

◆ lui dire de bouger le moins possible ; le mouvement entraîne une perte de chaleur (par convection)

L'état de congélation

Lorsque la température descend sous zéro, vous pouvez découvrir une personne dont le corps est complètement gelé : c'est l'état de congélation. Soupçonnez l'état de congélation dans les cas suivants :

◆ la victime est trouvée dans un endroit froid et elle ne réagit pas

◆ les articulations de la mâchoire et du cou semblent rigides lorsqu'on tente d'ouvrir les voies respiratoires

◆ la peau et les tissus plus profonds sont froids et ne peuvent être comprimés

◆ le corps bouge en un seul bloc

Si le corps est congelé, ne pas donner les premiers soins en fonction des points ABC. Transporter la victime vers des secours médicaux si cela ne constitue pas un risque pour les sauveteurs. Sinon, se mettre en sécurité, notifier les policiers et leur indiquer où se trouve le corps.

Scénarios portant sur l'hypothermie

Trois scénarios portant sur l'hypothermie sont présentés ci-après : l'hypothermie légère, l'hypothermie modérée et l'hypothermie grave. Dans le cas d'une urgence hypothermique, la nature des premiers soins varie selon la situation et divers facteurs : l'état de la victime et du secouriste, le matériel dont dispose celui-ci, la distance à parcourir pour obtenir des secours médicaux, etc.

Scénario 1 : L'hypothermie légère

Une **reconnaissance rapide** de l'hypothermie permet d'en éviter l'aggravation.

Je vais aller me mettre à l'abri du vent dans le chalet et faire sécher mon chandail. Je vais aussi prendre un petit goûter.

Reconnaissance

Holà, je grelotte — je ferais mieux de m'habiller chaudement avant que ça aille mal.

Mesures

- mettre un chapeau afin de prévenir la perte de chaleur radiante
- mettre des vêtements résistants au vent afin de prévenir la perte de chaleur par convection
- mettre un foulard ou une cagoule de skieur afin de réduire la perte de chaleur par respiration
- se mettre au chaud le plus rapidement possible
- l'activité musculaire engendrée par la pratique du ski produira de la chaleur qui contribuera au réchauffement du corps, et ce, tant que celui-ci n'aura pas épuisé ses réserves d'eau et d'énergie alimentaire
- s'assurer que le corps est complètement réchauffé avant de poursuivre l'activité

10

Le réchauffement d'une victime d'hypothermie

Méthodes de réchauffement

Il existe deux méthodes de réchauffement : le réchauffement actif et le réchauffement passif.

Dans le **réchauffement passif**, on prévient les pertes additionnelles de chaleur et on laisse le corps se réchauffer de lui-même ; cette méthode est habituellement efficace dans l'hypothermie légère et modérée. Dans le **réchauffement actif**, on fournit de la chaleur au corps pour le réchauffer. Cette méthode peut entraîner des complications potentiellement fatales et elle ne devrait être entreprise qu'à l'hôpital ; c'est la méthode indiquée dans les cas d'hypothermie grave. C'est pourquoi les premiers soins de l'hypothermie grave consistent à prévenir la perte de chaleur et à transporter la victime vers un centre médical.

Réchauffement actif assuré par le secouriste

Dans le cas d'hypothermie légère, on peut donner des boissons chaudes et sucrées à la victime pleinement consciente. En général, le fait de boire des boissons chaudes et sucrées ne réchauffe pas beaucoup la victime mais contribue à son bien-être. On ne doit pas faire boire de liquides à une victime d'hypothermie modérée. Les muscles qui assurent la déglutition peuvent ne pas bien fonctionner et l'ingestion de liquides pourrait provoquer l'étouffement. Vous devez réchauffer activement une victime seulement si vous êtes loin des secours médicaux. Pour ce faire, installez-la près d'une source de chaleur et placez des contenants d'eau tiède (et non chaude) en contact avec sa peau (cou, aisselles et aine).

Les meilleurs premiers soins consistent à prévenir une plus grande perte de chaleur et à obtenir des secours médicaux.

Scénario 2 : L'hypothermie modérée

Repérer les mécanismes de perte de chaleur et prendre les mesures pour prévenir une plus grande perte de chaleur. Dans la mesure du possible, transporter la victime vers un abri chaud.

Reconnaissance

Mesures

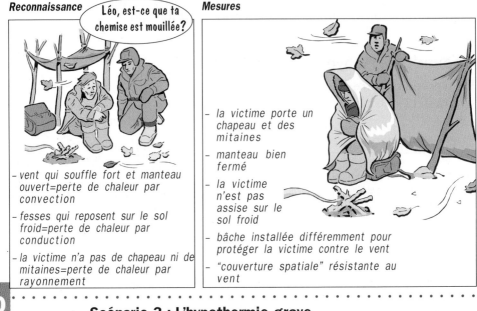

- vent qui souffle fort et manteau ouvert=perte de chaleur par convection
- fesses qui reposent sur le sol froid=perte de chaleur par conduction
- la victime n'a pas de chapeau ni de mitaines=perte de chaleur par rayonnement

- la victime porte un chapeau et des mitaines
- manteau bien fermé
- la victime n'est pas assise sur le sol froid
- bâche installée différemment pour protéger la victime contre le vent
- "couverture spatiale" résistante au vent

10

Scénario 3 : L'hypothermie grave

Il est important de prévenir une plus grande perte de chaleur, mais on doit donner la priorité à l'obtention de secours médicaux.

Reconnaissance

Mesures

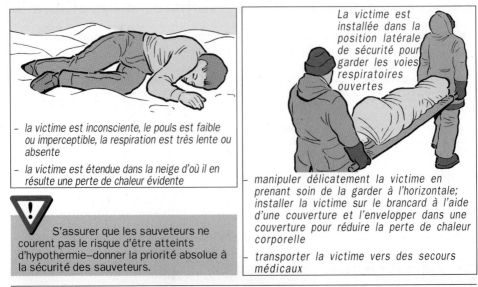

La victime est installée dans la position latérale de sécurité pour garder les voies respiratoires ouvertes

- la victime est inconsciente, le pouls est faible ou imperceptible, la respiration est très lente ou absente
- la victime est étendue dans la neige d'où il en résulte une perte de chaleur évidente

⚠️ S'assurer que les sauveteurs ne courent pas le risque d'être atteints d'hypothermie–donner la priorité absolue à la sécurité des sauveteurs.

- manipuler délicatement la victime en prenant soin de la garder à l'horizontale; installer la victime sur le brancard à l'aide d'une couverture et l'envelopper dans une couverture pour réduire la perte de chaleur corporelle
- transporter la victime vers des secours médicaux

Les gelures

La gelure est la congélation des tissus exposés à une température inférieure à zéro. C'est un trouble progressif qui peut se manifester en deux stades : la gelure superficielle et la gelure profonde.

Les signes et symptômes des deux stades de la gelure		
Stade	**Description**	**Les signes et symptômes**
gelure superficielle	La peau est gelée dans toute son épaisseur, mais les tissus sous-jacents ne le sont pas.	◆ peau blanche et cireuse ◆ au toucher, la peau est ferme, mais les tissus sous-jacents sont souples ◆ douleur possible au début, suivie d'un engourdissement
gelure profonde	La peau et les tissus sous-jacents sont gelés, parfois jusqu'à l'os. La blessure est grave et touche souvent la main ou le pied en entier.	◆ peau blanche et cireuse qui devient bleu gris à mesure que la gelure progresse ◆ peau froide et dure ◆ insensibilité de la partie atteinte

 ## Les premiers soins de la gelure superficielle

10

1   Appliquer les principes de la PCSU; effectuer un examen des lieux (voir la page 2-3). Réchauffer graduellement la partie gelée avec sa propre chaleur corporelle.

     ◆ entourer les parties gelées avec des mains chaudes

     ◆ réchauffer les doigts gelés en soufflant dessus ou en les plaçant contre une région chaude comme l'aisselle, l'abdomen ou l'aine

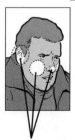

la peau gelée est blanche et cireuse

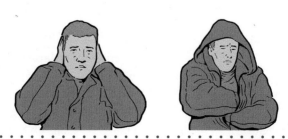

2   Prendre les moyens nécessaires pour empêcher la partie atteinte de geler à nouveau. Cesser l'activité pratiquée ou s'habiller plus chaudement.

Les premiers soins de la gelure profonde

Dans la gelure profonde, l'étendue des lésions permanentes dépend de la durée de la gelure, de l'utilisation faite de la partie gelée et de la manière dont elle a été dégelée. La victime d'une gelure profonde doit recevoir des soins médicaux le plus tôt possible.

1 Appliquer les principes de la PCSU; effectuer un examen des lieux (voir la page 2-3). Empêcher toute autre perte de chaleur de la partie gelée et du reste du corps.

2 Manipuler très délicatement la partie gelée pour ne pas aggraver les lésions des tissus. Ne pas frictionner les bras ni les jambes et garder la victime aussi immobile que possible.

3 Obtenir des secours médicaux. Si possible, ne pas laisser marcher la victime si la gelure touche les pieds ou les jambes; utiliser une des méthodes de transport ou un brancard (voir le Chapitre 14).

Si on ne peut obtenir de secours médicaux, si on se trouve dans un endroit chaud et sûr et s'il n'y a pas de danger que la partie touchée gèle à nouveau, la dégeler de la manière décrite ci-dessous.

si

Si la victime doit marcher, ne pas faire dégeler la partie gelée; la douleur et les lésions seront moindres si elle reste gelée. S'assurer que le reste du corps est bien protégé du froid et que la victime dispose de suffisamment de nourriture et d'eau pendant toute la durée du transport.

10

4 Installer la victime au chaud de la façon la plus confortable possible. Retirer délicatement les vêtements qui recouvrent la partie gelée. Trouver un récipient suffisamment grand pour contenir toute la partie gelée. Le remplir d'eau tiède et vérifier la température de l'eau avec le coude (environ 40 ^{0}C). S'assurer d'avoir d'autre eau à cette température.

! **Précautions applicables aux premiers soins de la gelure**

◆ **Ne pas** frictionner la peau; les minuscules cristaux de glace présents dans les tissus peuvent aggraver les lésions.

◆ **Ne pas** frotter la peau avec de la neige; cela peut faire geler encore plus la partie atteinte et aggraver les lésions.

◆ **Ne pas** appliquer de chaleur directe, car le réchauffement pourrait être trop rapide.

5 Retirer les bijoux de la partie gelée et l'immerger dans l'eau tiède. Ajouter régulièrement de l'eau tiède pour maintenir la température constante. Garder la partie gelée immergée jusqu'à ce qu'elle devienne rose ou qu'il n'y ait plus aucune amélioration—cela peut prendre jusqu'à 40 minutes et causer de la douleur.

6 Assécher délicatement la partie gelée. Appliquer des pansements stériles sur les plaies et entre les doigts ou les orteils.

7 Élever la partie atteinte et la garder au chaud. Ne pas crever les ampoules.

8 Obtenir des secours médicaux. Donner les soins continus.

Les troubles causés par la chaleur

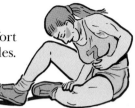

Une exposition prolongée à une chaleur extrême ou un effort intense dans un milieu chaud peut provoquer divers troubles.

Les crampes de chaleur

Les crampes de chaleur sont des crampes musculaires douloureuses touchant habituellement les jambes et l'abdomen; elles sont causées par une perte excessive d'eau et de sels par transpiration et surviennent habituellement après que la victime ait pratiqué une activité physique intense dans un milieu chaud. Ces crampes ne sont pas graves et elles peuvent être traitées. La victime se plaint de crampes et elle transpire abondamment.

Dans un milieu sec, la transpiration n'est pas apparente car elle s'évapore rapidement

Les premiers soins des crampes de chaleur

1 Appliquer les principes de la PCSU; effectuer un examen des lieux (voir la page 2-3). Mettre la victime au repos dans un endroit frais.

2 Si la victime est consciente, lui faire boire de l'eau à volonté.

3 Si les crampes persistent, obtenir des secours médicaux.

L'épuisement par la chaleur

L'épuisement par la chaleur est un trouble plus grave que les crampes de chaleur. La victime de l'épuisement par la chaleur perd des liquides par transpiration. Sa circulation sanguine est perturbée par le déplacement du sang des principaux organes vers les vaisseaux sanguins situés juste sous la peau.

Les signes et symptômes de l'épuisement par la chaleur

◆ transpiration excessive et dilatation des pupilles

◆ possibilité d'étourdissements, de vision trouble, de maux de tête ou de crampes

◆ signes de l'état de choc, y compris peau froide et moite, pouls faible et rapide, respiration superficielle, vomissements et perte de conscience

10

Les premiers soins de l'épuisement par la chaleur

Les premiers soins de l'épuisement par la chaleur sont une combinaison des premiers soins des crampes de chaleur et de ceux de l'état de choc.

1   Appliquer les principes de la PCSU; effectuer un examen des lieux (voir la page 2-3) et un examen primaire (voir la page 2-5). Envoyer chercher des secours médicaux.

Victime consciente en position de choc

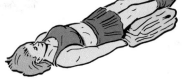

2   Si la victime est **consciente**:

♦ la mettre au repos dans un endroit frais, les pieds et les jambes légèrement élevés (position de choc)

♦ retirer les vêtements superflus et desserrer ceux qui sont ajustés au cou et à la taille

♦ lui faire boire de l'eau à volonté. Si elle vomit, ne rien lui donner par la bouche et obtenir immédiatement des secours médicaux

Victime inconsciente en position latérale de sécurité

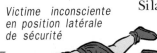

Si la victime est **inconsciente**:

♦ la placer dans la position latérale de sécurité

♦ obtenir immédiatement des secours médicaux

♦ surveiller la respiration et le pouls et donner les premiers soins vitaux

3   Donner les soins continus jusqu'à la prise en charge par les secours médicaux

Le coup de chaleur (insolation)

Le coup de chaleur est une élévation excessive de la température corporelle qui peut mettre la vie en danger. Il est causé par une exposition prolongée à un milieu chaud, humide et parfois mal ventilé. Dans le **coup de chaleur classique**, il y a défaillance du mécanisme de régulation de la température corporelle, arrêt de la transpiration et élévation rapide de la température. Dans le **coup de chaleur d'effort**, la pratique d'une activité physique intense à une température élevée provoque une élévation rapide de la température corporelle, même si le corps continue à transpirer. Les personnes âgées et les malades sont les sujets les plus exposés au coup de chaleur. Si la victime ne reçoit pas immédiatement les premiers soins, elle peut subir des lésions cérébrales permanentes et même mourir.

Les signes et symptômes du coup de chaleur

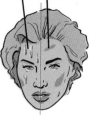

La peau est chaude et congestionnée et peut être sèche ou moite

◆ la température corporelle s'élève rapidement à 40 °C ou plus; le corps est chaud au toucher

◆ le pouls est rapide et fort, mais il s'affaiblit par la suite

◆ la respiration est bruyante

◆ la peau est congestionnée, chaude et sèche dans le coup de chaleur classique et elle est congestionnée, chaude et moite dans le coup de chaleur d'effort

◆ la victime est agitée et peut se plaindre de maux de tête, de fatigue, d'étourdissements et de nausées

◆ vomissements, convulsions, perte de conscience

L'état de la peau permet de faire la distinction entre l'épuisement par la chaleur et le coup de chaleur. Dans l'épuisement par la chaleur, la peau est moite et froide alors que dans le coup de chaleur, elle est chaude et congestionnée et peut être sèche ou moite.

Les premiers soins du coup de chaleur

1 Appliquer les principes de la PCSU; effectuer un examen des lieux (voir la page 2-3). Dans les premiers soins du coup de chaleur, le plus urgent est d'abaisser la température corporelle. La vie de la victime dépend de la rapidité avec laquelle on abaisse la température.

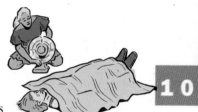

La couvrir avec des draps mouillés et la rafraîchir avec un ventilateur

◆ placer la victime à l'ombre dans un endroit frais

◆ rafraîchir la victime: lui enlever ses vêtements et prendre l'une ou l'autre des mesures énoncées ci-contre

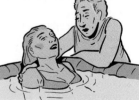

La placer dans un bain d'eau fraîche et la surveiller étroitement

2 Lorsque son corps est frais au toucher, la couvrir avec un drap sec. Placer la victime consciente dans la position de choc et la victime inconsciente dans la position latérale de sécurité. Surveiller étroitement la victime. Si sa température s'élève à nouveau, répéter le refroidissement.

3 Donner les soins continus jusqu'à la prise en charge par les secours médicaux.

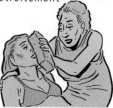

L'éponger à l'eau fraîche surtout aux aisselles, au cou et aux aines

10

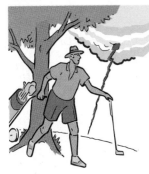

Les blessures causées par la foudre

Des orages électriques se produisent presque partout au Canada. Bien qu'on pense généralement que le risque d'être frappé par la foudre est très faible, il survient chaque année de nombreux cas de blessures causées par la foudre.

On énumère dans l'encadré certaines des blessures causées par la foudre. En pareil cas, donner les premiers soins comme dans toutes les urgences en se rappelant ce qui suit :

◆ une personne frappée par la foudre ne possède pas de charge électrique : on peut la toucher sans craindre le choc électrique

◆ il est probable que la victime ait été projetée au sol ou contre un objet : soupçonner une blessure à la tête ou à la colonne vertébrale

◆ la foudre peut tomber deux fois au même endroit : évaluer le risque de foudre et transporter la victime ailleurs au besoin

◆ si plus d'une personne est blessée, les principes de la prise en charge des blessés multiples sont inversés : **Administrez les premiers soins aux victimes qui ne donnent aucun signe de vie** car celles qui respirent sont hors de danger

◆ conseiller aux personnes frappées par la foudre de faire évaluer leurs blessures par du personnel médical

De soixante-dix à quatre-vingts pour cent des personnes frappées par la foudre n'en meurent pas.

1 0

⚠ Les blessures causées par la foudre

Blessures causées par l'électricité
◆ brûlures du 1er, du 2e et du 3e degré
◆ arrêt respiratoire
◆ arrêt cardiaque
◆ lésions du système nerveux

Blessures causées par la chute
◆ blessure à la tête ou à la colonne vertébrale
◆ entorse, élongation et fracture

Blessures causées par le tonnerre et l'éclair
◆ lésions de la cornée ou de la rétine
◆ lésion du nerf optique
◆ rupture du tympan
◆ perte de l'ouïe

La décharge électrique contourne souvent le corps plutôt que de le traverser

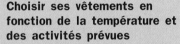

Cinq façons de prévenir les troubles dus au froid

1 **Choisir ses vêtements en fonction de la température et des activités prévues**

Avant de sortir par temps froid, prenez connaissance des prévisions météorologiques et préparez-vous en vue des pires conditions.

L'activité physique fait transpirer et la transpiration entraîne une perte de chaleur. Apprenez à vous vêtir selon vos activités et évitez de trop vous dépenser. L'illustration ci-contre montre comment s'habiller par temps froid.

Portez plusieurs épaisseurs de vêtements amples qui respirent et vous gardent au chaud même s'ils sont mouillés

2 **Rester au sec**

Le fait d'être mouillé est l'une des principales causes de la perte de chaleur et de l'hypothermie. Si de la pluie ou de la neige sont prévues, apportez un vêtement imperméable. Si vous n'avez pas de vêtements de pluie, mettez-vous à l'abri **avant** qu'il pleuve ou qu'il neige. Cessez vos activités physiques **avant** que la transpiration ne mouille vos vêtements. Changez de chaussettes lorsqu'elles sont humides et avant d'avoir les pieds froids.

3 **Rester en sécurité**

Par grand froid, passez le moins de temps possible à l'extérieur. Aidez-vous mutuelle- ment et surveillez les signes de troubles dus au froid chez vos compagnons.

4 **Bien s'alimenter**

Apportez des aliments riches en énergie tel que les raisins secs, les fruits séchés, les noix et les frian-dises. Apportez suffisamment de liquides pour prévenir la déshydratation. Les meilleurs sont les boissons chaudes sucrées, le thé faible et les tisanes sans caféine. L'eau fraîche convient aussi. Évitez de manger de la neige, car cela fait perdre de la chaleur. Ne consommez jamais d'alcool (et ne fumez pas), cela contribue à la perte de chaleur.

A. épaisseur absorbante portée contre la peau; elle absorbe l'humidité et la déplace vers l'épaisseur suivante

B. épaisseur isolante légère qui isole même si elle est mouillée: la laine et le polyester sont des bons choix; le coton ne l'est pas

C. épaisseur isolante lourde pour vous garder au chaud selon les conditions ambiantes:un chandail de laine et une laine synthétique sont des bons choix

D. épaisseur résistant au vent et à l'eau pour vous protéger des conditions climatiques. Choisissez un vêtement convenant à l'activité exercée

5 **Générer de la chaleur**

Le meilleur moyen de générer plus de chaleur est d'utiliser les grands muscles du corps—ceux des jambes, des fesses et des bras. Courez sur place, fléchissez les genoux ou balancez les bras pour produire de la chaleur. Pendant le réchauffement, gardez fermés le col et les poignets de vos vêtements pour empêcher l'air chaud de s'échapper. Rappelez-vous que le corps a besoin d'énergie pendant l'exercice et n'oubliez pas de boire et de manger.

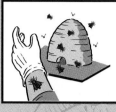

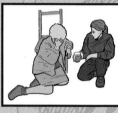

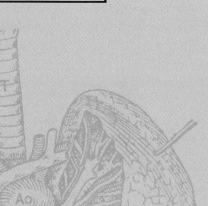

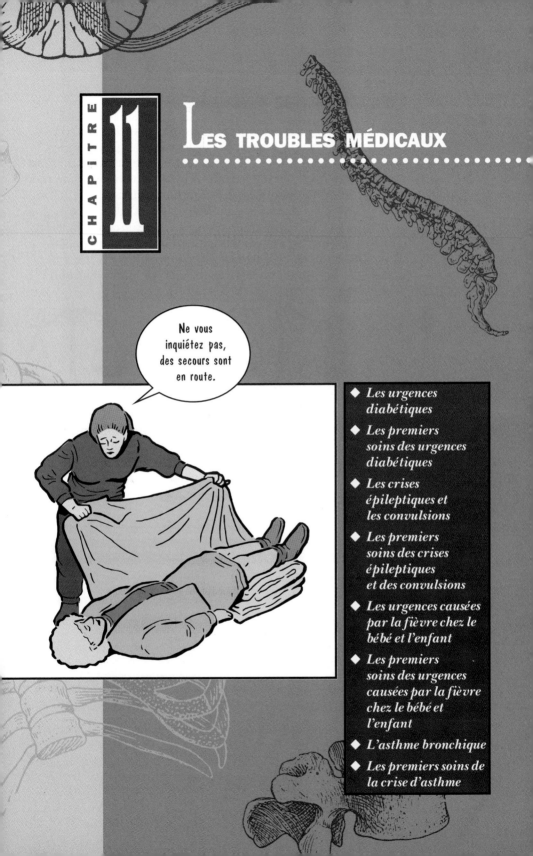

Les urgences diabétiques

Chez la personne en santé, le corps produit l'**insuline** dont il a besoin pour convertir le sucre présent dans le sang en énergie utilisable par les cellules. Chez la personne atteinte de **diabète**, la production d'insuline est insuffisante pour transformer le sucre en énergie. En conséquence, le sucre s'accumule dans le sang et les cellules ne reçoivent pas l'énergie dont elles ont besoin. Le diabétique prend des médicaments sous forme de comprimés ou d'injection et il surveille étroitement son alimentation (apport d'énergie) et son degré d'activité physique (dépense d'énergie). L'urgence diabétique est soit un excès soit un manque d'insuline dans le sang.

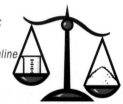

L'hypoglycémie:

pas assez de sucre et trop d'insuline

L'hyperglycémie:

trop de sucre et pas assez d'insuline

Il existe deux types d'urgences diabétiques: l'hypoglycémie et l'hyperglycémie. Leurs signes et symptômes, de même que leur cause, sont présentés dans le tableau ci-bas. Le type d'urgence diabétique n'a pas une grande importance pour le secouriste: il doit donner les premiers soins décrits à la page suivante. Ce qui compte, c'est de reconnaître l'urgence de la situation et d'obtenir rapidement des secours médicaux.

Les causes, signes et symptômes des urgences diabétiques		
	L'hypoglycémie (besoin de sucre)	**L'hyperglycémie (besoin d'insuline)**
apparition	très rapide	en quelques heures ou quelques jours
cause possible	– prend trop d'insuline – ne mange pas assez ou vomit – fait plus d'exercice que d'habitude	– ne prend pas assez d'insuline – mange trop – fait moins d'exercice que d'habitude – la victime est malade et son corps a besoin de plus d'insuline
pouls /respiration	fort et rapide /superficielle	faible et rapide / profonde et soupirante
état de la peau	moite, pâle et froide	congestionnée, sèche et chaude
degré de conscience	faiblesse pouvant aller jusqu'à l'inconscience	somnolence allant vers l'inconscience
autres signes et symptômes	– mal de tête – confusion, irritabilité et agressivité – tremblement, démarche chancelante – difficulté à parler	– soif, ensuite nausées et vomissements – urine fréquemment – haleine à odeur de vernis à ongles

11

Les premiers soins des urgences diabétiques

Dans l'urgence diabétique, le but des premiers soins est d'empêcher l'état de la victime de s'aggraver et d'obtenir des secours médicaux.

1   Appliquer les principes de la PCSU ; effectuer un examen des lieux (voir la page 2-3). Si la victime ne réagit pas, obtenir immédiatement des secours médicaux. Si on est seul (voir la page 1-18).

2   Procéder à un examen primaire et donner les premiers soins en fonction des points ABC.

3   Si la victime est inconsciente, la placer dans la position latérale de sécurité et surveiller les points ABC jusqu'à la prise en charge par les secours médicaux. Regarder si la victime porte un dispositif d'alerte médicale qui pourrait fournir des renseignements sur son état de santé.

Rechercher un dispositif d'alerte médicale au cou ou au poignet ou à la cheville

Si la victime est consciente, lui demander ce qui ne va pas. Elle peut être capable de répondre ou elle peut être confuse.

◆ si la victime peut vous dire ce dont elle a besoin, ou si vous pouvez le déterminer par les signes et symptômes, aidez-la à prendre du sucre.

◆ si elle ne sait pas trop ce qu'elle doit prendre, donnez-lui quelque chose de sucré à boire ou à manger ; le sucre peut l'aider ; s'il ne l'aide pas, il n'aggrave pas son état.

*ajouter à une boisson 30 ml (2 cuillerées à table) de sucre ou de quelque chose de sucré comme du jus d'orange; **évitez les boissons gazeuses hypocaloriques***

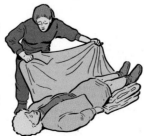

Je sais que vous ne savez pas trop ce qui ne va pas, mais buvez cela; ça peut vous aider et ça ne vous fera pas de mal.

11

4   Donner les soins continus. Appeler des secours médicaux si ce n'est déjà fait.

Si la victime est consciente et très faible, la placer dans la position qui lui donne le plus de confort, qui peut être la position de choc

Avertissement

Ne pas confondre l'urgence diabétique avec l'ivresse. Le comportement peut être le même dans les deux cas, mais la victime d'une urgence diabétique a besoin de secours médicaux urgents. Vérifier les signes de l'urgence diabétique et rechercher un dispositif d'alerte médicale.

Les crises épileptiques et les convulsions

Une **crise épileptique** est causée par une activité électrique anormale du cerveau. La **crise partielle** ne touche qu'une partie du cerveau et provoque des picotements ou des secousses musculaires dans une partie du corps. Dans la **crise généralisée**, tout le cerveau est atteint ; la personne perd conscience et peut faire des convulsions. Une **convulsion** est une contraction ou une série de contractions musculaires anormales qui sont impossibles à maîtriser.

L'**épilepsie** est un trouble du système nerveux caractérisé par des convulsions. De nombreuses personnes atteintes de troubles convulsifs comme l'épilepsie prennent des médicaments pour les maîtriser. Les convulsions peuvent aussi être causées par :

◆ une blessure à la tête

◆ un accident cérébro-vasculaire

◆ une infection du cerveau

◆ une surdose de drogues ou de médicaments

◆ une fièvre élevée chez le bébé et l'enfant

Dans l'épilepsie, la personne sait que la crise est imminente parce qu'elle éprouve une brève sensation nommée **aura**. L'aura est ressentie juste avant la crise sous la forme d'un son ou d'une odeur ou d'une sensation de mouvement corporel. La crise majeure peut être très soudaine, mais elle dure rarement plus de trois minutes. Après la crise, la personne peut avoir oublié ce qui s'est passé. Elle peut être étourdie et confuse et se sentir fatiguée et somnolente.

1 1

La crise généralisée typique. . .

. . . comprend deux phases :

La phase **tonique** :

◆ perte de conscience soudaine provoquant la chute. Raidissement du corps pouvant durer une minute et bleuissement du visage et du cou

La phase **clonique** :

◆ début des convulsions, respiration bruyante, écume à la bouche et grincement des dents

fois la crise terminée,
se relâchent
ent et la
reprend
ce.

Les signes et symptômes de la crise généralisée

◆ cri soudain, raidissement du corps et perte de conscience provoquant la chute

◆ respiration bruyante et écume à la bouche

◆ secousses du corps

◆ arrêt de la respiration ou rythme temporairement irrégulier ; bleuissement possible de la peau

◆ perte de contrôle de la vessie et des intestins

Les premiers soins des crises épileptiques et des convulsions

Ici, le but des premiers soins est d'empêcher la victime de se blesser au cours des convulsions et de lui garder les voies respiratoires ouvertes pendant qu'elle est inconsciente.

Tourner la victime sur le côté pour permettre l'écoulement des liquides et empêcher la langue d'obstruer les voies respiratoires

1 Appliquer les principes de la PCSU; effectuer un examen des lieux (voir la page 2-3). Rendre les lieux sûrs ; enlever tout objet dur ou coupant qui pourrait causer des blessures. Éloigner les curieux pour assurer à la victime une certaine intimité.

2 Pendant les convulsions :

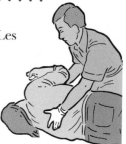

◆ ne pas restreindre les mouvements de la victime. Les guider au besoin pour l'empêcher de se blesser

◆ desserrer soigneusement les vêtements ajustés, surtout autour du cou

◆ glisser quelque chose de souple sous la tête

◆ **ne pas** essayer d'introduire quelque chose dans la bouche ou entre les dents ni essayer de retenir la langue

3 Après les convulsions :

Après les convulsions, placer la victime inconsciente dans la position latérale de sécurité

◆ évaluer la faculté de réponse et effectuer un examen primaire (voir la page 2-5). Placer la victime inconsciente dans la position latérale de sécurité; lui essuyer la bouche et le nez au besoin

◆ effectuer un examen secondaire pour déterminer si les convulsions ont causé des blessures (elles sont rares, mais toujours possibles); donner les premiers soins nécessaires

◆ donner les soins continus, surveiller la respiration, garder la victime au chaud et la laisser se reposer (elle peut avoir besoin d'une heure pour récupérer)

◆ ne pas essayer de lui faire boire de liquides pendant ou immédiatement après les convulsions

Appeler des secours médicaux dans les cas suivants :

◆ si la perte de conscience dure plus de cinq minutes ou si une deuxième crise majeure survient après quelques minutes

◆ s'il s'agit d'une première crise ou si la cause de la crise est inconnue (demander à la victime lorsqu'elle reprend conscience)

Les urgences causées par la fièvre chez le bébé et l'enfant

L'enfant ou le bébé dont la température s'élève rapidement à 40 °C (104 °F) ou plus peut faire des convulsions. La situation est urgente si la température prise sous l'aisselle :

◆ atteint 38 °C (100,5 °F) ou plus chez le bébé

◆ atteint 40 °C (104 °F) ou plus chez l'enfant

Les premiers soins des urgences causées par la fièvre chez le bébé et l'enfant

1   Appliquer les principes de la PCSU ; effectuer un examen des lieux (voir la page 2-3).

2   Conseiller au parent ou au gardien d'appeler immédiatement le médecin et de suivre ses conseils. Si on ne peut joindre le médecin, conseiller au parent ou au gardien de donner à l'enfant de l'acétaminophène (p. ex., du Tempra® ou du Tylénol®, ou d'ibuprofène mais non de l'AAS : voir l'avertissement ci-dessous) selon le mode d'emploi figurant sur le contenant. Cela devrait faire baisser la température.

Éponger l'enfant avec de l'eau tiède pendant 20 minutes

3   Inciter l'enfant à boire des liquides.

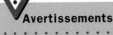

4   Si la température ne diminue pas, éponger l'enfant avec de l'eau tiède pendant environ 20 minutes. Ne pas immerger l'enfant ou le bébé dans un bain : la température du corps descend plus rapidement si la peau mouillée est exposée aux courants d'air.

5   Lui assécher la peau et lui mettre des vêtements confortables mais pas trop chauds. Surveiller sa température et, au besoin, répéter les étapes 3 à 5 jusqu'à ce qu'on puisse joindre des secours médicaux.

⚠ Avertissements

◆ Ne pas donner d'AAS (Aspirine®) aux enfants et aux adolescents, car ce médicament peut causer le syndrome de Reye, une maladie qui met la vie en danger.

◆ Utiliser de l'eau tiède pour refroidir le corps, car l'eau froide peut entraîner des problèmes plus graves encore.

6   Si l'enfant fait des convulsions :

◆ ne pas restreindre ses mouvements, mais l'empêcher de se blesser en éloignant les objets durs et en guidant doucement ses mouvements

◆ desserrer les vêtements ajustés

◆ lorsque les convulsions ont cessé, placer l'enfant dans la position latérale de sécurité la plus appropriée pour son âge (voir la page 1-32).

L'asthme bronchique

L'asthme bronchique (couramment appelé asthme) est une maladie caractérisée par des crises répétées d'essoufflement (crise d'asthme). La crise est généralement accompagnée de toux et d'une respiration sifflante. L'asthme est plus fréquent chez l'enfant que chez l'adulte. Chez la moitié des enfants atteints, la maladie disparaît à l'âge adulte.

La crise d'asthme est causée par un **facteur déclenchant**, qui est souvent un rhume. D'autres facteurs déclenchants sont illustrés à droite. L'asthmatique peut éviter ce qui déclenche chez lui une crise d'asthme, mais même s'il est très prudent, une crise peut toujours survenir sans avertissement.

Dans la crise d'asthme, il y a diminution du volume d'air qui entre dans les poumons. La gravité de la crise, qui peut être légère ou grave, est proportionnelle à la diminution du volume d'air. Une crise légère peut être ennuyeuse, mais une crise grave peut être fatale.

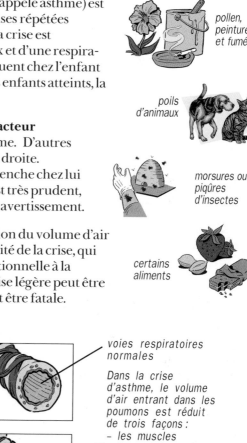

pollen, peinture et fumée

poils d'animaux

morsures ou piqûres d'insectes

certains aliments

voies respiratoires normales

Dans la crise d'asthme, le volume d'air entrant dans les poumons est réduit de trois façons :
- les muscles entourant les voies respiratoires se resserrent
- la couche interne des voies respiratoires enfle
- les sécrétions muqueuses deviennent plus abondantes et plus épaisses

11

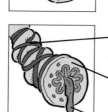

Les premiers soins de la crise d'asthme

Le secouriste n'intervient que si la crise est grave. Les signes et symptômes de même que les premiers soins de la crise d'asthme grave sont présentés à la page 4-15 sous le titre *Les urgences respiratoires causées par des maladies*. Dans la crise d'asthme légère, la victime n'a pas besoin d'aide.

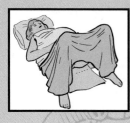

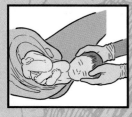

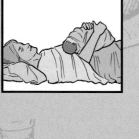

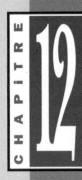

12

L'ACCOUCHEMENT D'URGENCE ET LA FAUSSE COUCHE

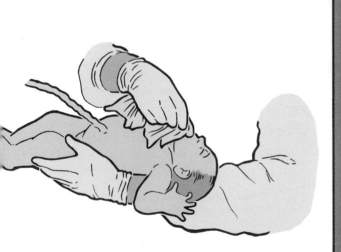

◆ Anatomie

◆ La grossesse et l'accouchement

◆ Les premières douleurs

◆ La naissance du bébé

◆ L'expulsion du placenta

◆ L'accouchement d'urgence

◆ La détermination de la phase du travail

◆ Le saignement vaginal et la fausse couche

◆ Les soins d'urgence de la fausse couche

Un accouchement d'urgence est la naissance d'un enfant à un moment ou dans un endroit imprévu. Il peut survenir s'il y a expulsion soudaine et prématurée de l'enfant ou si après avoir mené sa grossesse à terme, la mère ne peut se rendre à l'hôpital pour accoucher. La fausse couche, aussi appelée **avortement spontané**, survient lorsque le fœtus « naît » avant de s'être développé suffisamment pour survivre, c'est-à-dire avant la vingtième semaine de grossesse.

Anatomie

Une connaissance élémentaire du système reproducteur de la femme enceinte vous aidera à donner les soins et la protection nécessaires au cours d'un accouchement d'urgence.

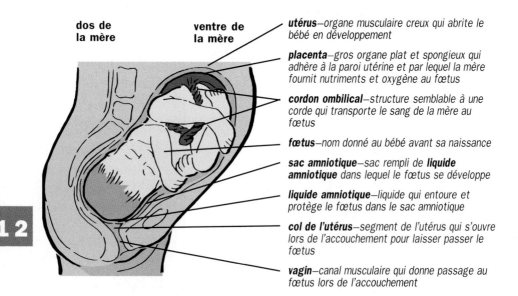

dos de la mère

ventre de la mère

utérus—organe musculaire creux qui abrite le bébé en développement

placenta—gros organe plat et spongieux qui adhère à la paroi utérine et par lequel la mère fournit nutriments et oxygène au fœtus

cordon ombilical—structure semblable à une corde qui transporte le sang de la mère au fœtus

fœtus—nom donné au bébé avant sa naissance

sac amniotique—sac rempli de **liquide amniotique** dans lequel le fœtus se développe

liquide amniotique—liquide qui entoure et protège le fœtus dans le sac amniotique

col de l'utérus—segment de l'utérus qui s'ouvre lors de l'accouchement pour laisser passer le fœtus

vagin—canal musculaire qui donne passage au fœtus lors de l'accouchement

1 2

La grossesse et l'accouchement

La grossesse dure normalement 40 semaines. Si la naissance survient avant la 37e semaine, le bébé est prématuré; si elle survient entre la 37e et la 42e semaine, le bébé est à terme. Les naissances à terme sont les plus fréquentes, mais les naissances prématurées ne sont pas rares.

Le bébé naît après le **travail**, qui comprend trois phases. Le début du travail peut être difficile à déceler; il est probablement commencé si l'on observe l'un ou l'autre des signes suivants :

♦ l'utérus se contracte à des intervalles réguliers de dix à vingt minutes, les contractions étant de plus en plus fortes et de plus en plus rapprochées.

♦ du liquide amniotique s'écoule par le vagin, ce qui indique que le sac amniotique est rupturé; cette rupture est aussi nommée « perte des eaux ». Le liquide peut s'écouler en un mince filet ou jaillir hors du vagin.

♦ du sang et du mucus s'écoulent du vagin; cela indique que le bouchon de mucus s'est détaché du col de l'utérus et que celui-ci a commencé à s'ouvrir.

Phase 1 :
les premières douleurs: ouverture du col de l'utérus

La première phase du travail, c'est-à-dire les **premières douleurs**, peut durer jusqu'à dix-huit heures à la naissance du premier enfant, mais elle peut être beaucoup plus courte à la naissance du deuxième enfant et des enfants suivants. Normalement, lorsque les premières douleurs se font sentir, il reste assez de temps pour transporter la mère à l'hôpital. Les **premières douleurs** sont causées par des contractions musculaires qui sont d'abord ressenties comme une sensation douloureuse au bas du dos. Lorsque les contractions s'intensifient, elles sont ressenties comme des crampes dans le bas du ventre. Les contractions font ouvrir, ou dilater, le col de l'utérus. La dilatation doit atteindre 10 centimètres avant que le fœtus soit poussé dans le vagin; c'est le début de la deuxième phase du travail.

Phase 2 : la naissance du bébé

La deuxième phase du travail dure habituellement une heure. Elle débute lorsque le col de l'utérus est complètement dilaté et que les contractions commencent à pousser le bébé hors de l'utérus, dans le vagin. Une fois que la tête est proche de l'ouverture du vagin, la mère peut ressentir une très forte envie d'expulser le fœtus. Habituellement, la tête sort en premier; elle est suivie d'une épaule, de l'autre épaule et ensuite du reste du corps, qui est expulsé assez rapidement. La deuxième phase se termine avec la naissance du bébé. À ce moment, le bébé est encore relié à sa mère par le cordon ombilical. Le cordon est lui-même relié au placenta, qui se trouve toujours dans l'utérus.

Phase 3 : l'expulsion du placenta

La troisième phase du travail est l'expulsion du placenta qui suit la naissance du bébé. Les contractions se poursuivent, poussant le placenta hors de l'utérus. Cette phase dure habituellement de dix à vingt minutes. Le travail se termine avec l'expulsion du placenta.

1 2

L'accouchement d'urgence

Dans un accouchement d'urgence, le rôle du secouriste est d'aider la mère à accoucher, de protéger la mère et le bébé et de conserver toutes les parties du placenta et du sac amniotique jusqu'à la prise en charge par les secours médicaux.

La détermination de la phase de travail

Si la mère en est encore à la phase des premières douleurs, il est probable qu'il reste assez de temps pour la transporter à l'hôpital ; en cas de doute, appeler des secours médicaux et rester sur place. Si la deuxième phase est commencée, la naissance surviendra assez rapidement. On peut reconnaître la deuxième phase du travail par :

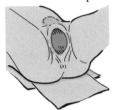

Si la tête du bébé est visible, la naissance est imminente

◆ des contractions plus fortes et plus longues survenant à moins de deux minutes d'intervalle

◆ l'expérience de la mère : il faut la croire si elle dit que l'enfant va bientôt naître

◆ le renflement du vagin ou l'apparition de la tête du bébé

◆ le fait que la mère force, pousse et éprouve le besoin de soulager ses intestins

Lorsque ces signes apparaissent, il est trop tard pour transporter la mère à l'hôpital. Appeler des secours médicaux, si possible, et se préparer à faire l'accouchement.

1 2 ⚠️

Matériel nécessaire

◆ serviettes ou draps propres, couverture pour le bébé

◆ gants (stériles de préférence) ou eau, savon et serviettes pour se laver les mains

◆ ruban ou bande étroite stérile pour ligaturer le cordon au besoin

◆ matériel pour absorber le saignement vaginal après l'accouchement

◆ contenant ou sac de plastique pour le placenta

L'accouchement d'urgence

1   Appliquer les principes de la PCSU ; effectuer l'examen des lieux (voir la page 2-3). Trouver de l'aide, de préférence celle d'une femme. Rassembler le matériel nécessaire à la naissance du bébé et à l'expulsion du placenta. Certains de ces articles peuvent se trouver dans le sac que la mère a préparé en vue de son séjour à l'hôpital.

2 Au début du travail, laisser la mère prendre la
position qu'elle trouve la plus confortable ;
généralement sur le côté gauche. Si elle veut
se coucher sur le dos, lui glisser une serviette
pliée sous la hanche droite.

Inciter la mère à se vider la vessie et à soulager ses intestins aussi souvent que possible
pour prévenir les complications. À cette
étape, elle ne doit ni pousser ni forcer pendant les contractions, mais essayer de bien
respirer et de se détendre.

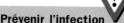

Prévenir l'infection

Vous devez faire tout ce
que vous pouvez pour
prévenir l'infection :

◆ ne pas laisser appro-
cher les personnes
atteintes d'un rhume ou
d'une autre infection

◆ si possible, porter des
gants; ne toucher que
le bébé avec les mains
gantées

◆ si on ne porte pas de
gants, se laver les
mains, les avant-bras
et les ongles pendant
au moins 5 minutes

◆ il ne devrait pas être
nécessaire d'introduire
les doigts dans le
vagin; les garder
éloignés de l'anus

◆ se protéger contre les
infections dont la mère
peut être atteinte;
éviter d'entrer en
contact avec le sang
de la mère et se laver
soigneusement après
l'accouchement

3 À la deuxième phase du travail, c'est-à-dire
lorsque l'accouchement est imminent,
allonger la mère sur le dos, les genoux fléchis
et la tête appuyée, à moins qu'elle ne préfère
une autre position. La couvrir avec des draps
que l'on pourra facilement soulever pour
suivre l'évolution du travail.

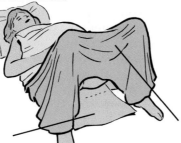

*allonger la mère sur le dos,
les genoux fléchis et la
tête appuyée sur un
oreiller*

*lui glisser un drap ou une
serviette propre sous les
fesses et entre les
cuisses*

*la couvrir avec des draps ou
des serviettes afin de ne pa
la dénuder inutilement*

*lui mettre une serviette
propre entre les jambes afin
d'y étendre le bébé (garder
des serviettes propres pour
envelopper le bébé)*

1 2

Rassurer la mère et essayer de paraître calme et posé. Une
fois que la mère est installée, mettre des gants ou se laver les
mains, les bras et les ongles.

4 Demander à l'assistant d'aider la mère pendant les
contractions. Lorsque la tête du bébé apparaît, la mère
peut pousser pendant les contractions. Lui dire d'attendre
que la contraction atteigne son maximum pour ensuite
respirer profondément, poser le menton sur la poitrine et
pousser aussi fort et aussi longtemps que possible, tout en
retenant sa respiration. Elle peut être capable de donner
deux poussées à chaque contraction. Se placer de manière
à pouvoir surveiller le bébé.

5   Lorsque le bébé apparaît, se préparer à le recevoir. Normalement, la tête se présente en premier; une expulsion trop rapide de la tête peut être dangereuse pour le bébé. Lorsque la tête sort, dire à la mère de contrôler ses poussées en respirant rapidement et profondément (halètement).

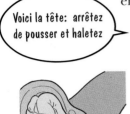

Voici la tête: arrêtez de pousser et haletez

Retenir délicatement la tête avec les mains pour éviter une expulsion trop rapide.

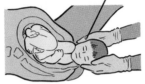

Vérifier si le cordon est enroulé autour du cou du bébé ou si des membranes couvrent son visage

Une fois la tête sortie, demander à la mère d'arrêter de pousser. Examiner le visage et le cou du bébé.

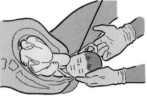

Si le cordon est enroulé autour du cou, le dégager délicatement

Enlever les membranes qui peuvent couvrir la bouche et le nez du bébé.

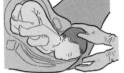

Ne jamais...

... tirer ni exercer de pression sur le cordon, car c'est un organe délicat qui apporte encore du sang au bébé.

Si le cou et le visage sont dégagés, demander à la mère de recommencer à pousser à chaque contraction. Durant la naissance, bien soutenir le bébé. Le nouveau-né est couvert d'une substance blanchâtre qui le rend très glissant: on doit le tenir délicatement, mais fermement, et le manipuler avec soin.

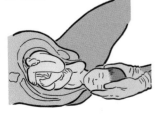

Une fois la tête sortie, laisser le bébé tourner sur le côté...

Ne pas introduire la main ni les doigts dans le vagin et ne pas toucher l'anus de la mère.

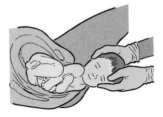

... pour faciliter la sortie des épaules

Après la sortie des épaules, le reste du corps est expulsé très rapidement.

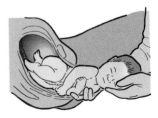

Soutenir le bébé délicatement–sans tirer

Avant d'avoir respiré, le bébé a une peau bleu-blanchâtre couverte d'un enduit cireux.

6 Dégager les voies respiratoires du bébé ; tous les bébés ont du liquide dans le nez et la gorge. Lui garder la tête plus basse que le corps pour faciliter l'écoulement des liquides.

Garder le bébé à la hauteur du bassin de la mère jusqu'à ce que les pulsations du cordon aient cessé

Lui essuyer la bouche, le nez et le visage avec un linge propre

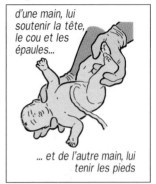

d'une main, lui soutenir la tête, le cou et les épaules...

... et de l'autre main, lui tenir les pieds

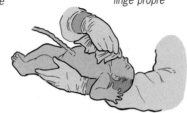

La plupart du temps, le bébé pleure immédiatement et il devient rose lorsqu'il commence à respirer. S'il ne respire pas et s'il est pâle et flasque, essayer de le stimuler. Si le bébé ne respire pas, amorcez la RCR pour enfants (page 5-26). Si vous avez reçu une formation appropriée, vérifiez sa circulation (par ex., vérifiez son pouls) avant d'effectuer des compressions. Si le bébé a un pouls, amorcez la respiration artificielle bouche-à-bouche-et-nez (à la page 4-30).

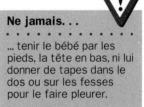

Ne jamais. . .

. . . tenir le bébé par les pieds, la tête en bas, ni lui donner de tapes dans le dos ou sur les fesses pour le faire pleurer.

Si le bébé ne respire pas, le stimuler en lui frottant le dos ou en lui donnant des petites tapes sous les pieds

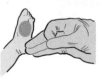

1 2

7 Une fois que le bébé respire, le sécher avec une serviette en prenant soin de ne pas enlever l'enduit cireux qui le recouvre. L'envelopper dans une serviette ou une couverture sèche pour le garder au chaud. Examiner le cordon ombilical. Si les pulsations du cordon n'ont pas cessé, garder le bébé à la hauteur du vagin. Si elles ont cessé, placer le bébé sur le côté dans les bras de sa mère, la tête vers le bas, afin de faciliter l'écoulement des mucosités. Il est possible que le bébé essaie de se nourrir au sein de sa mère.

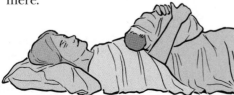

Prendre en note l'heure de la naissance

8 Vérifier si du sang s'écoule par le vagin. Si peu ou pas de sang s'en écoule, il n'est pas nécessaire de ligaturer ni de couper le cordon ombilical. Si le saignement est abondant, il faut agir rapidement. On doit alors ligaturer le cordon pour éviter que le bébé perde du sang par le cordon et le placenta. Ligaturer le cordon, puis garder le bébé à la hauteur du vagin.

Ligaturer le cordon en deux endroits éloignés de 7 cm (3 po) l'un de l'autre, à une distance de 15 à 30 cm (6 à 12 po) du corps du bébé; utiliser des bandes de ruban propre ou une ficelle résistante; ne pas utiliser de ficelle ni de fil ordinaire, qui peuvent couper le cordon

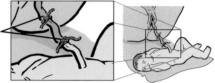

9 Attendre l'expulsion du placenta, qui survient normalement vingt minutes après la naissance, et ne pas se surprendre si l'expulsion est plus longue. Un léger massage du bas du ventre accélère l'expulsion du placenta.

Recueillir le placenta dans une serviette ou un contenant propre. S'assurer de conserver toutes les parties du placenta et de les apporter à l'hôpital avec la mère et le bébé

Ne jamais...
... tirer sur le cordon. S'assurer qu'il est libre de toute tension.

10 Il est normal que du sang s'écoule par le vagin après l'expulsion du placenta. On peut habituellement maîtriser le saignement en massant fermement l'utérus, que l'on peut palper comme une masse ronde et dure au bas du ventre. Des massages abdominaux effectués à quelques minutes d'intervalle favorisent la contraction de l'utérus et réduisent le saignement. Donner le sein favorise également la contraction de l'utérus. Utiliser des serviettes hygiéniques pour absorber le sang. Si on ne peut maîtriser le saignement, élever les jambes et les pieds de la mère et la transporter au plus tôt à l'hôpital.

Rechercher les lacérations de la peau entre l'anus et le vagin et y appliquer de la pression avec des pansements stériles.

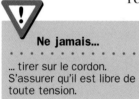

si Si les secours médicaux doivent être retardés, on peut ligaturer et couper le cordon ombilical après l'expulsion du placenta . Vérifier d'abord si les pulsations du cordon sont perceptibles; si elles le sont, ne pas couper le cordon. Lorsque les pulsations ont cessé, ligaturer le cordon de la façon décrite à l'étape 8 ci-dessus. Couper le cordon entre les deux ligatures avec un couteau ou des ciseaux stérilisés. Vérifier régulièrement l'extrémité du cordon afin de prévenir l'hémorragie.

11 Continuer à donner les soins nécessaires à la mère et au bébé. Les installer confortablement, les garder au chaud et les transporter le plus tôt possible à l'hôpital.

Le saignement vaginal et la fausse couche

La fausse couche est la perte du fœtus avant la 20e semaine de grossesse. La plupart des fausses couches sont dues à un développement anormal du fœtus qui empêche sa survie. En médecine, la fausse couche porte le nom d'**avortement spontané**.

Signes et symptômes

◆ saignement vaginal souvent abondant

◆ apparition des signes de l'état de choc

◆ douleurs semblables à des crampes dans le bas du ventre

◆ douleurs dans le bas du dos

◆ expulsion de tissus fœtaux

Les soins d'urgence de la fausse couche

Du point de vue du secouriste, le principal danger de la fausse couche est l'état de choc que peut provoquer un saignement abondant. La femme peut être dans un état de grande détresse.

1 Appliquer les principes de la PCSU ; effectuer l'examen des lieux (voir la page 2-3). Procéder à l'examen primaire (voir la page 2-5). Donner les premiers soins de l'état de choc : placer la femme dans la position recommandée pour l'état de choc ou l'allonger sur le côté gauche.

lui glisser un oreiller sous la tête si le saignement est peu abondant

1 2

2 Appeler immédiatement des secours médicaux.

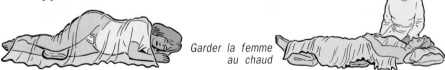

Garder la femme au chaud

3 Assurer l'intimité de la femme, la rassurer et lui offrir un soutien affectif. Si la perte du bébé la perturbe, lui expliquer qu'elle n'est pas responsable de la fausse couche et que les actes qu'elle a pu poser n'en sont pas la cause.

4 Recueillir les tissus et le sang expulsés (draps et vêtements souillés, etc.) et les apporter à l'hôpital pour qu'ils soient examinés par le médecin.

5 Continuer à donner les soins nécessaires.

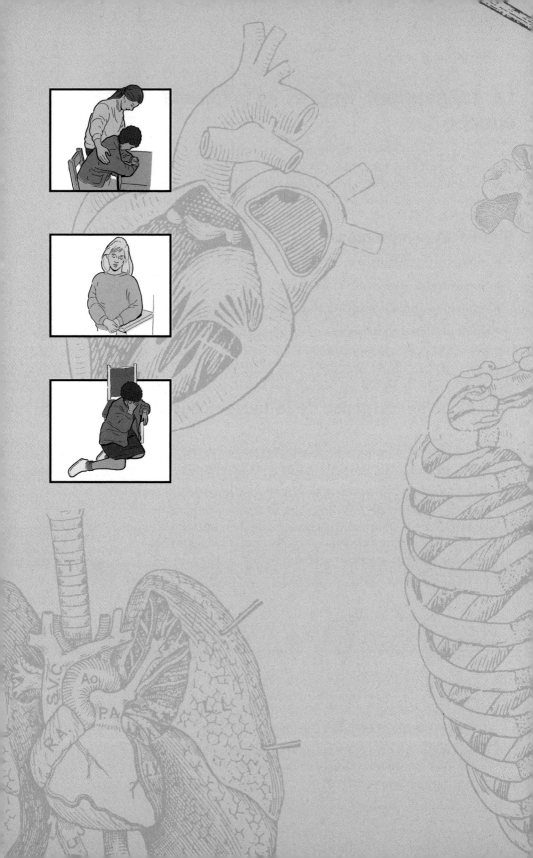

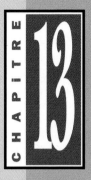
LES URGENCES PSYCHOLOGIQUES

Vous avez le droit de vous sentir comme ça: vous direz au médecin ce que vous venez de me dire.

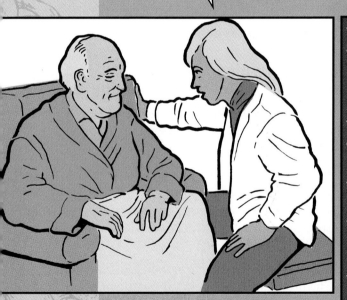

Introduction

Dans l'urgence psychologique, l'état d'esprit de la victime l'empêche de faire face à une situation difficile. Le rôle du secouriste est de l'aider à affronter la situation tout en assurant sa sécurité et celle des autres jusqu'à l'arrivée des secours médicaux.

Les urgences psychologiques ont de nombreuses causes. Savoir pourquoi une personne se comporte comme elle le fait peut aider le secouriste à lui donner les premiers soins appropriés. Voici certaines des urgences psychologiques que l'on peut rencontrer.

◆ l'hystérie

◆ la crise d'angoisse ou de panique

◆ la réaction émotive à une agression

◆ les comportements causés par la drogue et l'alcool

◆ les maladies mentales et les gestes suicidaires

 ## Les premiers soins généraux des urgences psychologiques

1   Appliquer les principes de la PCSU; effectuer un examen des lieux (voir la page 2-3). En présence d'une urgence psychologique :

◆ toujours approcher la victime de face

◆ se présenter comme secouriste et offrir son aide. La victime peut refuser l'aide offerte. Si on pense qu'elle est incapable de prendre une décision responsable, essayer de l'aider quand même.

2   Procéder à un examen primaire (voir la page 2-5) et donner les premiers soins vitaux, qui ont toujours la priorité.

Prendre note des signes vitaux. Surveiller les changements de l'état physique de la victime, parce que son comportement pourrait être causé par une maladie ou une blessure à la tête qui n'est pas apparente.

1 3

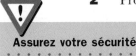

Assurez votre sécurité

Si la victime est violente, ou si vous pensez qu'elle peut le devenir, gardez vos distances et soyez très prudent. Ne l'empêchez pas de quitter les lieux et surtout ne lui bloquez pas la sortie. Laissez-la aller et appelez les policiers.

3 Interroger la victime et les personnes présentes sur les lieux pour savoir ce qui est arrivé. Il peut s'écouler un certain temps avant que la victime accepte d'en parler.

4 Se montrer calme et lui offrir du soutien et du réconfort tout en demandant des secours médicaux. Si la victime se comporte de manière agressive ou si on pense qu'un crime a été commis, appeler les policiers.

Donnez les premiers soins des urgences psychologiques avec bienveillance, sensibilité et compassion. Rappelez-vous ce qui suit :

◆ maîtrisez vos propres émotions. Ne réagissez pas exagérément au comportement de la victime ni aux attaques émotives dirigées contre vous

◆ ne posez que les actes dont vous vous sentez capable. Ne courez pas de risque inutile

◆ ne faites pas de promesses que vous ne pourrez pas tenir et ne mentez jamais à la victime

◆ faites participer les amis et les parents au soin de la victime: ils peuvent être en mesure de l'aider et de la rassurer

◆ soyez prudent face à un comportement agressif: évitez d'immobiliser la victime; n'employez que la force nécessaire pour assurer la sécurité d'autrui

L'hystérie

L'hystérie est une urgence psychologique qui se manifeste par de violents accès de rire ou de pleurs, des maladies imaginaires et un manque général de maîtrise de soi.

Les signes et symptômes de l'hystérie

◆ perte de maîtrise de soi dans laquelle la victime peut crier, se rouler sur le sol et se frapper la poitrine. Le comportement est souvent aggravé en présence d'autres personnes

◆ hyperventilation parfois grave et provoquant des spasmes musculaires, surtout aux poignets et aux mains

◆ tremblements ou « paralysie » évidents. La victime semble incapable de bouger.

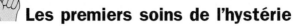

Les premiers soins de l'hystérie

1   Appliquer les principes de la PCSU; effectuer un examen des lieux (voir la page 2-3) et un examen primaire (voir la page 2-5).

2   Conduire la victime vers un lieu tranquille, loin des curieux, et essayer de la calmer et de l'aider à se ressaisir.

3   Se montrer ferme et positif. Ne pas exprimer une trop grande sympathie. Écouter calmement la victime lorsqu'elle parle. Ne pas lui poser de questions ni la contredire.

Précautions

En présence d'une victime hystérique :

◆ **ne pas** lui jeter d'eau au visage

◆ **ne pas** lui taper le visage

◆ **ne pas** l'immobiliser de force

4   Il peut être utile de « lui donner la permission » de se sentir mieux. Une personne en proie à une crise d'hystérie peut être très influençable et réagir positivement. Lui dire, par exemple : "Je vois que vos jambes ne bougent pas, mais je suis sûr que cela se rétablira dans quelques minutes."

5   Rester auprès de la victime jusqu'à l'arrivée des secours médicaux.

La crise d'angoisse ou de panique

Pendant une crise d'angoisse, la victime se comporte comme le ferait une personne dont la vie est en danger, sauf que sa vie à elle n'est aucunement en danger. La crise d'angoisse est relativement fréquente.

Les signes et symptômes de la crise d'angoisse

◆ sentiment de peur ou impression d'une catastrophe imminente

◆ la victime peut dire :

❖ "Je sens mon cœur battre."

❖ "J'étouffe! Je manque d'air!"

❖ "J'ai de la difficulté à avaler."

◆ tremblements et transpiration

◆ hyperventilation, picotements des mains et des pieds

◆ nausées ou vomissements

1 3

Les premiers soins de la crise d'angoisse

1 Donner les premiers soins comme dans un cas d'hystérie (voir la page précédente).

2 Si la victime est en hyperventilation, lui donner les premiers soins spécifiques décrits à la page 4-17.

3 Traiter les signes et symptômes observés.

4 Obtenir des secours médicaux. Rester auprès de la victime jusqu'à la prise en charge par les secours médicaux.

Les agressions physiques et sexuelles

L'agression est l'une des expériences de vie les plus dévastatrices qui soient parce qu'elle traumatise la victime tant sur le plan émotif que physique. En plus des blessures physiques, la victime subit souvent un choc émotif pendant ou peu après l'agression. Les signes et symptômes du choc émotif sont les suivants :

◆ étouffement, haut-le-cœur, nausées et vomissements

◆ hyperventilation

◆ apparence d'hébétement

◆ convulsions ou perte de conscience

> Pour des renseignements complémentaires sur la violence envers les enfants et les situations de violence, voir les pages 1-11 et 1-9.

Les premiers soins généraux des agressions

1 Appliquer les principes de la PCSU; effectuer un examen des lieux (voir la page 2-3). Si on soupçonne une agression, ne pas enlever, laver ni jeter les vêtements de la victime pour ne pas détruire les indices.

2 Effectuer un examen primaire (voir la page 2-5). Donner les premiers soins vitaux.

3 Donner les premiers soins généraux des urgences psychologiques (voir la page 13-2). Dire à la victime de ne pas se laver et, si possible, de ne pas aller à la toilette avant que du personnel médical qualifié lui confirme qu'elle peut le faire.

4 Donner les soins continus et obtenir des secours médicaux.

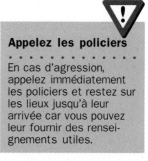

Appelez les policiers

En cas d'agression, appelez immédiatement les policiers et restez sur les lieux jusqu'à leur arrivée car vous pouvez leur fournir des renseignements utiles.

1 3

Les drogues et l'alcool

On entend par drogue toute substance produisant un effet physique ou psychique sur l'organisme. Les drogues comprennent l'alcool, les médicaments d'ordonnance et les substances illicites. Leurs effets sont très étendus et souvent imprévisibles. L'état de la victime dépend de la quantité et de la combinaison de drogues ingérées (y compris l'alcool). Se tenir prêt à réagir car une victime tranquille et désorientée peut rapidement devenir agressive.

Les premiers soins d'une victime sous l'effet des drogues ou de l'alcool

1   Appliquer les principes de la PCSU; effectuer un examen des lieux (voir la page 2-3). Se montrer calme, professionnel et compatissant et essayer de gagner la confiance de la victime.

2   Être conscient du risque de transmission d'une hépatite infectieuse ou du sida lié à l'utilisation d'aiguilles contaminées; pour se protéger contre l'infection, appliquer les précautions universelles (voir les pages 1-8 et 1-9).

3   Essayer de déterminer le type et la quantité de drogue consommée.

4   Mesurer fréquemment les signes vitaux. Si la victime fait des convulsions, vomit ou perd conscience, lui maintenir les voies respiratoires ouvertes et s'assurer qu'elle respire efficacement.

5   Vérifier si elle a subi des fractures ou d'autres blessures et lui donner les premiers soins appropriés.

6   Ne pas laisser la victime seule.

7   Donner les soins continus et obtenir des secours médicaux.

◆ Penser à la possibilité d'une blessure ou d'une maladie grave qui pourrait être à l'origine du comportement de la victime ou dont les signes et symptômes seraient masqués par les effets de l'alcool ou des drogues. Les signes de l'urgence diabétique peuvent être les mêmes que ceux de l'ivresse.

◆ Être conscient que le comportement d'une personne étant sous l'effet des drogues ou de l'alcool peut compliquer l'administration des premiers soins.

◆ Au besoin, obtenir de l'aide pour calmer et rassurer la victime.

◆ Si la victime ne se calme pas, obtenir de l'aide.

1 3

Les maladies mentales et les gestes suicidaires

On peut présumer qu'un comportement anormal persistant est causé par une forme quelconque de maladie mentale si aucune autre cause n'est apparente. Donner les premiers soins généraux des urgences psychologiques (voir la page 13-2) et obtenir des secours médicaux.

Les menaces de suicide doivent toujours être prises au sérieux. Habituellement, celui qui menace de se suicider est gravement perturbé et souffre d'un trouble émotif sous-jacent. S'il a subi des blessures physiques, lui donner les premiers soins nécessaires. Faire preuve de calme et de professionnalisme en toutes circonstances et tenter d'établir une relation de confiance. Ne jamais mentir à la victime. Ne pas la laisser seule. Faire tout en son possible pour l'empêcher de se blesser.

Appeler les policiers et donner les soins continus jusqu'à l'arrivée des secours.

1 3

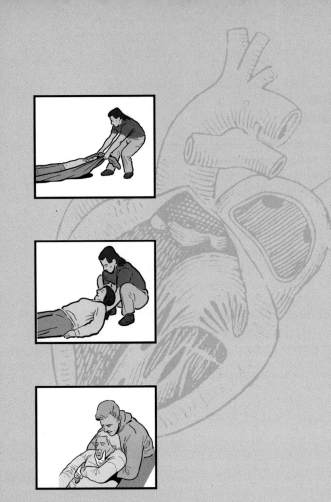

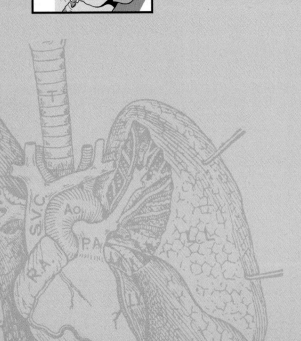

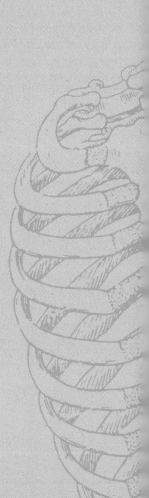

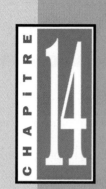

CHAPITRE 14

LES TECHNIQUES DE SOULÈVEMENT ET LE TRANSPORT

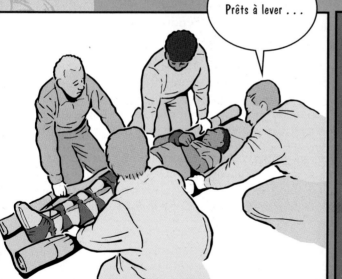

Prêts à lever . . .

- ◆ **Les principes de sécurité relatifs au déplacement d'un blessé**
- ◆ **Les techniques de soulèvement et la mécanique corporelle**
- ◆ **Les transports improvisés**
- ◆ **Le transport à un sauveteur**
- ◆ **Le transport à deux sauveteurs ou plus**
- ◆ **Les brancards**
- ◆ **L'installation du blessé sur un brancard**
- ◆ **Le transport du brancard**
- ◆ **Le dégagement**
- ◆ **La planche dorsale courte**

Les principes de sécurité relatifs au déplacement d'un blessé

Le secouriste doit essayer de donner les premiers soins dans la position où se trouve le blessé et attendre l'arrivée des ambulanciers pour le déplacer. Cependant, il ne peut pas toujours procéder de cette façon.

Il peut être obligé de déplacer un blessé :

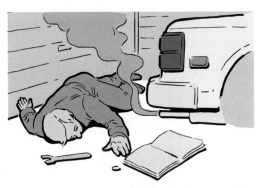

◆ si sa vie ou celle du blessé est en danger (p. ex., incendie, explosion, fuite de gaz ou d'eau)

◆ s'il lui est impossible de donner les premiers soins vitaux dans la position ou à l'endroit où se trouve le blessé

◆ s'il faut transporter le blessé vers un centre médical

Si on doit déplacer un blessé parce que sa vie est en danger, il faudra utiliser une méthode de transport improvisé.

Ces méthodes sont employées dans des situations urgentes et dangereuses où on doit déplacer la victime sans pouvoir soutenir correctement ses blessures. En pareil cas, le choix d'une méthode appropriée de transport improvisé réduit le risque d'aggravation des blessures.

Ne transporter la victime que sur la distance nécessaire pour la mettre en sécurité et lui donner les premiers soins essentiels. Demander l'aide des passants et soutenir les blessures le mieux possible pendant le déplacement. Ne pas s'exposer inutilement au danger ni y exposer la victime et d'autres personnes.

Choisir la méthode la plus appropriée

Déplacer un blessé sur les lieux d'une urgence comporte des risques tant pour le sauveteur que pour le blessé. S'il faut absolument effectuer un déplacement, choisir la méthode la plus sûre pour le blessé et pour soi-même. Un sauveteur blessé ne peut plus faire grand-chose pour aider les autres.

14

Les techniques de soulèvement et la mécanique corporelle

Si le sauveteur n'applique pas les principes de la mécanique corporelle pour soulever et déplacer les blessés, il peut subir des élongations musculaires. Procéder comme suit :

1   Se placer tout près de la charge.

2   Plier les genoux et non la taille.

3   Incliner la charge de manière à pouvoir glisser une main sous le coin ou le bord le plus proche de soi.

4   Placer l'autre main sous le coin ou le bord opposé et bien saisir la charge.

5   La soulever en se servant des muscles des jambes et en gardant le dos droit.

6   Se retourner en déplaçant d'abord les pieds, sans torsion du tronc.

Pour déposer la charge au sol, effectuer la manœuvre inverse.

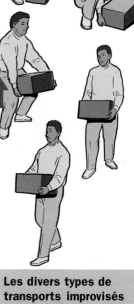

Les transports improvisés

Le transport improvisé est une méthode d'urgence servant à déplacer un blessé sur une courte distance vers un endroit sûr, un abri ou un meilleur moyen de transport. On peut employer le transport à un sauveteur si les circonstances, le poids du blessé et la force du sauveteur le permettent. Chaque fois que c'est possible, demander l'aide d'un passant. Si on obtient de l'aide, toujours se rappeler que c'est le secouriste :

◆ qui est responsable du blessé

◆ qui indique au passant ce qu'il doit faire et lui explique les mesures de sécurité à prendre

◆ qui coordonne le sauvetage

14

Le déplacement d'urgence

Comme le dépla-cement d'urgence risque d'aggraver les blessures, ne l'utiliser que dans les situations les plus graves qui présentent un danger immédiat pour la vie.

Cette méthode est employée par le sauveteur qui est seul pour déplacer une victime qui se trouve en position couchée ou assise. Elle assure le maximum de protection à la tête et au cou.

Si le temps le permet, attacher ensemble les mains de la victime sur sa poitrine avant de la déplacer.

1   Se tenir debout à la tête de la victime, face à ses pieds.

2   S'accroupir et glisser les mains sous les épaules de la victime. Agripper ses vête-ments de chaque côté. Lui soutenir la tête entre les avant-bras pour l'empêcher de bouger.

3   Tirer vers l'arrière seulement sur la distance nécessaire pour assurer la sécurité de la victime.

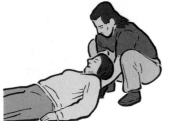

Comme autre méthode de déplacement d'urgence, le secouriste peut soutenir la victime à l'aide d'une couverture ou...

... s'agenouiller à cheval sur la victime, lui attacher les poignets, se les passer autour du cou et la traîner vers un endroit sûr

La méthode à dos

Cette méthode permet de transporter une victime consciente blessée aux jambes, mais qui peut se servir de ses bras. La victime doit pouvoir s'aider pour prendre place sur le dos du sauveteur ou elle doit être assise à la hauteur d'une chaise ou d'une table.

1 4

S'il faut transporter la victime sur une longue distance, on peut improviser un siège.

♦ former une grande boucle ajustable avec une courroie ou des ceintures. Se glisser les bras dans la boucle, la passant sur la nuque et devant les épaules. Laisser libre le bas de la boucle à la hauteur des fesses

♦ glisser les jambes du blessé dans le bas de la boucle, une jambe de chaque côté. Ajuster la boucle sous les fesses du blessé pour bien distribuer le poids et faciliter le transport.

1   Tourner le dos à la victime et s'accroupir entre ses jambes.

2   Lui dire de s'agripper à son cou.

3   Lui soutenir les jambes et se relever en se servant des muscles des jambes et des cuisses et en gardant le dos droit.

Le transport dans les bras

Cette méthode sert au transport d'un enfant ou d'un adulte de petite taille.

1   Se tenir au côté de la victime et poser un genou au sol.

2   Se passer le bras de la victime autour du cou en lui soutenant le dos et les épaules.

3   Passer l'autre bras sous les genoux pour saisir les cuisses.

4   Écarter les pieds pour être en équilibre.

5   Se relever en utilisant les muscles des jambes et en gardant le dos droit et les muscles abdominaux tendus.

Si la victime est étendue au sol, la soulever en deux étapes :

◆ poser sur le sol le genou le plus près de la tête et des épaules de la victime

◆ glisser un bras sous les aisselles et l'autre sous les genoux; soulever la victime et l'appuyer sur le genou élevé

◆ en utilisant les muscles des deux jambes, se relever d'un mouvement continu

La béquille humaine

Dans le cas d'une blessure à la jambe ou au pied, aider la victime à marcher sur son autre jambe en soutenant son côté blessé.

1   Pour porter sur ses propres épaules le poids du côté blessé, se passer le bras du côté blessé autour du cou et agripper le poignet.

2   Passer l'autre main dans le dos de la victime et agripper ses vêtements à la taille.

3   Le sauveteur et la victime commencent à marcher en même temps en partant du pied qui se trouve au centre. De cette manière, le sauveteur porte le poids du côté blessé de la victime.

Le sauveteur se place du côté blessé

La victime peut s'appuyer sur une canne de l'autre côté

Commencer à marcher sur le pied qui se trouve au centre

14

La technique du pompier

La technique du pompier sert à transporter une victime qui est incapable de s'aider mais qui n'est pas trop lourde pour le sauveteur.

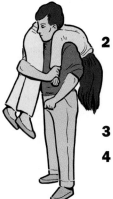

1   Faisant face à la victime étendue sur le dos, le sauveteur place bout à bout ses pieds et ceux de la victime. Il lui agrippe les poignets et tire pour la relever.

2   Tout en retenant la victime par un poignet, pivoter et se pencher pour la faire basculer sur son épaule. Soulever la victime d'un mouvement continu en la faisant passer de la position assise à la position debout pour ensuite l'étendre en travers de ses épaules.

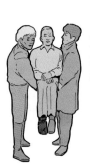

3   Équilibrer le poids et la placer à califourchon sur l'épaule.

4   Passer le bras entre ses jambes et lui agripper le poignet. Cela stabilise le poids et laisse l'autre main libre.

Le siège à deux mains

Deux sauveteurs peuvent utiliser la méthode du siège à deux mains pour transporter une victime qui est incapable de se soutenir le haut du corps.

1   Les sauveteurs s'accroupissent de chaque côté de la victime.

2   Chaque sauveteur passe un bras derrière la victime et agrippe ses vêtements à la taille du côté opposé.

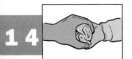

1 4

3   Chacun glisse ensuite l'autre main sous les cuisses, replie les doigts sur du rembourrage pour éviter de se blesser avec les ongles et accroche solidement ses doigts à ceux de son partenaire pour former un siège rigide. Chacun peut aussi saisir le poignet de son partenaire.

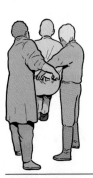

4   Les deux se relèvent en utilisant les muscles des jambes et en gardant le dos droit. Une fois debout, ils ajustent la position de leurs mains et de leurs bras. Lorsque la victime est bien installée, ils commencent à marcher ensemble, en partant du pied qui se trouve au centre.

Le siège à quatre mains

Deux sauveteurs peuvent utiliser la méthode du siège à quatre mains pour transporter une victime consciente qui peut se servir de ses mains et de ses bras.

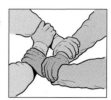

le siège à quatre mains

1 Chaque sauveteur entoure son poignet gauche avec sa main droite, puis saisit de sa main gauche le poignet droit de son partenaire de manière à former un carré.

2 Dire à la victime de passer les bras autour des épaules des sauveteurs et de se soulever pour qu'ils puissent se positionner les mains sous les fesses et sous les cuisses et bien répartir la charge.

3 Dire à la victime de tenir les sauveteurs par les épaules pour garder son équilibre et se soutenir le haut du corps.

4 Les sauveteurs commencent à marcher ensemble, en partant du pied qui se trouve au centre.

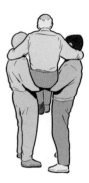

La technique de la chaise

La technique de la chaise permet à deux sauveteurs de transporter une victime consciente ou inconsciente dans un couloir étroit ou dans les escaliers. Ne pas utiliser cette technique si on soupçonne une blessure au cou ou au dos. Des chaises de secours spécialement conçues sont disponibles et doivent être utilisées pour ce type de transport.

1 La chaise est portée par deux sauveteurs, l'un marchant devant et l'autre derrière. Celui qui est derrière s'accroupit et saisit le dossier de la chaise; celui qui est devant se place dos à la victime, s'accroupit entre ses genoux et saisit les pattes avant de la chaise près du plancher.

2 Les sauveteurs ne marchent pas au pas; l'un part du pied gauche et l'autre du pied droit.

1 4

Descendre un escalier

la victime fait face à l'escalier

le sauveteur placé à l'avant fait face à la victime

une troisième personne descend devant lui, prête à intervenir s'il perd l'équilibre

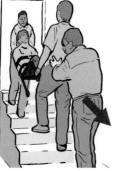

Si la victime est inconsciente ou incapable de s'aider

glisser le dossier de la chaise sous les jambes et les fesses et le bas du dos

lui attacher le torse et les bras au dossier de la chaise

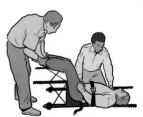

Le transport par les membres

Utiliser la méthode du transport par les membres si on n'a pas de chaise à portée de la main et si on ne soupçonne aucune blessure au tronc, à la tête ou à la colonne vertébrale.

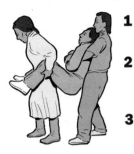

1   Un sauveteur glisse les mains sous les aisselles de la victime, lui saisit les poignets et les croise sur sa poitrine.

2   L'autre sauveteur tourne le dos à la victime, s'accroupit entre ses genoux et la prend par les jambes juste au-dessus du genou.

3   Les sauveteurs partent chacun du pied opposé : la victime est plus confortable s'ils ne marchent pas au pas.

Le relevage sur couverture avec quatre porteurs

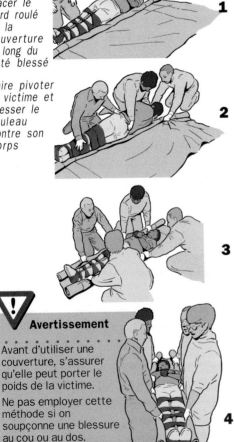

Placer le bord roulé de la couverture le long du côté blessé

Faire pivoter la victime et presser le rouleau contre son corps

1 4

> ⚠️ **Avertissement**
>
> Avant d'utiliser une couverture, s'assurer qu'elle peut porter le poids de la victime.
>
> Ne pas employer cette méthode si on soupçonne une blessure au cou ou au dos.

1   Rouler la moitié d'une couverture ou d'un tapis dans le sens de la longueur. Placer un porteur à la tête et un autre aux pieds pour garder la tête, le cou et le corps alignés.

2   S'agenouiller à la hauteur de l'épaule de la victime et placer un autre porteur à la taille pour faire pivoter la victime sur son côté indemne. Tourner le corps en un seul bloc sans effectuer de torsion. Pour plus de renseignements à ce sujet, voir la page 7-17.

3   Faire pivoter la victime par-dessus la couverture roulée ; elle se trouve alors étendue sur le dos. Dérouler la couverture et en rouler les bords de chaque côté du corps. Se préparer à soulever la victime : demander aux porteurs d'agripper les bords roulés à la hauteur de la tête, des épaules, des hanches et des jambes.

4   Maintenir la couverture tendue pendant qu'on soulève la victime et qu'on la place sur le brancard.

Les brancards

Lorsqu'il est impossible d'appeler les secours médicaux ou lorsque ceux-ci ne peuvent pas se rendre sur les lieux, la seule solution est de transporter la victime vers les secours médicaux. Si la victime est incapable de marcher ou si sa blessure ou sa maladie limite considérablement ses mouvements, on doit la transporter sur un brancard.

Les brancards vendus dans le commerce

Le plus courant des brancards vendus dans le commerce est le brancard de toile à montants rigides. À chaque extrémité, il comporte une barre d'écartement qui doit être bloquée en position ouverte avant qu'on utilise le brancard.

Brancard vendu dans le commerce

Les brancards improvisés

Si on ne dispose pas d'un brancard du commerce, on peut en improviser un au moyen d'une table, d'une porte ou encore de deux longs bâtons et d'une couverture, de vêtements ou de sacs à grain. Ne pas utiliser ce type de brancard non rigide si on soupçonne une blessure à la tête ou à la colonne vertébrale.

Avertissement

Vérifier la solidité du brancard improvisé en y installant une personne de poids égal ou supérieur à celui de la victime qu'on veut transporter.

Vérifier si on peut passer le brancard dans les couloirs, par les portes et dans les escaliers sans blesser la victime.

Le brancard improvisé avec une couverture

1 Étendre la couverture sur le sol et déposer un bâton au tiers de sa largeur. Replier le tiers de la couverture sur le bâton.

2 Poser le deuxième bâton parallèlement au premier sur la partie double de la couverture et à environ 15 cm (6 po) du bord libre.

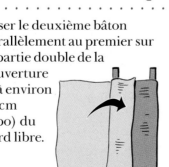

3 Replier le reste de la couverture sur les deux bâtons. Le poids du blessé maintient le tout en place.

14

Le brancard improvisé avec des vestons

On peut également fabriquer un brancard non rigide avec deux vestons et quatre bâtons.

Les manches sont retournées à l'intérieur

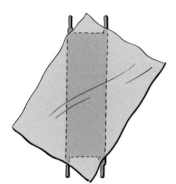

1   Fermer la glissière des vestons, les boutonner et rentrer les manches à l'intérieur. Placer les vestons sur le sol, le bas d'un veston contre le col de l'autre.

2   Glisser les bâtons dans les manches des deux vestons pour former le brancard.

3   Si la victime est de grande taille, préparer un autre veston et l'ajouter au brancard, le col vers le centre.

L'utilisation d'une couverture et d'un brancard

Pour envelopper une victime installée sur un brancard, on peut se servir d'une couverture. Cette méthode permet de fournir un maximum de chaleur à la victime sans l'écraser sous le poids de la couverture. Elle permet aussi au secouriste d'avoir facilement accès au siège de la blessure au cours du déplacement.

1   Placer la couverture en diagonale, une pointe à la tête et l'autre aux pieds.

2   Insérer du rembourrage aux endroits appropriés entre la couverture et le corps de manière à remplir les creux naturels du cou et du dos. Centrer la victime sur la couverture.

3   Couvrir les pieds avec la pointe inférieure et ramener la pointe supérieure autour du cou et sur la poitrine. Envelopper les jambes et le bas du corps avec un pan de la couverture. Glisser la dernière pointe sous le corps du côté opposé.

1 4

L'installation du blessé sur le brancard

Donner les premiers soins vitaux et immobiliser les blessures avant de placer le blessé sur le brancard.

1   Apporter le brancard préparé à l'avance (couverture et rembourrage) auprès du blessé plutôt que de transporter le blessé vers le brancard.

2   Le secouriste responsable se place à l'endroit où il pourra le mieux surveiller la région la plus vulnérable du corps, ordinairement la tête et les épaules, ou la partie blessée.

3   Expliquer clairement aux porteurs ce qu'ils doivent faire. Si le déplacement s'annonce difficile et si le temps le permet, il serait bon de pratiquer avec une victime simulée afin de réduire les risques et de rassurer le blessé s'il est conscient.

4   Donner des ordres clairs pour que le transport se fasse doucement et de manière coordonnée.

La méthode à quatre porteurs sans couverture

1   Les porteurs posent le genou gauche au sol, trois d'entre eux se trouvant d'un côté de la victime et le quatrième se trouvant de l'autre, comme le montre l'illustration. Le quatrième porteur aide les autres à soulever et à déposer le corps et ensuite glisse le brancard sous la victime.

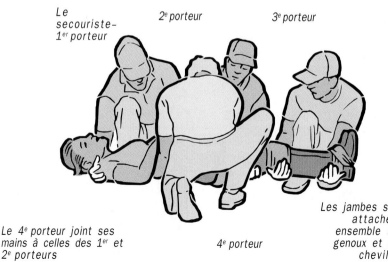

Le secouriste–1er porteur *2e porteur* *3e porteur*

1 4

Le 4e porteur joint ses mains à celles des 1er et 2e porteurs *4e porteur* *Les jambes sont attachées ensemble aux genoux et aux chevilles*

2   Après s'être assuré que les porteurs tiennent fermement la victime, le secouriste leur dit : " Prêts à lever. ", puis leur donne l'ordre " Levez. " Ils soulèvent doucement le corps jusqu'à la hauteur des genoux.

3   À l'ordre " Repos. ", le secouriste et les 2e et 3e porteurs posent délicatement le corps sur leur genou relevé. Le secouriste dit au 4e porteur de mettre en place le brancard.
Le 4e porteur reprend sa place initiale et joint ses mains à celles du 1er porteur (le secouriste) et du 2e porteur.

4   Une fois que tous sont prêts, donner l'ordre : " Prêts à lever ".

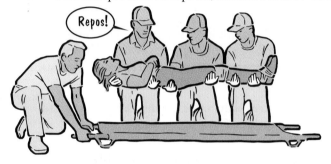

Levez. " Tous soulèvent la victime de leur genou.

5   Donner ensuite l'ordre : " Prêts à poser. Posez. ". Ils déposent délicatement la victime sur le brancard.

La méthode à trois porteurs sans couverture

Cette méthode est essentiellement la même que la méthode à quatre porteurs, sauf que d'un côté, le poids de la victime est porté par le secouriste et un seul autre porteur. Le 3e porteur joint ses mains à celles du secouriste pour soutenir la tête et le tronc. Tous soulèvent la victime et la déposent sur leur genou pendant que le brancard est mis en place. Le 3e porteur joint ses mains à celles du secouriste pour déposer la victime sur le brancard.

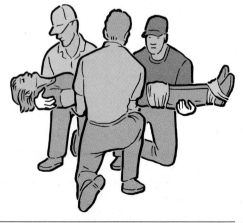

1 4

Le transport du brancard

Le brancard est transporté par une équipe de deux ou de quatre porteurs. Le secouriste responsable du transport doit décider quelle méthode employer et donner des ordres clairs aux porteurs. Une fois que la victime est attachée sur le brancard, le secouriste se place de manière à pouvoir surveiller la victime tout en dirigeant les porteurs.

Le secouriste place les autres porteurs (selon qu'ils sont deux ou quatre) à chaque bout du brancard. Les porteurs s'accroupissent près des poignées, en direction du déplacement.

◆ Lorsque les porteurs sont bien placés et tiennent fermement le brancard, donner l'ordre : " Prêts à lever. Levez. "

◆ Demander aux porteurs s'ils sont prêts. S'ils le sont, donner l'ordre : " Avancez. "

◆ S'il faut s'arrêter, donner l'ordre : " Halte. Prêts à poser. Posez. "

Pour rendre le transport le plus confortable possible pour la victime :

◆ les quatre porteurs partent ensemble du pied le plus rapproché du brancard et ils marchent au pas

◆ les deux porteurs partent du pied opposé et ne marchent pas au pas

Habituellement, on transporte les blessés les pieds en premier. Toutefois, il faut les transporter la tête en premier dans les circonstances suivantes :

◆ la victime est blessée aux jambes et il faut effectuer une longue descente ou descendre un escalier. Dans ce cas, la position tête première réduit la pression sur les jambes et diminue la douleur

◆ la victime n'a pas subi de blessures aux jambes et il faut monter une pente ou un escalier. La position tête première réduit l'afflux de sang à la tête et rend le déplacement plus confortable

◆ le chargement dans une ambulance ou le transfert dans un lit. La position tête première est la plus sûre et elle facilite la surveillance de la victime

1 4

si

Si le nombre de porteurs le permet, marcher à côté du brancard pour pouvoir surveiller la victime et la route.

Le transport sur terrain accidenté

Si le terrain est accidenté, le brancard doit être transporté par quatre porteurs et demeurer aussi horizontal que possible. Les porteurs doivent ajuster la hauteur du brancard pour compenser les bosses et les creux du terrain.

Franchir un mur

Éviter de franchir les murs, même s'il faut pour cela allonger le trajet. Si on ne peut faire autrement, procéder comme suit :

1   Soulever le brancard et le placer de manière que les poignées avant dépassent tout juste le mur. Les porteurs arrière maintiennent le brancard à niveau pendant que les porteurs avant franchissent le mur. Les quatre porteurs soulèvent ensemble le brancard et le déplacent vers l'avant jusqu'à ce que les poignées arrières soient appuyées contre le mur.

2   Les porteurs avant maintiennent le brancard à niveau jusqu'à ce que les porteurs à l'arrière aient franchi le mur et repris leur place.

3   Les porteurs abaissent le brancard et poursuivent leur route.

· ·

Le dégagement

Le dégagement consiste à libérer une victime qui est emprisonnée ou enfermée dans un véhicule ou un édifice écroulé et qui ne peut en sortir par elle-même. Au cours du dégagement, offrir à la victime le meilleur soutien possible. Si on le peut, lui donner les premiers soins essentiels et immobiliser ses blessures avant de la déplacer.

Le dégagement d'urgence

Si la victime court un danger immédiat, si elle est en position assise et si on est seul, procéder comme suit :

1   Si les pieds sont coincés dans les débris, les dégager et les déplacer vers la sortie. Glisser l'avant-bras sous l'aisselle du côté de la sortie et étendre le bras pour soutenir le menton.

14

2 Incliner la tête de la victime délicatement vers l'arrière de manière à se l'appuyer sur l'épaule et en maintenant le cou aussi rigide que possible.

3 Glisser l'autre avant-bras sous l'aisselle opposée et saisir par le poignet le bras du côté de la sortie.

4 En position d'équilibre, pivoter en tenant le blessé et en lui maintenant le cou aussi rigide que possible. Traîner la victime hors du véhicule sur une distance suffisante pour l'éloigner du danger et en prenant soin d'éviter les mouvements de torsion.

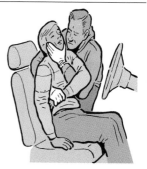

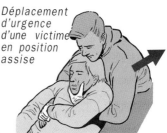

Déplacement d'urgence d'une victime en position assise

La planche dorsale courte

La planche dorsale courte est employée pour immobiliser la tête, le cou et le haut du dos d'une victime qui se trouve en position assise. Elle est particulièrement utile pour dégager d'un véhicule accidenté une victime chez qui on soupçonne une blessure à la tête ou à la colonne vertébrale.

L'utilisation de la planche dorsale nécessite la présence de deux sauveteurs. Le premier, qui peut être un passant, soutient la victime et lui maintient la tête et le cou rigides, comme le secouriste lui a indiqué. Le deuxième sauveteur, c'est-à-dire le secouriste, immobilise la victime sur la planche dorsale.

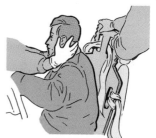

Mise en place d'une planche dorsale courte

◆ Placer la planche dorsale courte dans le dos de la victime, le bord inférieur plus bas que le bassin et le bord supérieur atteignant au moins le sommet de la tête. Poser du rembourrage de chaque côté de la tête pour l'empêcher de tourner.

◆ Attacher la tête de la victime sur la planche et ses bras sur les côtés. Attacher le torse et le bas du tronc sur la planche.

Des planches dorsales et des dispositifs de dégagement sont vendus dans le commerce. Si vous avez accès à ce matériel, assurez-vous de savoir l'utiliser correctement et suivez toujours le mode d'emploi du fabricant.

Avertissement

Il vaut mieux utiliser une planche dorsale courte que de ne pas en utiliser du tout; cependant, pour immobiliser complètement la tête et le cou, on doit employer un collet cervical rigide (voir la page 7-16).

Après avoir installé une victime en position assise sur une planche dorsale courte, immobiliser la victime et la planche courte sur une planche dorsale longue avant de procéder au transport.

14

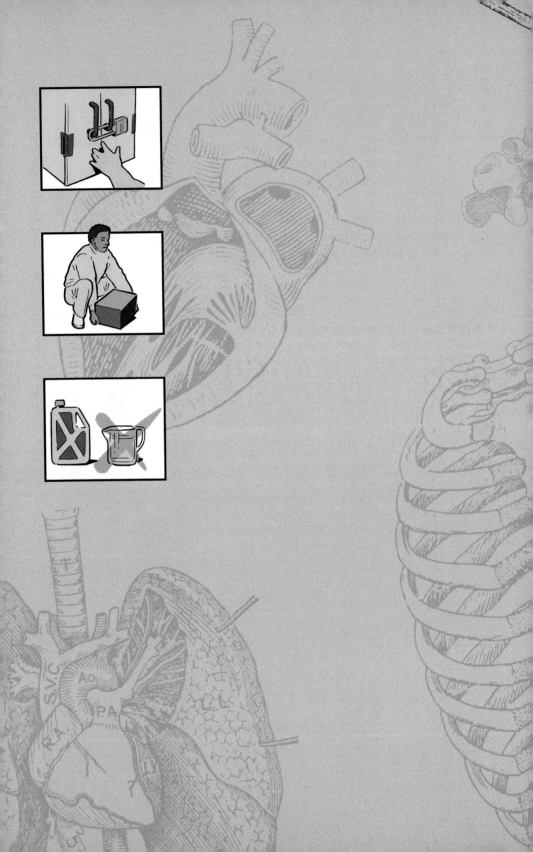

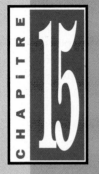

CHAPITRE **15**

LA SÉCURITÉ, ÇA SE PRÉPARE!

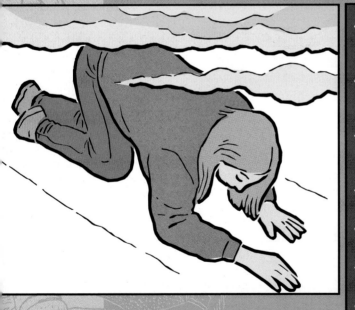

Même en matière de sécurité, la perfection n'est pas de ce monde, mais il existe des moyens de s'en approcher. On peut apprendre à reconnaître les dangers et prendre les moyens pour les éviter. Plusieurs facteurs sont habituellement en cause dans les blessures. Par exemple, supposons une combinaison comme une situation dangereuse, une personne fatiguée et un mauvais éclairage. Chaque facteur pris individuellement comporte un faible risque de blessure. Si les trois facteurs sont combinés, la blessure est pratiquement inévitable.

Apprenez à reconnaître les combinaisons de facteurs susceptibles de causer des blessures; c'est votre réflexe de sécurité. Penser sécurité, c'est beaucoup plus qu'appliquer une recette, c'est rester alerte, reconnaître les situations susceptibles de causer des blessures et prendre les moyens pour les corriger. En suivant un cours de secourisme, vous développerez votre réflexe de sécurité. Des études ont montré que les personnes formées en secourisme subissent moins de blessures. Faites-en une habitude et ceux qui vous entourent suivront votre exemple.

La sécurité au foyer

Si vous parlez rarement de sécurité à la maison, il est peut-être temps de vous y mettre. Discutez de la façon de réagir aux situations d'urgence, afin que toute la famille sache quoi faire en pareil cas. Enseignez aux enfants comment reconnaître une situation d'urgence et comment y réagir. Discutez des personnes dans la collectivité qui sont dignes de confiance et qui peuvent vous aider, p. ex., les parents-secours, les employés des magasins, les enseignants, etc.

La   sécurité   personnelle

En quittant le foyer

Prévoyez votre trajet. Dites à quelqu'un où vous allez, où on peut vous joindre et à quel moment vous reviendrez. Dites à cette personne ce qu'elle doit faire et à quel moment elle doit le faire si vous ne revenez pas à l'heure prévue.

En rentrant au foyer

Si vous pensez être suivi sur le chemin du retour :

◆ s'il n'y a personne à la maison, n'y entrez pas

◆ dirigez-vous vers un endroit public comme un centre commercial ou un restaurant où quelqu'un pourra vous venir en aide. Si vous êtes éloigné d'un endroit public, allez vers une maison éclairée qui semble habitée. Téléphonez à une de vos connaissances. Expliquez-lui la situation et demandez-lui de venir vous trouver

◆ si vous êtes toujours inquiet, appelez immédiatement la police

Ne prenez pas de risques inutiles. Soyez particulièrement prudent si vous êtes dans une ville ou un quartier inconnu.

15

La sécurité-incendie

Les incendies font de très nombreuses victimes et détruisent un grand nombre de maisons chaque année. Aujourd'hui, prenez le temps de reconnaître et d'éliminer les risques d'incendie dans votre foyer. D'abord, posez-vous les questions suivantes :

- avez-vous des consignes sur l'usage du tabac dans la maison? ____ Oui ____ Non

- y a-t-il des détecteurs de fumée entre les aires de séjour et les aires de repos? Les vérifiez-vous une fois par mois? En remplacez-vous les piles une fois par année? ____ Oui ____ Non

- le câblage électrique est-il en bon état? ____ Oui ____ Non

- les allumettes et les briquets sont-ils gardés dans un endroit sûr et hors de portée des enfants? ____ Oui ____ Non

- les matières inflammables sont-elles entreposées de façon sécuritaire? ____ Oui ____ Non

Remplacer les détecteurs de fumée tous les dix ans.

Préparation. Même si vous avez un excellent programme de prévention, votre famille doit toujours être prête à faire face à un incendie. Chacun doit savoir quoi faire en cas d'incendie, y compris savoir où se trouvent les extincteurs et comment s'en servir.

Planification. Prévoir une voie de sortie à utiliser en cas d'incendie. Déterminer un point de rencontre où tous doivent se rendre si un incendie se déclare, p. ex., près de l'arbre dans la cour du voisin.

Visitez votre caserne de pompiers

Votre caserne de pompiers peut vous fournir tous les renseignements dont vous avez besoin pour prévenir les incendies dans votre foyer. Les pompiers ne demandent pas mieux que de vous aider.

Protection. En cas d'incendie :

- rester calme et interrompre ses activités

- quitter les lieux rapidement par la voie de sortie prévue; fermer les portes et les fenêtres derrière soi pour empêcher le feu que se propager

- se rendre immédiatement au point de rencontre

- envoyer quelqu'un appeler des secours

- ne pas retourner à l'intérieur—il ne vaut pas la peine de risquer sa vie pour des biens matériels; nombreux sont ceux qui ont ainsi perdu la vie

1 5

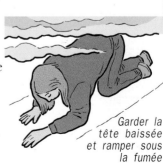

Garder la tête baissée et ramper sous la fumée

La sécurité des jeunes enfants

Ici (au foyer)

La façon la plus simple et la plus efficace de rendre votre foyer sécuritaire pour les jeunes enfants est de vous mettre à quatre pattes et d'examiner les lieux du point de vue d'un enfant. Mettez-vous à sa place, soyez curieux et recherchez des expériences nouvelles. Portez une attention particulière aux objets usuels (cordes de stores, fils électriques, appareils ménagers et plantes toxiques).

Ailleurs (lorsque vous n'y êtes pas)

Enseignez aux enfants des choses qui sont importantes en cas d'urgence. Dès que possible, apprenez à l'enfant :

9-1-1

Le 911 est le numéro de téléphone d'urgence dans de nombreux endroits

◆ son adresse et son numéro de téléphone

◆ votre nom (« maman » et « papa » ne sont pas très utiles en cas d'urgence)

◆ à signaler les numéros de téléphone d'urgence: s'assurer qu'il sait le faire correctement

◆ à se servir d'un téléphone public: on n'a pas besoin de monnaie pour appeler les services d'urgence

---

Qu'entend-on par urgence?

Expliquez aux enfants ce qu'est une urgence et donnez-leur en des exemples. Expliquez-leur qu'il existe de nombreux types d'urgence. Dites-leur quoi faire dans les cas suivants :

◆ il ont perdu leur jouet favori

◆ le chat a grimpé dans l'arbre du voisin et ne peut plus redescendre

◆ un ami tombe et se coupe au genou

◆ maman ou papa fait une chute et est incapable de se relever

◆ il voit du feu dans la maison

Enseignez aux enfants les règles élémentaires de sécurité. Même très jeunes, ils peuvent apprendre à reconnaître les situations dangereuses. Ils peuvent aussi comprendre ce qu'il faut faire en cas d'urgence. À mesure qu'ils grandissent, donnez-leur de plus en plus de responsabilités. Faites-les participer à vos inspections de sécurité.

15

La sécurité des personnes âgées

Les chutes

Les chutes sont une cause fréquente de blessures chez les personnes âgées et elles se transforment souvent en urgences graves. Elles sont dues en partie au fait que les os deviennent plus fragiles avec l'âge. Des blessures relativement mineures peuvent s'aggraver et mettre la vie en danger. Prendre les moyens nécessaires pour prévenir les chutes (voir l'encadré).

Les médicaments

Les médicaments présentent de nombreux dangers. Jeter dans les toilettes les médicaments d'ordonnance dont on n'a plus besoin et les médicaments en vente libre qui sont périmés. C'est une façon acceptable de s'en débarrasser. Si on prend des médicaments, suivre les conseils suivants :

- ne pas prendre de médicaments qui ont été prescrits pour quelqu'un d'autre

- toujours garder les médicaments dans le contenant d'origine sur lequel la posologie et le mode d'emploi sont clairement indiqués

- noter par écrit l'heure de la prise des médicaments d'ordonnance, de manière à pouvoir y revenir plus tard

- si on se pose des questions sur ses médicaments, appeler immédiatement le médecin ou le pharmacien; ils sont là pour aider

Prévenir les chutes

- bien fixer les tapis et carpettes
- utiliser des tabourets solides pour atteindre les endroits élevés (armoires, tablettes)
- mettre un tapis antidérapant dans la baignoire et dans la douche
- s'appuyer sur les rampes en montant et en descendant les escaliers
- ne pas prendre de risque. Ne pas utiliser un tabouret si on sait qu'une échelle est préférable. Ne pas transporter trop de paquets à la fois: mieux vaut prévenir que guérir!

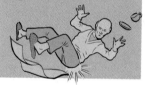

La sécurité des personnes seules

Les personnes âgées vivent souvent seules. Si vous vivez seul, prévoyez quoi faire si quelque chose vous arrivait. Si vous faisiez une chute et si vous vous blessiez ce soir, combien faudrait-il de temps avant que quelqu'un vous trouve?

Si vous vous rendez régulièrement quelque part, p. ex., au travail ou à l'école, quelqu'un pourra s'apercevoir de votre absence. Si vous n'avez pas d'activité régulière, assurez-vous de parler tous les jours à quelqu'un. Ce peut être n'importe qui et le contact peut être simple et bref. Deux personnes vivant seules peuvent se surveiller l'une l'autre. Si l'une n'entend pas parler de l'autre à l'heure prévue, elle peut appeler à l'aide immédiatement.

La sécurité au travail

La sécurité au travail est la responsabilité de tous. Prendre le temps d'évaluer sa propre situation et reconnaître que le type de dangers et les moyens de les prévenir dépendent de la nature du travail.

L'employeur devrait...

◆ respecter et surpasser les exigences de santé et de sécurité dans tous les aspects du travail

◆ promouvoir activement la sécurité

◆ mettre en place des méthodes qui incitent les employés à signaler les situations non sécuritaires

◆ établir un plan d'évacuation d'urgence et s'exercer à le mettre en pratique

L'employé devrait...

◆ connaître les règlements de santé et sécurité au travail qui s'appliquent à son emploi

◆ collaborer avec l'employeur en vue d'améliorer la sécurité sur les lieux de travail

◆ inciter ses collègues à agir de façon sécuritaire et leur déconseiller de poser des actes dangereux

◆ porter le matériel de protection mis à sa disposition

◆ signaler les situations non sécuritaires

◆ apprendre et appliquer les pratiques de travail sécuritaires, y compris suivre les règlements de sécurité, soulever correctement les objets lourds, se servir de postes de travail ergonomiques et utiliser les outils appropriés pour effectuer des tâches dangereuses, p. ex., se servir d'un chariot ou d'un diable pour déplacer un objet lourd

Soulever correctement les objets lourds

Rendre les lieux sûrs

Préparer un plan des lieux de travail sur lequel figurent :

◆ les sorties d'urgence

◆ le système d'extincteurs automatiques

◆ les substances et les produits chimiques dangereux

◆ le matériel coûteux (ordinateurs, etc.)

◆ le nom des personnes à prévenir en cas d'urgence

15

Le SIMDUT

Le Système d'information sur les matières dangereuses utilisées au travail (SIMDUT) a pour fonctions de répertorier les matières dangereuses et d'aider les travailleurs à se protéger contre des dangers réels. Le SIMDUT comprend l'étiquetage des produits avec les étiquettes du fournisseur et celles de l'utilisateur ainsi que la préparation de fiches techniques santé-sécurité (FTSS) pour chaque produit dangereux utilisé sur les lieux de travail.

Soyez prêt

S'il se trouve des matières dangereuses dans votre lieu de travail, sachez comment utiliser le SIMDUT.

étiquette du fournisseur–elle est apposée par le fournisseur et comprend :

- *le nom du produit*
- *les mentions de risque*
- *les précautions à prendre*
- *les mesures de premiers soins*
- *le nom du fournisseur*
- *le symbole de catégorie SIMDUT*
- *le renvoi à une FTSS*
- *l'information en anglais et en français*
- *une bordure hachurée d'une couleur contrastant avec celle du contenant*

ESSENCE

étiquette de l'utilisateur– elle est apposée sur les lieux de travail et comprend :

- *le nom du produit*
- *les méthodes sécuritaires de manutention*
- *le renvoi à une FTSS*

Les symboles des catégories SIMDUT

Catégorie A

gaz comprimés

Catégorie B

matières inflammables et combustibles

Catégorie C

matières comburantes

division 1

matières ayant des effets toxiques immédiats et graves

division 2

matières ayant d'autres effets toxiques

division 3

matières infectieuses

Catégorie E

matières corrosives

Catégorie F

matières dangereusement réactives

15

La sécurité dans les loisirs

Les Canadiens sont très actifs et c'est souvent pendant leurs loisirs qu'ils courent le plus grand risque de se blesser. SAUVE-QUI-PENSE vous aide à reconnaître et à gérer ces risques afin que vous puissiez vous amuser tout en les réduisant au minimum.

Vous pouvez réduire les risques de vous blesser en faisant le cinq choix éclairés suivants :

Ce qui importe, c'est ce que vous faites, non ce que vous ne faites pas.

- ◆ **Je m'attache**. Porter la ceinture de sécurité réduit grandement les risques de blessure ou de décès en cas de collision. Attachez également votre harnais d'escalade, votre dispositif de flottaison, etc.

- ◆ **Je regarde d'abord**. Regardez toujours avant de vous lancer, que ce soit en plongée, en vélo de montagne ou dans la vie.

- ◆ **Je m'équipe**. Si vous vous adonnez à une activité sportive, regardez ce que portent les professionnels qui la pratiquent. Ils sont habituellement vêtus de façon sécuritaire afin de pouvoir continuer de faire des compétitions. En vous équipant adéquatement selon l'activité pratiquée, vous réduisez les risques de vous blesser.

- ◆ **J'apprends**. Presque tout ce que nous faisons au travail et pendant nos loisirs peut se faire mieux et de façon plus sécuritaire si nous avons la formation nécessaire. Pour ce faire, suivez des cours — y compris des cours de secourisme.

- ◆ **Je conduis la tête claire**. Ce point ne se résume pas à éviter l'alcool au volant. Il signifie qu'il faut aussi se concentrer totalement sur la conduite automobile, que l'on conduise une automobile, une motoneige ou une motocyclette.

En appliquant les messages du programme SAUVE-QUI-PENSE, vous pouvez réduire les risques de vous blesser pendant vos loisirs. Vous pouvez également décider de pratiquer ou de ne pas pratiquer une activité donnée. Presque tout ce que nous faisons comporte un certain degré de risque. Celui-ci peut sembler insignifiant, comme marcher sur le trottoir, ou tout à fait incompréhensible pour la plupart d'entre nous, comme sauter devant un train en mouvement. Il existe cependant un degré de risque intermédiaire que nous pouvons décider ou non de prendre. Cette décision appartient à chacun et peut varier d'un jour à l'autre selon notre la fatigue, les conditions météorologiques ou même l'heure. Faites vos propres choix et décidez du degré de risque que vous êtes prêt à assumer.

15

Décidez d'appliquer les messages SAUVE-QUI-PENSE et réduisez les risques de blessures

Messages SAUVE-QUI-PENSE	Activité			
	Conduite automobile	Randonnée pédestre	Bicyclette	Sports nautiques
Je m'attache	La ceinture de sécurité sauve des milliers de vies chaque année. Portez la vôtre!	Assurez-vous que votre matériel et vos sacs sont bien attachés.	Attachez votre casque ou il vous laissera tomber lorsque vous tomberez!	Ne faites pas qu'apporter un dispositif de flottaison individuel dans votre bateau : portez-le!
Je regarde d'abord	Assurez-vous de voir au loin ce qui s'en vient et n'essayez pas d'aller plus vite que vos phares! Établissez votre route avant de partir et ralentissez par mauvais temps	Regardez où vous mettez les pieds. Il ne suffit que d'un moment d'inattention pour se blesser! Apportez et apprenez à utiliser des cartes et des aides à la navigation. Promenez-vous avec un ami. et dites votre itinéraire.	Sachez où vous allez, surtout lorsque vous roulez en vélo de montagne ou dans la circulation dense.	Sachez dans quoi vous sautez ou plongez. Quelle est la profondeur de l'eau? Y a-t-il des rochers? Surveillez les nageurs et les plaisanciers.
Je m'équipe	Portez l'équipement de protection qui convient à l'activité pratiquée. Cela pourrait être aussi simple que de mettre des lunettes de soleil lorsque l'intensité lumineuse nuit à votre vision.	Portez des vêtements qui conviennent au climat et au terrain. Portez des chaussures appropriées et transportez différents articles d'urgence ou de survie.	Un équipement de vélo adéquat comprend des gants (en cas de chute), des lunettes et un casque. Si vous vous promenez la nuit, assurez-vous d'être visible et audible.	Portez un dispositif de flottaison individuel approuvé lorsque vous participez à des activités nautiques et n'oubliez pas l'écran solaire!
J'apprends	Suivez un cours de conduite défensive ou un cours spécialisé pour le type de véhicule que vous utilisez.	Suivez un cours de secourisme en milieu sauvage et un cours d'orientation.	Avant de partir, suivez un cours de technique du vélo afin d'apprendre à connaître votre bicyclette et son fonctionnement .	Apprenez à nager, ainsi que les règles élémentaires de la sécurité nautique. Suivez une formation pour plaisanciers.
Je conduis la tête claire	Il s'agit bien plus que de s'abstenir de prendre de l'alcool et de la drogue. Vous devez vous concentrer totalement sur la conduite automobile et ne pas être distrait.	Évitez l'alcool et les drogues, et restez concentré. La fatigue pourrait vous faire prendre de mauvaises décisions et accroître les risques de vous blesser.	Évitez l'alcool et les drogues et restez concentré. Si vous portez un baladeur, vous n'êtes pas totalement concentré sur la route. Laissez-le donc à la maison...	Il est reconnu que sports nautiques et alcool sont une combinaison mortelle.

15

L'Ambulance Saint-Jean remercie La Fondation SAUVE-QUI-PENSE pour sa participation à la rédaction de ces pages.

La sécurité routière

Prenez un cours de conduite préventive

Le cours de conduite préventive est une bonne façon d'apprendre à conduire de manière encore plus sécuritaire. Une formation professionnelle accroît vos chances d'éviter les accidents. Si la conduite automobile fait partie de votre travail, suivez un cours de recyclage pour conducteurs professionnels après quelques années. Ces cours vous rappellent comment éviter les mauvaises habitudes et ils sont une excellente façon de connaître les modifications apportées au code de la route.

Êtes-vous prêt?

De nombreux facteurs peuvent avoir un effet sur votre prochain déplacement. Si vous conduisez, vous devrez faire face à diverses conditions de route, d'éclairage, de climat et de circulation, sans compter les autres conducteurs et les autres véhicules. Mais le facteur le plus important, c'est l'état dans lequel vous êtes, vous, le conducteur. Si vous êtes bien préparé à entreprendre le voyage (même s'il est court), vous surmonterez facilement les conditions difficiles que vous pourrez rencontrer.

Préparez-vous à conduire avant de monter à bord du véhicule

Êtes-vous surmené ou inquiet? Votre capacité de réaction est-elle affaiblie par l'alcool ou les drogues? Quels effets vos médicaments d'ordonnance ou de vente libre ont-ils sur votre capacité de conduire? Planifiez votre trajet avant de quitter la maison et vérifiez les prévisions météorologiques. Révisez le plan avec les passagers pour éviter d'avoir à consulter la carte pendant que vous conduisez.

Assurez-vous de bien entretenir votre véhicule

Cela comprend l'entretien régulier et l'entretien quotidien. Avant de monter dans le véhicule, faites-en le tour et examinez-le attentivement. Y a-t-il des ampoules à remplacer? Les essuie-glaces fonctionnent-ils bien et les réservoirs sont-ils pleins? Voyez-vous des fuites de liquides sous la voiture? Les glaces sont-elles propres et libres de givre, de neige ou de boue? Vérifiez également si les phares sont propres.

Aidez les autres automobilistes

Si quelqu'un est arrêté le long de la route et si vous croyez qu'il a besoin d'aide, arrêtez-vous. Ne descendez pas de votre voiture, mais baissez la glace juste assez pour lui parler.

Demandez-lui ce qui ne va pas et offrez-lui d'aller chercher de l'aide. Envoyez un policier ou un service de dépannage sur les lieux.

15

Portez la ceinture de sécurité et utilisez un dispositif de retenue pour enfants

La ceinture de sécurité constitue la meilleure protection en cas de collision. Portez-la donc en tout temps. Passez la ceinture abdominale sur vos hanches et serrez-la bien. Quant à la ceinture épaulière, elle doit passer par-dessus l'épaule et croiser votre poitrine. Les bébés et les enfants doivent être adéquatement installés dans un dispositif de retenue qui convient à leur taille et à leur poids. Vérifiez la taille et le poids permis sur l'étiquette du siège d'auto. Les bébés doivent voyager dans un siège d'auto orienté vers l'arrière jusqu'à l'âge d'un an. Les sièges d'auto orientés vers l'arrière sont sécuritaires lorsque le poids du bébé se situe entre 9 et 10 kilogrammes (de 20 à 22 livres). Si son poids dépasse 10 kilogrammes, utilisez un siège d'auto pour enfants ou bébés orientés vers l'arrière pour lequel il est clairement indiqué sur l'étiquette qu'il convient aux bébés de plus de 9 ou 10 kilogrammes. Il est préférable que les enfants soient orientés vers l'arrière le plus longtemps possible. Les sièges d'auto orientés vers l'avant doivent être retenus par la ceinture de sécurité et la courroie d'attache, ou encore par la courroie d'attache et le système d'ancrage universel. Vérifiez si votre siège d'auto est bien fixé. Un siège d'appoint est utilisé pour les enfants dont le poids dépasse 18 kilogrammes (40 livres). Un tel siège peut être utilisé jusqu'à ce que l'enfant pèse 36 kilogrammes (80 livres). Attachez toujours votre enfant ou votre bébé selon les directives du fabricant, sinon il ne bénéficiera pas de la protection voulue.

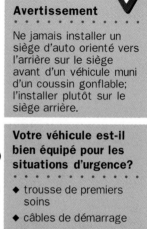

Avertissement

Ne jamais installer un siège d'auto orienté vers l'arrière sur le siège avant d'un véhicule muni d'un coussin gonflable; l'installer plutôt sur le siège arrière.

Votre véhicule est-il bien équipé pour les situations d'urgence?

- ◆ trousse de premiers soins
- ◆ câbles de démarrage
- ◆ bornes éclairantes ou autres dispositifs d'avertissement
- ◆ chandelles et allumettes de sécurité
- ◆ couvertures chaudes
- ◆ vêtements, p. ex., tuques, mitaines ou gants et bottes chaudes
- ◆ casse-croûte hautement énergétique

En cas de collision

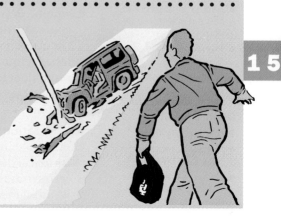

- ◆ garder son calme
- ◆ rester près du véhicule
- ◆ s'examiner et examiner les passagers— y a-t-il des blessés?
- ◆ donner les premiers soins nécessaires
- ◆ appeler les policiers au besoin
- ◆ donner aux autres conducteurs de l'information sur ses assurances
- ◆ avant de quitter les lieux, noter par écrit le nom, l'adresse et le numéro de téléphone des autres conducteurs ainsi que des témoins de la collision

1 5

Être prêt

Pour obtenir de plus amples renseignements sur les cours, communiquez avec le bureau de l'Ambulance Saint-Jean situé le plus près de chez vous.

Une urgence peut survenir en tout lieu et en tout temps. En se préparant un peu à l'avance, on peut être prêt à faire face aux imprévus. En premier lieu, on doit savoir ce qu'il faut faire lorsqu'une urgence se produit. Cela signifie que l'on doit avoir reçu une formation en secourisme. En second lieu, on doit s'assurer de disposer du matériel nécessaire pour parer à une situation d'urgence: cela signifie que l'on doit avoir une trousse de secourisme.

Formation en secourisme

Tel qu'il est indiqué à la page 1-2, un bon cours de secourisme est la seule façon d'acquérir les connaissances pratiques du secourisme.

Ce sont les connaissances les plus importantes dans le cas d'une urgence. L'Ambulance Saint-Jean offre un large éventail de cours de secourisme dont certains sont décrits ci-dessous. Pourquoi devriez-vous suivre un cours de l'Ambulance Saint-Jean? Les cours de secourisme de l'Ambulance Saint-Jean présentent beaucoup d'avantages, dont ceux énumérés ci-après :

Quelques-uns des cours offerts par l'Ambulance Saint-Jean

Cours de secourisme

- *Moi, j'aide:* cours de secourisme conçu à l'intention des enfants
- *Priorité Survie:* cours d'une durée de 3 h 30 destiné aux gens affairés
- *Secourisme d'urgence:* cours d'une durée d'un jour
- *Secourisme général:* cours d'une durée de deux jours
- *Premier Répondant Médical*
- *Programme national de formation des instructeurs:* Phases I et II

Cours de RCR

- *Niveau A:* Adulte
- *Niveau B:* Adulte enfant et bébé
- *Niveau C:* Adulte, enfant, bébé et RCR à deux sauveteurs

◆ instructeurs qui ont reçu une formation exhaustive: les instructeurs de l'Ambulance Saint-Jean sont titulaires d'un certificat du *Programme d'accréditation des instructeurs*

◆ techniques de formation éprouvées: nos cours de secourisme d'urgence et de secourisme général, entre autres, comportent des exercices du cahier d'activités, des présentations vidéo, des démonstrations faites par l'instructeur et des séances d'exercices pratiques

◆ contenu des cours flexible: bon nombre de nos cours sont de type modulaire, ce qui permet au client de choisir les sujets qui répondent le mieux à ses besoins

◆ certification nationale: un certificat de secourisme de l'Ambulance Saint-Jean est reconnu partout au Canada

15

Les trousses de secourisme de l'Ambulance Saint-Jean

Êtes-vous prêt à faire face à *toute* situation d'urgence?

Les raisons pour lesquelles on devrait avoir une trousse de secourisme sont évidentes. Des blessures peuvent survenir au foyer, au jeu ou au travail. L'Ambulance Saint-Jean vous offre une gamme complète de trousses de secourisme de grande qualité pour tous les types de blessures. Conçues pour vous, ces trousses sont fondées sur le principe suivant : une blessure, une pochette. Vous aurez facilement accès aux outils dont vous aurez besoin en cas d'urgence.

trousse familiale

Trousse de secourisme familiale. Tout indiquée pour la maison ou le chalet, cette trousse contient tout le nécessaire pour traiter les blessures étendues, les blessures d'étendue moyenne et les blessures bénignes ainsi que les brûlures.

Trousse de secourisme pour le véhicule. Parfaite pour tous les types de véhicules, cette trousse contient tout le matériel nécessaire pour donner les premiers soins en milieu routier. Contient un fanion de détresse.

Trousse RCR. Pochette pratique avec anneau pour clefs contenant un masque avec valve unidirectionnelle pour la RCR, des tampons antiseptiques et des gants.

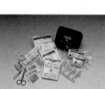

trousse pour le véhicule

Trousse de secourisme pour le sport. Cette trousse contient tout le matériel nécessaire, y compris des attelles et des compresses froides, pour traiter les blessures résultant de la pratique des sports. Les entraîneurs et les soigneurs apprécieront son format compact : se glisse facilement dans un sac de sport.

Trousse de secourisme compacte. Légère et de faible encombrement, elle peut se glisser facilement dans un sac à dos ou être portée à la ceinture. Parfaite pour les amateurs de grand air. Elle contient le matériel nécessaire pour traiter les blessures bénignes ou d'étendue moyenne.

trousse compacte

Trousse de type sac-banane. Essentielle lors des activités à l'extérieur, telles que l'escalade, la bicyclette et le ski, cette trousse imperméable peut être portée à la taille et est facilement accessible lorsqu'on doit traiter des blessures bénignes ou d'étendue moyenne.

Pour obtenir de plus amples renseignements ou pour vous procurer une trousse, communiquez avec le bureau de l'Ambulance Saint-Jean de votre localité. N'oubliez pas de remplacer les articles utilisés.

15

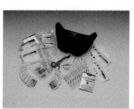

trousse de type sac-banane

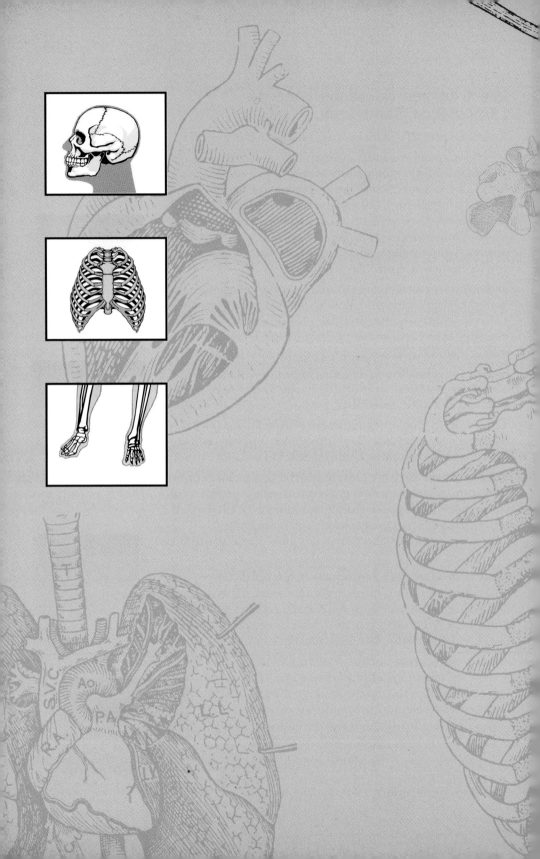

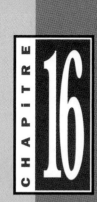

CHAPITRE 16

LE CORPS ET SON FONCTIONNEMENT

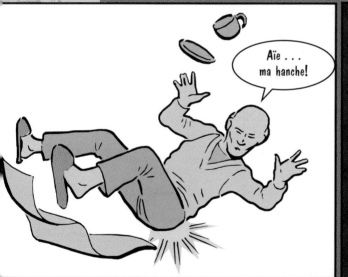

Aïe . . .
ma hanche!

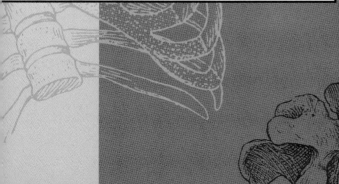

Introduction à l'anatomie et à la physiologie

En tant que secouriste, vous n'avez pas besoin d'une connaissance approfondie de l'anatomie et de la physiologie. Vous devez cependant connaître les grands principes de la structure et du fonctionnement normal du corps humain. Ce chapitre contient une définition des termes d'anatomie qui vous aidera à transmettre une information précise sur l'état d'une personne. Il comprend également une courte description des principaux organes et des principales fonctions de la peau, du système musculo-squelettique, du système nerveux, y compris l'œil, et des systèmes digestif, urinaire, circulatoire et respiratoire.

Termes d'anatomie

Voici les mots employés pour situer les différentes parties du corps et pour indiquer leur interrelation.

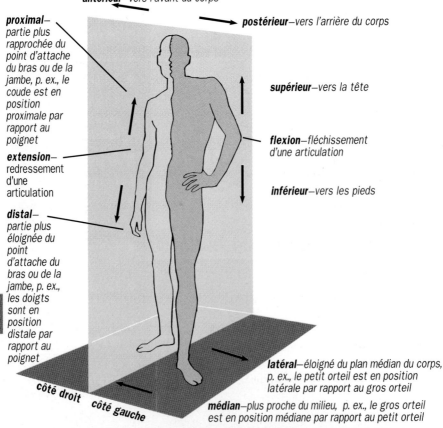

antérieur—vers l'avant du corps

proximal—partie plus rapprochée du point d'attache du bras ou de la jambe, p. ex., le coude est en position proximale par rapport au poignet

extension—redressement d'une articulation

distal—partie plus éloignée du point d'attache du bras ou de la jambe, p. ex., les doigts sont en position distale par rapport au poignet

postérieur—vers l'arrière du corps

supérieur—vers la tête

flexion—fléchissement d'une articulation

inférieur—vers les pieds

latéral—éloigné du plan médian du corps, p. ex., le petit orteil est en position latérale par rapport au gros orteil

médian—plus proche du milieu, p. ex., le gros orteil est en position médiane par rapport au petit orteil

côté droit   côté gauche

16

La peau

La peau est un organe important dont les fonctions principales sont de protéger l'organisme contre les infections et les dangers du milieu extérieur, d'éliminer les déchets sous forme de sueur, de maintenir une température corporelle normale et d'informer le cerveau des changements de température du milieu.

Les modifications du milieu

La peau est pourvue d'un riche réseau de nerfs qui informe le cerveau des modifications du milieu ambiant. Ces nerfs sont sensibles à la chaleur, au froid, à la douleur et au toucher et ils transmettent ces sensations au cerveau. La peau aide le corps à s'adapter au milieu et le protège des températures extrêmes. Par temps froid, les vaisseaux sanguins se contractent, ce qui réduit l'afflux de sang à la surface de la peau et prévient la perte de chaleur corporelle. Les couches de graisse sous-cutanée servent d'isolant et conservent la chaleur corporelle. Par temps chaud, les vaisseaux sanguins situés près de la surface de la peau se dilatent (deviennent plus gros) et laissent affluer plus de sang à la surface de la peau. Cette dilatation refroidit le corps parce qu'elle déplace la chaleur du centre du corps vers la surface de la peau, où elle est dissipée par irradiation.

Les fonctions de la peau

- ◆ protection du corps contre les bactéries
- ◆ régulation de la température corporelle
- ◆ conservation des fluides corporels
- ◆ élimination des déchets par la transpiration
- ◆ isolation du corps

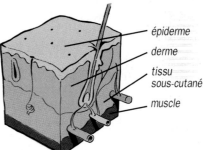

épiderme

derme

tissu sous-cutané

muscle

Le système musculo-squelettique

Le système musculo-squelettique est la charpente qui renferme les organes et les systèmes corporels. Cette charpente comprend les os, les muscles, les tendons et les ligaments. Les os servent de levier aux muscles; les muscles se contractent pour produire le mouvement; les tendons relient les muscles aux os et les ligaments relient les os entre eux, aux articulations. Le système musculo-squelettique protège les organes, soutient le corps et permet le mouvement.

16

Les muscles

Les muscles sont constitués d'un type particulier de tissu qui se contracte (se raccourcit) sous l'effet de l'impulsion nerveuse. La plupart des mouvements corporels résultent de la contraction et du relâchement combinés de plusieurs muscles ; certains se contractant et d'autres se relâchant. Des nerfs transmettent les impulsions des muscles vers le cerveau et vice-versa.

Les muscles sont dits volontaires ou involontaires. Les **muscles volontaires** sont soumis à l'action de la volonté, ce qui signifie que le sujet peut les contracter ou les relâcher à son gré. Les muscles qui assurent le mouvement du squelette sont des muscles volontaires.

Les **muscles involontaires** se contractent et se relâchent à un rythme régulier, sans effort conscient de la part du sujet. Le muscle cardiaque, qui possède son propre système de régulation, en est un bon exemple.

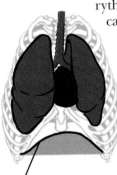

Le **diaphragme**, un grand muscle en forme de coupole qui sépare les cavités thoracique et abdominale et joue un rôle dans la respiration, possède les caractéristiques des muscles volontaires et celles des muscles involontaires. On peut le contracter à volonté et ainsi modifier son rythme respiratoire pendant de courtes périodes.

diaphragme

Le squelette

Le squelette forme la charpente osseuse du corps humain et lui donne sa forme. Il protège également de nombreux organes par exemple : le crâne protège le cerveau, les côtes protègent le cœur et les poumons et les vertèbres protègent la moelle épinière.

Les articulations

Les os permettent le mouvement du corps en servant de leviers rigides aux tendons et aux muscles. Les articulations sont formées par la jonction de deux ou de plusieurs os. Les articulations immobiles n'ont aucune mobilité : c'est le cas des os du crâne de l'adulte. Les articulations semi-mobiles ne permettent qu'un mouvement limité—par exemple : les articulations qui relient les vertèbres entre elles et celles qui relient le bassin et la colonne vertébrale.

Les articulations mobiles sont recouvertes d'un **cartilage** lisse qui réduit la friction au minimum et elles sont reliées par des bandes de tissu très résistant, les **ligaments**.

os

ligaments—relient les os entre eux

cartilages—coussinent les extrémités osseuses

membrane lubrifiante—nourrit et lubrifie l'articulation

capsule—tissu résistant enveloppant l'articulation

16

La colonne vertébrale

La colonne vertébrale se divise en cinq régions, comme l'illustre le diagramme. Elle est composée de 33 os nommés **vertèbres**. Les vertèbres sont empilées les unes sur les autres et sont séparées par les **disques intervertébraux**. Souples et résistants, les disques amortissent les chocs que subit la colonne vertébrale. Les vertèbres et les disques comportent chacun un trou central et leur superposition forme un canal sur toute la longueur de la colonne vertébrale. La moelle épinière, qui transporte l'influx nerveux entre le cerveau et les autres parties du corps, est contenue dans ce canal. Elle est protégée par la colonne vertébrale, mais en cas de fracture, des fragments osseux, des tissus déplacés ou l'enflure peuvent provoquer des lésions irréversibles et entraîner une invalidité permanente.

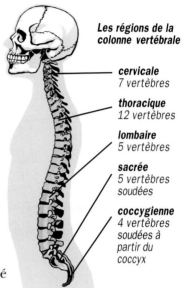

Les régions de la colonne vertébrale

cervicale
7 vertèbres

thoracique
12 vertèbres

lombaire
5 vertèbres

sacrée
5 vertèbres soudées

coccygienne
4 vertèbres soudées à partir du coccyx

Le thorax

Le thorax est formé par les côtes, les 12 vertèbres thoraciques et le sternum. Il protège les organes thoraciques, principalement le cœur et les poumons. Il offre également une certaine protection aux organes de la partie supérieure de l'abdomen comme le foie, à l'avant, et les reins, à l'arrière. Les lésions des os du thorax menacent les organes qu'ils protègent et peuvent donc mettre la vie en danger.

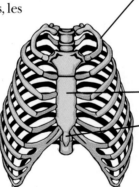

côtes—12 paires fixées aux vertèbres à l'arrière et au sternum ou aux autres côtes à l'avant. Les dernières paires de côtes ne sont fixées qu'aux vertèbres et sont appelées « côtes flottantes »

sternum—os en forme de dague pointant vers le bas

appendice xiphoïde (extrémité du sternum)—un cartilage résistant. Exercer une pression sur ce cartilage peut endommager les organes sous-jacents

Le crâne

L'ensemble des os de la tête forme le crâne. Celui-ci donne sa forme à la tête et protège le cerveau. Une fracture du crâne peut provoquer des lésions au cerveau.

crâne—les os plats se fusionnent au cours de l'enfance et forment une enveloppe rigide pour le cerveau

os faciaux—s'imbriquent avec les os du crâne pour former les cavités orbitaire et nasale qui protègent les yeux et le nez

mâchoire supérieure (maxillaire)

mâchoire inférieure (mandibule)

1 6

Les principaux os du squelette

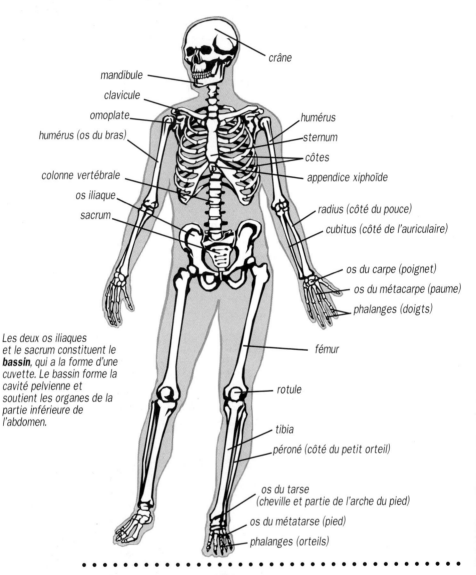

crâne

mandibule

clavicule

omoplate

humérus (os du bras)

colonne vertébrale

os iliaque

sacrum

humérus

sternum

côtes

appendice xiphoïde

radius (côté du pouce)

cubitus (côté de l'auriculaire)

os du carpe (poignet)

os du métacarpe (paume)

phalanges (doigts)

Les deux os iliaques
et le sacrum constituent le
bassin, qui a la forme d'une
cuvette. Le bassin forme la
cavité pelvienne et
soutient les organes de la
partie inférieure de
l'abdomen.

fémur

rotule

tibia

péroné (côté du petit orteil)

os du tarse
(cheville et partie de l'arche du pied)

os du métatarse (pied)

phalanges (orteils)

Le système nerveux

Le système nerveux comprend le cerveau, la moelle épinière et les
nerfs. Le cerveau et la moelle épinière forment le **système
nerveux central**. Les nerfs qui se prolongent vers toutes les parties
du corps sont nommés **nerfs périphériques**. Le système nerveux
se divise en deux parties : le **système nerveux volontaire** et le
système nerveux autonome. Le système

nerveux volontaire règle les fonctions par volonté délibérée. Le système nerveux autonome règle, sans l'effort conscient de la personne, des fonctions comme le battement du cœur, la respiration, la tension artérielle, la digestion et la sécrétion glandulaire, p. ex., les hormones.

Les nerfs périphériques qui s'étendent de la moelle épinière vers toutes les parties du corps sont de deux types : les nerfs moteurs et les nerfs sensitifs. Les nerfs moteurs règlent le mouvement et les nerfs sensitifs transmettent au cerveau les sensations tactiles et gustatives ainsi que les sensations de froid, de chaleur et de douleur.

Le cerveau

Le cerveau, principal organe de régulation de l'organisme, occupe presque toute la cavité crânienne. Il est le siège de la conscience, de la mémoire et de la pensée. Il reçoit de l'information et transmet des influx nerveux à toutes les parties du corps, pour les activités tant volontaires qu'involontaires.

L'œil

L'œil est l'organe de la vision. Les blessures de l'œil sont graves, car elles peuvent entraîner une diminution ou une perte de la vision. Une intervention rapide et appropriée de la part du secouriste peut contribuer à prévenir les lésions permanentes de l'œil.

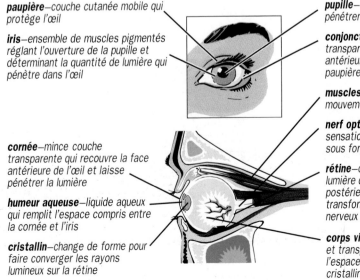

paupière–couche cutanée mobile qui protège l'œil

iris–ensemble de muscles pigmentés réglant l'ouverture de la pupille et déterminant la quantité de lumière qui pénètre dans l'œil

cornée–mince couche transparente qui recouvre la face antérieure de l'œil et laisse pénétrer la lumière

humeur aqueuse–liquide aqueux qui remplit l'espace compris entre la cornée et l'iris

cristallin–change de forme pour faire converger les rayons lumineux sur la rétine

pupille–ouverture qui laisse pénétrer la lumière dans l'œil

conjonctive–membrane lisse et transparente qui tapisse la face antérieure de l'œil et les paupières

muscles–commandent le mouvement de l'œil

nerf optique–transmet les sensations visuelles au cerveau sous forme d'influx nerveux

rétine–couche sensible à la lumière qui recouvre la partie postérieure de l'œil. Elle transforme les images en influx nerveux

corps vitré–liquide gélatineux et transparent qui remplit l'espace compris entre le cristallin et la rétine

16

Les systèmes digestif et urinaire

Les systèmes digestif et urinaire transforment les aliments et les liquides en nutriments pour les cellules et recueillent et excrètent les déchets solides et liquides. Ces deux systèmes comprennent des organes creux et des organes pleins. Les organes creux ont une forme tubulaire et ils transportent les matières digestives et urinaires. Les organes pleins sont des masses de tissus riches en sang.

Si un organe creux subit une blessure, son contenu peut se déverser dans la cavité abdominale ou pelvienne et provoquer une infection. Une blessure à un organe plein peut entraîner une hémorragie interne grave.

Le système digestif

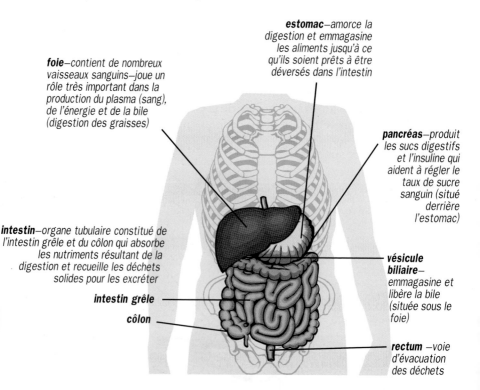

estomac—amorce la digestion et emmagasine les aliments jusqu'à ce qu'ils soient prêts à être déversés dans l'intestin

foie—contient de nombreux vaisseaux sanguins—joue un rôle très important dans la production du plasma (sang), de l'énergie et de la bile (digestion des graisses)

pancréas—produit les sucs digestifs et l'insuline qui aident à régler le taux de sucre sanguin (situé derrière l'estomac)

intestin—organe tubulaire constitué de l'intestin grêle et du côlon qui absorbe les nutriments résultant de la digestion et recueille les déchets solides pour les excréter

intestin grêle

côlon

vésicule biliaire— emmagasine et libère la bile (située sous le foie)

rectum —voie d'évacuation des déchets

16

Le système urinaire

Le système urinaire extrait et recueille les déchets qui se trouvent dans le sang et les élimine de l'organisme sous forme d'urine. Il comprend les reins, les uretères, la vessie et l'urètre.

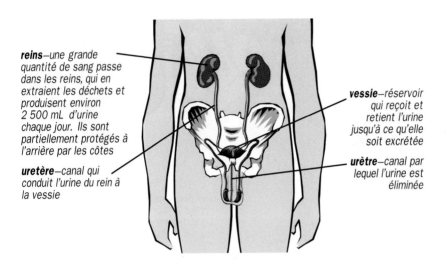

reins—une grande quantité de sang passe dans les reins, qui en extraient les déchets et produisent environ 2 500 mL d'urine chaque jour. Ils sont partiellement protégés à l'arrière par les côtes

uretère—canal qui conduit l'urine du rein à la vessie

vessie—réservoir qui reçoit et retient l'urine jusqu'à ce qu'elle soit excrétée

urètre—canal par lequel l'urine est éliminée

Le système circulatoire

Le système circulatoire est une structure complexe formée par le cœur et les vaisseaux sanguins et qui fait circuler le sang en circuit fermé dans tout l'organisme. La circulation sanguine assure la distribution de l'oxygène et des éléments nutritifs aux cellules ainsi que la collecte et l'excrétion des déchets cellulaires.

Le cœur

Le cœur est un organe musculaire creux de la taille du poing. Il est situé dans la cavité thoracique, derrière le sternum, et il fonctionne comme une double pompe qui maintient une circulation constante de sang vers les poumons et les différentes parties du corps. D'abord, le muscle cardiaque se relâche et se remplit de sang; ensuite, il se contracte pour pomper le sang dans les vaisseaux sanguins. Un système complexe de nerfs permet un battement efficace du cœur. Ces nerfs transportent l'influx électrique qui règle le battement cardiaque.

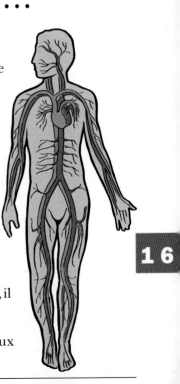

16

veine cave supérieure—
grosse veine qui ramène
au cœur le sang de la
partie supérieure du corps

aorte—la plus grosse
des artères; elle
transporte le sang
vers les différentes
parties du corps

poumons—paire
d'organes qui oxygène le
sang; le cœur pompe le
sang oxygéné dans
l'organisme

**artère
pulmonaire—**
transporte le
sang vers les
poumons

oreillette droite—
reçoit le sang
pauvre en oxygène

**oreillette
gauche—**
reçoit le sang
oxygéné des
poumons

ventricule droit—
pompe le sang vers
les poumons pour
qu'il soit oxygéné

**veine cave
inférieure—**
grosse veine qui
ramène au cœur
le sang de la
partie inférieure
du corps

ventricule gauche—
pompe le sang vers
les différentes
parties du corps

**veines
pulmonaires—**
transportent le
sang des
poumons vers
le cœur

Les vaisseaux sanguins

Le sang circule à l'intérieur de trois grands types de vaisseaux, soit
les artères, les capillaires et les veines. Les **artères** sont les
vaisseaux les plus résistants et elles transportent le sang sous
pression vers toutes les parties du corps. Elles se dilatent sous
l'effet du sang propulsé par l'action du cœur, puis reviennent à la
normale pendant que le cœur se remplit en vue de la contraction
suivante. Le **pouls** est l'onde de pression ainsi créée.

L'aorte, qui est la plus grosse des artères, émerge à la partie
supérieure du cœur. Les artères coronaires sont des ramifications
de la partie supérieure de l'aorte qui irriguent le cœur. Les plus
petites artères sont les artérioles, qui forment les **capillaires.** Les
capillaires sont les minuscules vaisseaux sanguins qui atteignent
toutes les cellules vivantes; ils permettent l'échange d'oxygène, de
nutriments et de déchets entre le sang et la cellule. Leur paroi très
mince facilite l'échange des gaz et des liquides. Les capillaires
finissent par s'unir pour former de minuscules veinules et
finalement des veines. Les **veines** ramènent le sang vers le cœur.
Leur paroi, plus mince que celle des artères, contient des valvules
en forme de coupe qui ne laissent passer le sang qu'en direction du
cœur.

1 6

Le sang

Le sang est le liquide qui circule dans le cœur et les vaisseaux sanguins. Il apporte oxygène et nutriments aux cellules et les débarrasse du gaz carbonique et d'autres déchets. Le sang se compose de plasma, de globules rouges, de globules blancs et de plaquettes (voir l'encadré).

La circulation

Le système circulatoire est un réseau fermé dont les points d'origine et d'arrivée sont le cœur; il comprend:

◆ **la circulation pulmonaire**—qui s'amorce du côté droit du cœur; le sang est pompé vers les poumons, où il libère du gaz carbonique et se charge d'oxygène avant de revenir vers le côté gauche du cœur

◆ **la circulation générale**—qui s'amorce du côté gauche du cœur; le sang est pompé vers les différentes parties du corps, où il apporte de l'oxygène aux cellules et se charge de gaz carbonique avant de revenir vers le côté droit du cœur

La tension artérielle

La tension artérielle est la pression exercée par le sang contre les parois internes des vaisseaux sanguins. Chaque battement cardiaque génère une onde de pression qui se propage dans tout le système circulatoire. Cette onde de pression est suffisamment forte pour être perçue à divers endroits du corps, dont le poignet (pouls radial), le cou (pouls carotidien) et le bras (pouls brachial). Trois facteurs influent sur la tension artérielle; ce sont:

◆ le volume sanguin, c'est-à-dire la quantité de sang contenue dans l'organisme

◆ la capacité et l'élasticité des vaisseaux sanguins

◆ la force du battement cardiaque

Si la tension artérielle est trop faible, les tissus ne reçoivent pas suffisamment d'oxygène, ce qui peut entraîner un état de choc. L'hémorragie grave, en réduisant le volume sanguin, exerce donc un effet sur la tension artérielle. L'organisme essaie de compenser la perte de sang en contractant les vaisseaux de façon à réduire la capacité du système circulatoire. Si l'hémorragie se poursuit, la compensation devient insuffisante et la tension artérielle chute. Les signes de l'état de choc commencent alors à apparaître.

Les éléments du sang

◆ **plasma**—liquide jaune pâle qui transporte les globules, les plaquettes, les nutriments et les hormones

◆ **globules rouges**—transportent l'oxygène

◆ **globules blancs**—protègent l'organisme contre les microbes

◆ **plaquettes**—contribuent à la formation du caillot sanguin et à l'arrêt de l'hémorragie

16

Le système respiratoire

Le système respiratoire permet l'inspiration et l'expiration d'air par les poumons. L'air frais que nous inspirons renferme environ 21 p. 100 d'oxygène. Dans les poumons, le sang se charge d'oxygène et libère du gaz carbonique. L'air expiré contient moins d'oxygène (environ 16 p. 100) et plus de gaz carbonique que l'air inspiré.

Le système respiratoire comprend trois parties principales : les voies respiratoires, les poumons et le diaphragme. Les voies respiratoires sont le passage qu'emprunte l'air pour passer du nez et de la bouche aux poumons. Dans les poumons, le sang libère du gaz carbonique et se charge d'oxygène. C'est ce que l'on nomme l'**échange gazeux**. Le diaphragme est un muscle lisse et plat situé sous les poumons et qui joue un rôle dans la respiration.

trachée*
–canal se divisant pour former les deux
bronches*

pharynx*–partie supérieure de la gorge, arrière-gorge et cavité nasale

nez*

bouche*

larynx*–contient les cordes vocales. La partie supérieure est protégée par un couvercle nommé épiglotte, qui s'ouvre pendant la respiration et se ferme pendant l'ingestion d'aliments et de liquides

poumons–formés de milliers d'alvéoles entourées d'un réseau de capillaires et de canaux alvéolaires de diverses tailles

bronchiole*–canal relié à l'alvéole

alvéoles–sacs d'air dans lesquels se fait l'échange gazeux–la minceur des parois de l'alvéole permet au sang d'échanger de l'oxygène et du gaz carbonique

diaphragme–muscle fort qui sépare la cavité thoracique de la cavité abdominale–il prend la forme d'un dôme lorsqu'il est relâché pendant l'expiration et s'aplatit lorsqu'il est contracté pendant l'inspiration

*font partie des voies respiratoires

La régulation de la respiration

La respiration est réglée par le centre respiratoire du cerveau situé à proximité de la base du cou. Le centre respiratoire règle la quantité d'oxygène et de gaz carbonique dans le sang. Il réagit aux changements de concentration de l'oxygène et du gaz carbonique en modifiant le rythme et l'amplitude de la respiration.

La quantité d'oxygène consommée et la quantité de gaz carbonique libérée varient selon le degré d'activité physique.

Pour compenser l'accroissement de l'activité physique, qui augmente la consommation d'oxygène et la libération de gaz carbonique, le centre respiratoire accroît le rythme et l'amplitude de la respiration (le rythme cardiaque augmente aussi). La respiration ralentit lorsque la consommation d'oxygène et la libération de gaz carbonique diminuent.

Le mécanisme de la respiration

Les poumons sont incapables d'inspirer de l'air par eux-mêmes. C'est la contraction du diaphragme et des muscles intercostaux qui augmente le diamètre de la cavité thoracique, dilate les poumons et permet l'inspiration de l'air. Avec le relâchement des muscles thoraciques, la cage thoracique reprend sa taille normale et l'air est expulsé des poumons.

Les poumons sont tapissés d'une membrane lisse et glissante qui porte le nom de plèvre. La **plèvre** est formée de deux couches de tissu, l'une adhérant aux poumons et l'autre à l'intérieur de la paroi thoracique. Elle agit comme un lubrifiant et facilite le mouvement entre la paroi thoracique et les poumons. Elle permet ainsi aux poumons de se dilater avec l'expansion de la cage thoracique.

1 6

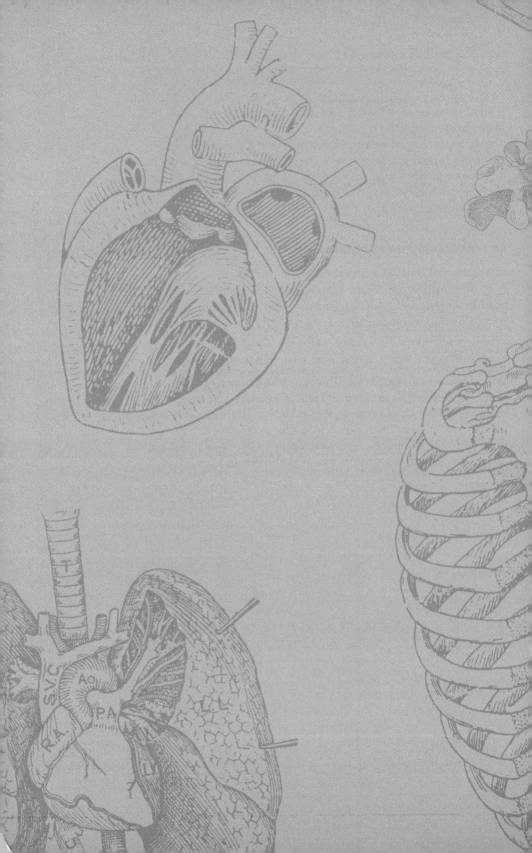

Glossaire

A

AAS : acide acétylsalicylique–un médicament en vente libre qui soulage la douleur, réduit l'enflure, diminue la fièvre, etc.

Abandon : le fait, pour un secouriste, de quitter une victime sans son consentement et sans la laisser sous les soins d'une personne compétente.

Abrasion : écorchure ou éraflure de la peau.

Accès ischémique transitoire (AIT) : signes et symptômes temporaires d'un accident cérébro-vasculaire bénin provoqué par un apport insuffisant d'oxygène au cerveau.

Accident cérébro-vasculaire (ACV) : arrêt soudain de la circulation dans une partie du cerveau.

Affections cardio-vasculaires : troubles du cœur et des vaisseaux sanguins, p. ex., l'hypertension artérielle et l'artériosclérose.

Aigu : caractérise un état d'apparition rapide et de courte durée qui s'accompagne de symptômes graves.

AIT : voir accès ischémique transitoire.

Alerte médicale : système d'identification (habituellement un bracelet ou un pendentif) qui permet de reconnaître les personnes atteintes de maladies nécessitant des soins particuliers.

Allergènes : substances qui déclenchent une réaction allergique dans l'organisme.

Alvéoles : petits sacs d'air constituant les poumons.

Amputation : ablation complète d'un appendice (jambe, bras, doigt, etc.).

Anamnèse : information sur l'affection dont la victime est atteinte, les symptômes, les événements qui ont précédé la crise, les maladies antérieures, la prise de médicaments, etc.

Anaphylaxie : réaction allergique exagérée qui peut rapidement être fatale.

Anatomie : étude de la structure du corps.

Angine de poitrine : douleur spasmodique à la poitrine causée par un apport insuffisant de sang au cœur.

Aorte : la plus grosse artère du corps; elle prend naissance dans le ventricule gauche.

Appendice xiphoïde : extrémité cartilagineuse inférieure du sternum.

Arrêt cardiaque : cessation soudaine des battements du cœur caractérisée par la disparition du pouls et l'absence de respiration et de réaction.

Arrêt respiratoire : cessation de la respiration.

Artère : vaisseau sanguin qui transporte le sang du cœur vers toutes les parties du corps.

Artère carotide : artère principale du cou où on palpe le pouls carotidien.

Artère coronaire : vaisseau sanguin qui nourrit le muscle cardiaque.

Artère pulmonaire : la principale artère qui sort du ventricule droit; elle transporte le sang désoxygéné aux poumons.

Artériosclérose : nom commun de plusieurs affections qui causent un épaississement, un durcissement et une perte d'élasticité des parois artérielles.

Articulation : point d'union de deux ou de plusieurs os.

Asthme : crise de gêne respiratoire accompagnée d'une respiration sifflante et de toux, souvent causée par des allergènes.

Athérosclérose : forme d'artériosclérose causée par l'accumulation de dépôts graisseux sur les parois des artères.

Attelle : support rigide et rembourré utilisé pour empêcher le mouvement d'un os ou d'une articulation blessés.

Aura : sensation prémonitoire d'une crise d'épilepsie; la personne peut ressentir une odeur, un goût, etc.

Avortement : expulsion prématurée des produits de la conception hors de l'utérus.

Avulsion : blessure caractérisée par un arrachement partiel ou complet de tissu corporel.

B

Bactéries : microbes pouvant causer des maladies.

Bande : matériau utilisé pour maintenir un pansement en place.

Bouche-à-bouche : méthode de respiration artificielle qui consiste à insuffler de l'air dans la bouche de la victime.

BPCO : broncho-pneumopathie chronique obstructive (voir ci-dessous).

Bronches : branches principales de la trachée qui amènent l'air dans les poumons. Les branches secondaires se nomment bronchioles.

Broncho-pneumopathie chronique obstructive (BPCO) : terme générique désignant des affections pulmonaires qui obstruent les voies respiratoires, par exemple la bronchite chronique et l'emphysème.

Bronchospasme : grave constriction des bronches ou des bronchioles.

G

C

Caillot : masse semi-solide de produits du sang utilisée par l'organisme pour stopper l'hémorragie.

Capillaires : très petits vaisseaux sanguins qui relient les artères aux veines; ils permettent l'échange de gaz et de nutriments dans les tissus.

Capsule articulaire : tissu résistant qui enveloppe l'articulation.

Cartilage : tissu résistant et élastique qui recouvre les extrémités des os et forme une partie du nez et des oreilles.

Cavité pleurale : espace étroit compris entre les deux feuillets de la plèvre dans lequel règne une pression négative.

Cholestérol : corps gras présent dans les tissus et les produits animaux et aussi fabriqué par l'organisme; on croit qu'il favorise l'artériosclérose.

Chronique : qui dure longtemps ou qui survient fréquemment.

Clavicule : os formant la pointe de l'épaule.

Col de l'utérus : partie inférieure de l'utérus.

Collet cervical : dispositif qui sert à immobiliser et à soutenir le cou.

Coma, réaction ou choc insulinique : hypoglycémie (diminution anormale du glucose sanguin) due à un excès d'insuline.

Commotion cérébrale : perturbation temporaire des fonctions cérébrales habituellement causée par un choc à la tête ou au cou.

Compression cérébrale : pression excessive exercée sur une partie du cerveau et habituellement causée par une accumulation de fluide dans la cavité crânienne.

Conjonctive : membrane transparente qui recouvre la partie antérieure du globe oculaire (cornée) et l'intérieur des paupières.

Contamination : contact avec de la saleté, des microbes, etc.

Contracter : raccourcir; se rapporte habituellement à un muscle qui exerce une traction en se raccourcissant.

Convection : perte de chaleur causée par le déplacement de l'air sur la peau.

Cornée : couche transparente recouvrant la partie antérieure du globe oculaire.

Coup de chaleur : urgence vitale survenant lorsque le mécanisme de thermorégulation ne parvient pas à refroidir le corps et que la température s'élève au-dessus de la normale—trouble aussi appelé hyperthermie ou insolation.

Crampes de chaleur : spasmes musculaires douloureux dus à une perte excessive d'eau et de sels causée par la transpiration.

Crâne : partie du squelette de la tête qui recouvre le cerveau.

Crépitation : bruit que font entendre les fragments d'un os fracturé en frottant l'un contre l'autre.

Cristallin : partie de l'œil qui fait converger les rayons lumineux sur la rétine.

Croup : groupe d'infections virales qui provoquent l'enflure du larynx.

Cubitus : os de l'avant-bras situé du côté du petit doigt.

Cyanose : coloration bleuâtre ou grisâtre de la peau due à une insuffisance d'oxygène dans le sang.

D

Décapitation : section traumatique de la tête.

Défense musculaire : contraction des muscles abdominaux survenant au moment de la palpation chez le blessé qui éprouve des douleurs à l'abdomen.

Défibrillation : application d'un choc électrique au cœur en état de fibrillation.

Dégagement : action de libérer une personne emprisonnée (habituellement dans une automobile).

Derme : couche interne de la peau contenant les follicules pileux, les glandes sudoripares, les nerfs et les vaisseaux sanguins.

Diabète : maladie due à une insuffisance d'insuline qui provoque une concentration excessive de sucre dans le sang.

Diaphragme : grand muscle en forme de dôme qui sépare la cavité thoracique de la cavité abdominale.

Diarrhée : évacuation fréquente de selles liquides.

Distal : éloigné du point d'attache d'une jambe, d'un bras, d'un doigt ou d'un orteil.

Distension gastrique : gonflement de l'estomac survenant lorsque l'air est insufflé avec trop de force au cours de la respiration artificielle.

E

Écharpe : bande habituellement passée autour du cou pour soutenir le bras ou l'épaule.

Échelle de coma de Glasgow (modifiée) : méthode d'évaluation du degré de conscience.

Élongation musculaire : étirement ou déchirement d'un muscle.

Embole : tout corps étranger, comme un caillot, un amas de graisse ou une bulle d'air, qui est entraîné par la circulation.

Émétique : substance qui provoque le vomissement.

Emphysème : affection pulmonaire chronique caractérisée par la dilatation des parois alvéolaires (voir BPCO).

G

Entorse : déchirement ou étirement partiel ou complet des tissus comme les ligaments qui entourent l'articulation.

Épiderme : couche superficielle de la peau.

Épiglotte : lame de tissu en forme de couvercle qui ferme le larynx.

Épiglottite : infection survenant surtout chez l'enfant qui provoque une enflure de l'épiglotte–peut causer une obstruction respiratoire.

Épilepsie : trouble cérébral chronique caractérisé par des convulsions récurrentes.

Épuisement par la chaleur : transpiration excessive causant une perte d'eau et de sels.

Examen des lieux : étape initiale de la PCSU (prise en charge d'une situation d'urgence) au cours de laquelle le secouriste prend la situation en main, évalue les dangers et rend les lieux sûrs, détermine les circonstances de l'incident, s'identifie comme secouriste, obtient le consentement de la victime, demande l'aide des passants et organise les secours.

Examen primaire : une étape de la PCSU ayant pour but de déceler les blessures mettant la vie en danger et de donner les premiers soins appropriés.

Examen secondaire : une étape de la PCSU qui consiste à déceler les blessures ne mettant pas la vie en danger et à donner les premiers soins appropriés.

Expiration : expulsion de l'air inspiré.

F

Fausse couche : nom familier de l'avortement spontané; perte du produit de la conception.

Fémur : os de la cuisse.

Fibrillation : contractions désordonnées du muscle cardiaque qui réduit pratiquement à néant le débit sanguin.

Fibrillation ventriculaire : frémissement du muscle cardiaque qui ne réussit à pomper que très peu de sang.

Flexion : fléchissement d'une articulation.

Fracture : rupture ou fêlure d'un os.

G

Garrot : bande constrictive servant à arrêter l'hémorragie grave.

Gaz carbonique (CO_2) : déchet gazeux produit par la cellule et important régulateur de la respiration.

Gaze : tissu de mousseline utilisé comme pansement.

Gelure : lésion des tissus provoquée par une exposition au froid.

Globules blancs : cellules du sang qui jouent un rôle dans l'immunité et la lutte contre les microbes.

Globules rouges : les cellules les plus nombreuses du sang qui ont pour fonction le transport de l'oxygène.

H

Humeur aqueuse : fluide aqueux de l'œil qui remplit l'espace situé entre la cornée et le cristallin.

Hyperglycémie : élévation anormale de la concentration sanguine de glucose.

Hypertension : élévation de la tension artérielle.

Hyperthermie : élévation anormale de la température corporelle.

Hyperventilation : élévation anormale de l'amplitude et du rythme respiratoires.

Hypoglycémie : diminution anormale de la concentration sanguine de glucose.

Hypothermie : diminution anormale de la température corporelle.

Hypoxie : insuffisance d'oxygène dans les tissus.

I

Immobilisation : installation d'un appareil de contention pour empêcher le mouvement d'une partie du corps.

Incontinence : émission involontaire d'urine ou de matières fécales.

Infarcissement : destruction tissulaire causée par une irrigation sanguine déficiente.

Infarctus du myocarde : destruction d'une partie du muscle cardiaque (du cœur); crise cardiaque.

Infection : inflammation d'origine microbienne.

Inflammation : réaction d'un tissu à une irritation, à une maladie ou à une blessure; elle est caractérisée par de la rougeur, de la chaleur, de l'enflure et de la douleur.

Inhalation : inspiration d'air.

Insuffisance cardiaque : affaiblissement du muscle cardiaque qui empêche la circulation normale du sang, le fait refouler dans les poumons, provoque une enflure des chevilles, etc.

Insuffisance cardiaque congestive : incapacité du cœur de pomper efficacement le sang; elle cause un refoulement de fluides dans les poumons et les tissus.

Insuline : hormone produite par le pancréas et qui joue un rôle important dans la régulation du glucose sanguin.

Iris : partie colorée de l'œil composée de muscles qui règlent la quantité de lumière pénétrant dans l'œil en faisant varier le diamètre de la pupille.

Irradier : se propager; la douleur de la crise cardiaque irradie dans les bras.

Ischémique : qui manque d'oxygène; p. ex., cardiopathie ischémique.

G

L

Lacération : plaie irrégulière produite par le déchirement de la peau.

Laryngectomie : ablation du larynx qui oblige le sujet à respirer par une ouverture pratiquée dans le cou.

Ligament : solide bande de tissu fibreux qui relie les os entre eux.

Lipoprotéines : substances composées de protéines et de graisses qui flottent dans le sang.

Luxation : déplacement anormal de deux surfaces articulaires qui ont perdu leurs rapports naturels.

Lymphe : liquide semblable au plasma qui circule dans les vaisseaux lymphatiques.

M

Mandibule : os de la mâchoire inférieure.

Mécanisme de blessure : force à l'origine d'une blessure et façon dont elle s'exerce sur le corps.

Membrane muqueuse : mince couche transparente et luisante qui tapisse et recouvre les cavités corporelles s'ouvrant sur l'extérieur; partie interne de la bouche, du nez, des yeux, des oreilles, du rectum, etc.

Métacarpiens : os de la paume de la main.

Métatarsiens : os de l'arche du pied, entre la cheville et les orteils.

Meurtrissure : rupture de vaisseaux sanguins sous la peau.

Microorganismes : microbes qui peuvent causer des maladies.

Monoxyde de carbone (CO) : gaz dangereux, incolore et inodore qui remplace l'oxygène transporté par les globules rouges.

MSN (mort subite du nourrisson) : décès inexpliqué d'un bébé.

Muscle involontaire : muscle qui fonctionne indépendamment de la volonté, comme le cœur, les muscles de l'intestin, etc.

N

Négligence : faute consistant à ne pas donner les premiers soins comme le ferait une autre personne dont la formation et l'expérience sont semblables.

Nerf : cordon composé de fibres qui transmettent des impulsions nerveuses entre le cerveau et les autres parties du corps.

Nitroglycérine : médicament prescrit par le médecin pour soulager la douleur thoracique liée à un trouble cardiaque connu de la victime; les angineux en ont souvent en leur possession, sous forme de comprimés ou de vaporisateur.

O

O₂ : symbole chimique de l'oxygène.

Objet planté : objet qui est enfoncé dans une plaie.

Obstruction respiratoire : blocage des conduits amenant l'air aux poumons.

Omoplate : os de l'épaule.

Os carpiens : petits os du poignet.

Oxygène : gaz inodore et incolore qui est essentiel à la vie.

P

Pancréas : organe situé derrière l'estomac et produisant des enzymes digestives et des hormones qui règlent le taux de glucose sanguin.

Pansement : tissu protecteur appliqué sur une plaie pour arrêter l'hémorragie et prévenir la contamination.

Paralysie : incapacité de bouger une partie du corps; perte de la fonction motrice.

PCSU : prise en charge d'une situation d'urgence–séquence d'intervention que l'on doit suivre sur les lieux d'une urgence pour donner les premiers soins appropriés de façon sécuritaire.

Péroné : os de la jambe situé du côté du petit orteil.

Perte du bouchon muqueux : écoulement de mucus et de sang qui signale le début du travail.

Phalanges : os des doigts et des orteils.

Pharynx : conduit situé à l'arrière de la bouche et au-dessus du larynx; il donne passage à l'air et aux aliments.

Phase clonique : désigne une convulsion au cours de laquelle se succèdent des périodes de raideur et de relâchement.

Phase tonique : première phase d'une convulsion dans laquelle les muscles sont rigides.

Physiologie : étude du fonctionnement de l'organisme.

Placenta : organe relié à l'utérus qui fournit des nutriments au fœtus.

Plaie aspirante du thorax : plaie qui permet l'aspiration d'air dans la cavité thoracique à travers la paroi du thorax; elle peut causer un affaissement du poumon.

Plaie fermée : plaie sans déchirure de la peau.

Plaquette : élément du sang de taille inférieure aux globules qui joue un rôle dans la coagulation.

Plasma : liquide jaune pâle contenant des globules sanguins, des nutriments, des gaz et des hormones.

Pneumothorax : accumulation d'air dans la cavité pleurale. Normalement, il existe une pression négative ou un vide dans cette cavité; lorsque de l'air y pénètre, le poumon s'affaisse.

Pneumothorax spontané : entrée d'air dans la cavité pleurale due à la rupture inexpliquée du poumon.

Pneumothorax suffocant : accumulation d'air dans la cavité pleurale qui exerce une pression sur le cœur et les vaisseaux et entrave leur fonctionnement.

Points ABC : (de l'anglais *Airway, Breathing, Circulation*) éléments fondamentaux des premiers soins et de la réanimation (voies respiratoires, respiration, circulation).

Pomme d'Adam : protubérance de la face antérieure du cou formée par une partie du larynx.

Position de fonction : se rapporte à la position donnée à une main blessée au moment de la panser ou de l'immobiliser, p. ex., doigts légèrement courbés et paume vers le bas.

Pouls : expansion et relâchement rythmés des artères causés par la contraction cardiaque; il est normalement palpé à un point où une artère croise un os à la surface de la peau.

Pouls brachial : pouls palpé à la face interne du bras; surtout utilisé chez le bébé.

Poussées abdominales : manœuvre de Heimlich; les poussées manuelles exercées afin de créer une pression et dégager une obstruction des voies respiratoires.

Poussées thoraciques : série de poussées manuelles exercées sur le thorax en vue de dégager une obstruction respiratoire.

Premiers soins : aide donnée à une personne blessée ou tombée soudainement malade au moyen de matériel facilement accessible.

Présentation du siège : accouchement dans lequel le bébé se présente par les fesses ou les pieds et non par la tête.

Pression directe : force exercée directement sur une plaie pour faire cesser l'hémorragie.

Proximal : rapproché du point d'attache d'une jambe, d'un bras, d'un doigt, d'un orteil ou de l'intestin.

R

Radius : os de l'avant-bras situé du côté du pouce.

Rate : organe du système lymphatique qui débarrasse le sang des corps étrangers et agit comme réservoir de sang.

Réaction allergique : réaction d'hypersensibilité à des substances normalement inoffensives.

Règle des multiples de neuf : méthode d'estimation de la surface cutanée brûlée.

Reins : paire d'organes qui filtrent le sang et produisent l'urine.

Renversement de la tête et soulèvement du menton : méthode d'ouverture des voies respiratoires qui consiste à incliner la tête de la victime vers l'arrière et à lui soulever le menton.

Rétine : couche recouvrant la partie postérieure du globe oculaire; elle transforme les rayons lumineux en influx nerveux.

Rotule : os du genou.

S

Sac amniotique : sac contenant le liquide amniotique dans lequel baigne le fœtus à l'intérieur de l'utérus.

Sacrum : os composé de cinq vertèbres fusionnées; il forme la partie arrière du bassin.

Sang désoxygéné : sang contenant une faible concentration d'oxygène.

Sclérotique : blanc de l'œil; couche épaisse et opaque qui entoure le globe oculaire.

Secouriste : personne qui prend en charge une situation d'urgence et donne les premiers soins.

Secouristes opérationnels : personnes comme les policiers, les pompiers, les ambulanciers, etc. qui sont appelées les premières sur les lieux d'une urgence.

Secours médicaux : traitement donné par un médecin ou sous la surveillance d'un médecin, p. ex., par un ambulancier.

Services médicaux d'urgence : groupe de services communautaires qui répondent aux situations d'urgence.

SIDA : *syndrome d'immuno-déficience acquise*; maladie mortelle causée par le VIH (virus de l'immuno-déficience humaine).

Signe : manifestation objective d'une maladie ou d'une blessure.

Signes vitaux : les quatre signes qui indiquent l'état de la victime; ce sont le degré de conscience, la respiration, le pouls, l'état et la température de la peau. La définition des signes vitaux peut varier selon les ouvrages consultés.

Soins immédiats en réanimation : maintien des voies respiratoires, de la respiration et de la circulation (points ABC) sans l'aide d'équipement (excluant les systèmes barrière).

Sternum : os situé à la partie antérieure de la cage thoracique.

G

Symptôme : indication d'une faiblesse ou d'une blessure éprouvée par une victime; un observateur ne peut le déceler sans interroger la victime.

Syndrome de Reye : une maladie rare mais grave survenant chez l'enfant et l'adolescent qui a été liée au traitement d'infections virales par l'AAS. Le syndrome de Reye touche le cerveau, le foie et le sang. Il peut causer des lésions cérébrales permanentes et entraîner la mort.

Système circulatoire : le cœur et les vaisseaux sanguins.

Système lymphatique : système formé de vaisseaux, de ganglions et d'organes qui collecte les protéines échappées des vaisseaux sanguins et débarrasse l'organisme des microbes et des corps étrangers.

Système musculo-squelettique : l'ensemble des os, des muscles et du tissu conjonctif qui permet la locomotion (le déplacement du corps).

Système nerveux : le cerveau, la moelle épinière et les nerfs qui règlent les activités corporelles.

Système nerveux autonome : partie du système nerveux qui règle les fonctions involontaires (échappant à la pensée consciente) comme le pouls, la respiration, la digestion, la sécrétion hormonale, etc.

Système nerveux central : partie du système nerveux constituée du cerveau et de la moelle épinière.

T

Tapes dans le dos : fortes tapes données dans le dos d'un bébé afin de dégager une obstruction respiratoire.

Tendon : bande de tissu résistant qui relie les os aux muscles et aux autres tissus.

Tension artérielle : pression exercée par le sang contre les parois des artères.

Test de la décoloration de l'ongle : méthode permettant d'évaluer la circulation périphérique; elle consiste à presser légèrement sur la matrice de l'ongle jusqu'à ce qu'elle blanchisse, puis à relâcher la pression et à estimer le temps nécessaire au retour de la coloration.

Tétanos : maladie causée par une bactérie pouvant pénétrer dans les plaies et provoquer de graves spasmes musculaires.

Tibia : os de la jambe situé du côté du gros orteil.

Trachée : conduit aérien maintenu ouvert par des anneaux cartilagineux et situé entre le larynx et les bronches.

Traction : action de tirer délicatement mais fermement sur un membre fracturé pour le réaligner.

Traumatisme : toute blessure physique ou psychologique.

Travail : contractions musculaires de l'utérus destinées à expulser le fœtus.

Triage : système servant à déterminer les priorités de premiers soins et de transport dans le cas de victimes multiples.

U

Uretère : étroit conduit musculaire qui amène l'urine du rein à la vessie.

Urètre : canal amenant l'urine de la vessie vers l'extérieur.

Utérus : organe musculaire qui contient et protège le fœtus.

V

Veine : vaisseau sanguin qui transporte le sang vers le cœur.

Veine cave supérieure : une des deux plus grosses veines; elle ramène vers l'oreillette droite le sang désoxygéné en provenance des bras et de la tête.

Ventilation : alimentation des poumons en air.

Ventricules : cavités musculaires inférieures du cœur qui pompent le sang dans les artères.

Vésicule biliaire : réservoir situé sous le foie dans lequel la bile est concentrée et entreposée en vue de la digestion des graisses.

Voies respiratoires : passage par lequel l'air entre dans les poumons et en sort.

Volet costal : segment désolidarisé du thorax par la fracture de plusieurs côtes en au moins deux endroits.

Volume sanguin : quantité totale de sang contenue dans le cœur et les vaisseaux.

G

Index

I

I

7 Essayer de souffler dans la bouche de la victime.

Appuyer sur le front et soulever la mâchoire

Couvrir la bouche de la victime avec sa bouche

Pincer les narines

Souffler; regarder si la poitrine se soulève

> *Si la poitrine ne se soulève pas, remettre la tête en position, vérifier si le nez et la bouche sont bien couverts et faire un autre essai*

Si la poitrine ne se soulève pas au deuxième essai, c'est que les voies respiratoires sont obstruées; essayer de les dégager; passer à l'étape 8.

8 Commencer les compressions thoraciques. Donner 30 compressions.

S'agenouiller de façon à pouvoir placer les mains au milieu du torse de la victime, placer les deux mains au centre de la partie supérieure du torse et effectuer 30 compressions.

> *Si un défibrillateur externe automatisé est disponible, l'utiliser dès que possible et suivre les indications parlées de la machine. La séquence de RCR demeure la même, sauf que le secouriste vérifie la bouche de la victime chaque fois avant de donner une insufflation.*

9 Répéter les étapes suivantes : examiner la bouche, essayer d'insuffler et donner des compressions thoraciques jusqu'à ce que la poitrine se soulève lorsque vous soufflez dans la bouche de la victime ou jusqu'à la prise en charge du personnel médical. Si la poitrine se soulève, passer à l'étape 10.

Examiner la bouche

Incliner la tête vers l'arrière et essayer de donner deux insufflations

Donner des compressions thoraciques

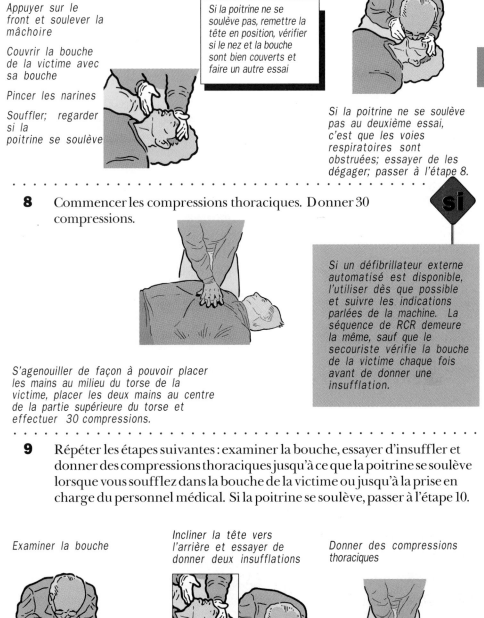

10   Si on parvient à dégager l'obstruction ou si la poitrine se soulève avec les insufflations, donner deux insufflations. Si la victime ne réagit pas (par ex., ne respire pas), poursuivez la séquence normale de RCR. Si la victime respire efficacement, lui donner les soins décrits ci-dessous.

Le soin continu de la victime

Une fois que les voies respiratoires sont dégagées, la tâche du secouriste n'est pas encore terminée. La victime peut être consciente, semi-consciente ou inconsciente. Il faut donc continuer à lui donner les premiers soins de la manière décrite ci-dessous.

Si la victime est consciente

◆ vérifier fréquemment sa respiration, car des troubles respiratoires peuvent survenir après un étouffement

◆ rester auprès d'elle jusqu'à ce qu'elle respire normalement

◆ l'inciter à consulter un médecin. La poussée abdominale peut causer des lésions internes

Si la victime est semi-consciente ou inconsciente

◆ appeler les secours médicaux si ce n'est déjà fait

◆ si elle respire, la placer dans la position latérale de sécurité et lui donner les premiers soins indiqués pour l'état de choc

◆ surveiller étroitement les voies respiratoires, la respiration et la circulation

◆ rester auprès d'elle jusqu'à ce que les secours médicaux prennent la relève

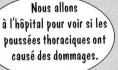

Nous allons à l'hôpital pour voir si les poussées thoraciques ont causé des dommages.

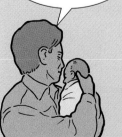

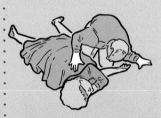

Position latérale de sécurité du bébé

Placer la victime semi-consciente ou inconsciente dans la position latérale de sécurité